JN007071

急性期病院の**看護師1200人の？**から生まれた

看護のギモン

編著 西口幸雄 久保健太郎

照林社

看護の経験とは、疑問の解決を積み重ねていくこと

当直していると、看護師から「ドレーンから出血しています」といった報告をもらうことがあります。その患者さんはなんという病気で、どんな手術をして、どのくらいの時間で何mLの出血があるのか、血圧など全身状態はどうだろうか。それらの把握もできていないで報告されても医師は困るだけで、疲れがたまった医師から怒られることもあるでしょう。おまけに「すぐドレーンをクランプして！」などと指示されたら、看護師はパニックになるかもしれません。また、「○○の薬を生理食塩水で溶解せずに注射してしまいました。どうしましょう」という報告を受けることもあります。こんなときは看護師もその薬剤についてよく確認してから報告してほしいものです。

このような看護師の日常業務の中で起こる、ちょっとした疑問は、そのつど解決しておかなければならないことです。医学書などを見てもどこに載っているかわからない、探すのに時間がかかるといったことも多いのではないでしょうか。本書『看護のギモン』は、こういった現場で日常よく発生する疑問、わからなくて困っていることをできるだけ多く抽出し、第一線で働く医師や看護師に答えてもらいました。今晩からでも使えそうな知識ばかりです。

このようなちょっとした疑問は、新人看護師はわからなくて当然だと思います。本書をいつも見られる状態にしておけば、すぐに身につくはずです。「看護の経験」というものはそういった「１つ１つの疑問に対する解決の積み重ね」とも言えます。ベテラン看護師にも、いまさら他の看護師や医師には恥ずかしくて聞けないような疑問もたくさん掲載されています。新人や後輩に聞かれたとき、こっそり調べてから教えるのにも役立ちます。

どの看護師にも知りたかった答えが10個以上見つかると思います。この本が、新人からベテランまで、１人でも多くの看護師の役に立てば望外の喜びです。

2024年３月

大阪市立総合医療センター
病院長
西口幸雄

臨床看護師のリアルな疑問が多彩にそろっています

私は臨床看護師18年目になりますが、今でも毎日のようにわからないことに遭遇します。そんなときに私は自分のスマートフォンの“わからなかったことリスト”にメモしています。そうして時間があるときに調べるのですが、調べても答えがない疑問が結構あるのです。そんな「答えのない疑問を専門家に答えてほしい」というのが本書を作ったキッカケです。

本書は、臨床現場で看護師が看護や業務を行ううえで感じる疑問に答えるQ&A集です。看護に関するQ&Aの本は世の中にたくさんありますが、他書には載っていないような素朴な疑問、答えがないような疑問や答えづらい疑問、聞いてみたいけれど聞きづらい疑問など、気軽に読めて、いろいろな場面で役立つ本をめざしました。これらの疑問を抽出するために、当院の看護師約1200人にアンケート調査を行ったところ、250個を超える疑問が集まりました。集まった疑問の中から、院内および院外の看護師に意見を聞き、155個の疑問に絞りました。臨床看護師のリアルな疑問がそろっていると思います。

「いまさらQ&Aの本？」と思われる方もいるかもしれません。ただ、私自身はいろいろな看護書・医学書を読んできて、やっぱりQ&Aの形式が一番読みやすく、理解しやすいと感じています。最近はこの手の情報はネット上にもたくさんあり、SNSでも情報を得ることができます。AI（人工知能）が質問に答えるChat GPTなんてものも出てきました。情報入手はさまざまな方法で簡単にできる時代になりましたが、そのぶん間違った情報もあふれ、今度は情報を選別する力が必要になってきています。その点本書は、臨床現場の第一線で活躍されている経験豊富な専門家が、確かな経験やエビデンス、知見に基づいて回答しています。

本書はさまざまな職種の方にご執筆いただきました。看護師、医師だけではなく、薬剤師、理学療法士、診療放射線技師、臨床検査技師、臨床工学技士、医療ソーシャルワーカー（MSW）や、医療事務の方にも回答していただきました。ここまでいろいろな専門職が回答した看護師向けのQ&A本は、今までなかったのではないでしょうか。答えのない疑問も多かったので、ご回答いただいた方々にはご苦労をおかけしたと思います。この場を借りて御礼申し上げます。

本書が現場で奮闘する臨床看護師の皆様の疑問を1つでも多く解決できたらうれしく思います。

2024年3月

大阪市立総合医療センター
医療安全管理部
久保健太郎

編集

西口幸雄　地方独立行政法人大阪市民病院機構
大阪市立総合医療センター
病院長

久保健太郎　地方独立行政法人大阪市民病院機構
大阪市立総合医療センター
医療安全管理部

執筆（五十音順）

地方独立行政法人大阪市民病院機構
大阪市立総合医療センター

医師

浅井利大　腎移植・透析部
阿部幸雄　循環器内科
嵐　大輔　麻酔科
石井啓一　小児泌尿器科
石井裕子　緩和医療科
石川順一　小児救命救急センター
井関康仁　消化器外科
井上　透　消化器センター／消化器外科
上田真美　麻酔科
大塚康義　集中治療部
大場彦明　集中治療部
小川　真　小児耳鼻咽喉科
上川禎則　泌尿器科
小西啓夫　腎臓高血圧内科
櫻井克宣　消化器外科
白野倫徳　感染症内科
田嶋哲三　肝胆膵外科
德永伸也　腫瘍内科
中尾隆文　血液内科
仲川将志　循環器内科
中嶋　隆　呼吸器外科
中田一夫　集中治療センター
中村友之　総合診療科
成子隆彦　循環器内科
西居孝文　消化器外科
西口幸雄　病院長／消化器外科
西出峻治　泌尿器科
羽阪友宏　泌尿器科
長谷川　毅　消化器外科
花本　敦　耳鼻咽喉科・頭頸部外科
日高典昭　整形外科
福本まりこ　栄養部／糖尿病・内分泌内科
福家顕宏　救命救急部
細井雅之　糖尿病・内分泌内科
松村嘉起　循環器内科
松本　亮　循環器内科
水口真二郎　呼吸器外科
村田佳津子　中央放射線部
元山宏華　糖尿病・内分泌内科
師岡誉也　救命救急センター／脳神経外科
薬師寺洋介　糖尿病・内分泌内科
山上啓子　総合診療科／糖尿病・内分泌内科／医療安全管理部
山中一浩　脳神経外科
林下浩士　救命救急センター

看護師

朝倉あゆみ　緩和ケア病棟
池田しのぶ　外来、摂食・嚥下障害看護認定看護師
植村　桜　NICU、GCU、急性・重症患者看護専門看護師
小幡美紀　循環器内科、心臓血管外科病棟
金崎りか　呼吸器内科・外科、皮膚科、救急整形、婦人科病棟

北田なみ紀　緩和ケアセンター、がん看護専門看護師
久保健太郎　医療安全管理部
熊野真美　外来、診療看護師（NP）、糖尿病看護認定看護師
小林奈央　婦人科、腫瘍内科、呼吸器内科・外科、消化器外科病棟
齋藤由美　医療安全管理部
谷口夏美　緩和ケア病棟
土田紗弥香　脳神経外科、脳血管内治療科、脳神経内科、SCU、脳卒中リハビリテーション看護認定看護師
徳野実和　放射線外来
豊島康仁　HCU、手術看護認定看護師
豊島美樹　ICU、急性・重症患者看護専門看護師
中西えり子　泌尿器科、腎臓・高血圧内科病棟
南里純代　医療安全管理部、感染管理認定看護師
狭間聡子　教育研修センター
濱中秀人　教育研修センター
藤田美賀　血液内科病棟
藤原早苗　婦人科、腫瘍内科、呼吸器内科・外科、消化器外科病棟
藤原裕子　外来、皮膚・排泄ケア認定看護師
松尾葉子　外来、医療リンパドレナージセラピスト、弾性ストッキング・圧迫療法コンダクター
松本真理子　外来、精神看護専門看護師
丸山純治　医療安全管理部、集中ケア認定看護師
宮原聡子　元・大阪市立総合医療センター医療安全管理部、クリティカルケア認定看護師
森本恭子　脳神経外科、脳血管内治療科、脳神経内科、SCU
山西美和子　外来化学療法室、がん化学療法看護認定看護師
山根正寛　PICU、集中ケア認定看護師
横井夢律美　緩和ケアセンター、緩和ケア認定看護師

薬剤師

井口勝弘
小林　翼
佐々木　剛

診療放射線技師

久島昌巳

臨床検査技師

金高克成

臨床工学技士

田村匡弘

理学療法士

大島祐基

医療ソーシャルワーカー（MSW）

川原田真由

医療事務

米倉沙也加

（2024年２月現在）

当院は54の診療科をもつ高度急性期病院です。
看護師から集まった18テーマ・155項目の
疑問・質問・悩みについて
各領域の専門職が回答しています。

目次

本書では臨床看護師のリアルな疑問をできるだけ多く抽出するために、大阪市立総合医療センターの看護師約1200人にアンケート調査を行いました。その結果、約260個の疑問が集まり（質問者の所属は外科病棟、内科病棟、ICU/ER、小児病棟、外来など）、その中から特に看護師の関心が高かった疑問を155個選出しています。

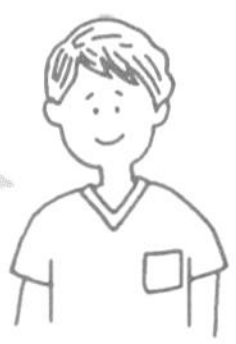

1章　医師指示のギモン…2

2章　検査のギモン…12

3章　周術期のギモン …36

4章　カテーテル・ドレーンのギモン …56

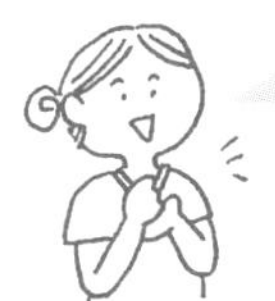

155項目に入れられなかった疑問も多数あります。いくつかピックアップして「おまけのギモン」として入れていますので、ぜひ読んでみてください！

▶ 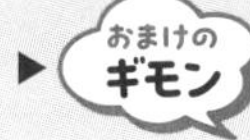

掲載頁 54, 100, 152, 211, 235, 245, 285

・本書で紹介しているアセスメント方法などは、著者が臨床例をもとに展開しています。実践により得られた方法を普遍化すべく努力しておりますが、万一本書の記載内容によって不測の事故等が起こった場合、著者、出版社はその責を負いかねますことをご了承ください。
・本書に記載している情報は、2024年2月現在のものです。薬剤・医療機器等の使用にあたっては、個々の添付文書や取り扱い説明書、学会ガイドライン等を参照し、適応や用量、使用方法等は常にご確認ください。

装丁・本文デザイン：杉本ひかり(おすぎとまる)　本文DTP：明昌堂 ／ 杉本ひかり(おすぎとまる)
イラスト：杉本ひかり(おすぎとまる)

1章

医師指示のギモン

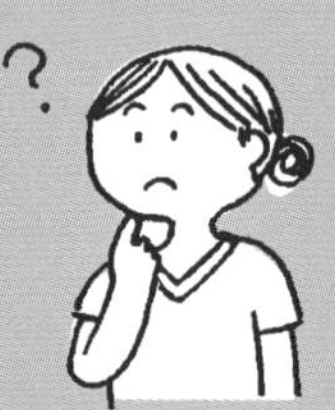

看護師の仕事は「診療の補助」と「療養上の世話」です。診療の補助は医師の指示がなければ行うことができません。しかし、医師も人間なので指示を間違えることもあります。医師の指示だからといって、看護師がその内容を理解もせずに実施し、医療事故が起こった場合には、看護師にも実施者としての責任が伴います。医師の指示を理解することは大切です。

（久保健太郎）

全身状態　安静度　バイタルサイン

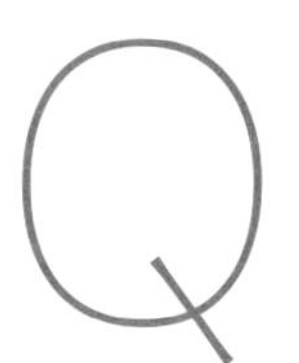

Q1 安静度やバイタルサイン3検などの入院時の指示は、どういう基準で決めているの?

答える人 医師(消化器外科) 西口幸雄

●ほとんどの医師は、患者さんの全身状態によって安静度やバイタルサインのチェックの間隔を決めています。

ICUに入室するような患者さんだったら細かい観察が必要でしょう。重症系のバイタルチェックの間隔は1時間ごとが多いと思います。ICUに入らなくとも重症の患者さんが一般病棟に入院することがあります。そういったときも、観察の基準は患者さんの状態と医師の主観で決めることが多いです。

出血や敗血症などでバイタルサインが不安定なら1時間ごとの状態観察でしょう。少し様子をみて落ち着いていれば2時間ごと、3時間ごとと観察の間隔が延びていきます。次第に間隔が延びていき、退院前には1日1回のみ観察という状態になっていきます。おそらくこういったことはクリニカルパスに組み込んでいる施設も多いと思います。

看護師のいろいろな手順書には「1日3回測定する」といったことがよく書かれています。しかし一般には落ち着いている内科系の患者さんでは、1日1回のチェックが多いのではないでしょうか。内科系でもその日に検査があれば、その前後にチェックし、観察間隔も変化するのは言うまでもありません。

安静度は循環動態や呼吸器の状態など全身状態を考えて指示します。大きな手術後でも落ち着いていれば術翌日には歩行指導を行います。患者さんには安静にしていることは体に悪い、と指導しています。

ドクターコール　条件指示　薬剤の指示

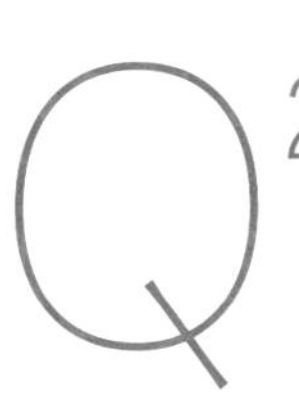

医師の条件指示があるときは、ドクターコールをせずに条件指示の薬剤を投与してもよい?　条件指示の薬剤を投与してはいけないことはあるの?

答える人 **医師**（消化器外科）西口幸雄

●条件指示があれば薬剤を投与してください。投与してはいけない薬剤は条件指示には出さないはずです。

昔は、当直をしている場合、夜間に看護師から「発熱の指示をください」や「痛み止めの指示をください」と起こされることが医師の不満の１つでした。条件指示はそういうことを解消するいいマニュアルだと思います。

条件指示には不眠時や発熱時、疼痛時の指示が多いでしょう。また、術後などでは、尿量が少ないときに、まず点滴500mLや利尿剤の指示があったりします。感染症では抗生剤の点滴の指示もあります。医師と看護師が共通の認識で条件指示を決めているはずです。医師や看護師の高度な判断や理解を必要とするような指示、特殊な薬剤は条件指示には向きません。

大事なことは、条件指示を適応してよいか、です。例えば、体温が40℃になって、腹部全体が痛くなっていることを見逃していないか、腹痛があって、血圧が下がっていることを見逃していないか、看護師には患者さんを常に正しく観察し、条件指示の適応か、判断する能力が必要です。

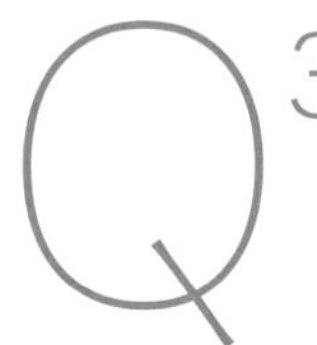

ソルデム3A輸液の患者さんが多いのはなぜ？ ソルデム1輸液やパレプラス®の人もいるけれど、医師はどう使い分けているの？

答える人 医師（消化器外科） 西口幸雄

- ソルデム3Aが「維持液（３号液）」という範疇に分類されているからでしょう。ソルデム１輸液を処方している医師は、電解質などのデータが何も出ていないときには、まず１号液から開始しているのだと思います。

末梢の電解質輸液製剤は、１号液（開始液とも呼ばれ、細胞外液補充液を2/3に薄めた液に相当します）、２号液（脱水補給液とも呼ばれ、１号液で脱水が補正され、尿が出はじめたら電解質の補正を行います）、３号液（維持液とも呼ばれ、電解質濃度が1/3～1/4と低く、水分と電解質の補正を行うことができます。カリウムが少し入っていることに注意を要します）、４号液（術後回復液とも呼ばれ、カリウムを含まず電解質濃度が低いという特徴を有します）に分類されます[1)]。

パレプラス®は末梢静脈用の栄養輸液に用いられる点滴製剤です。末梢からも1000kcal程度のエネルギーが投与可能なので、栄養補給を主体においた処方をする場合にはパレプラス®や脂肪乳剤を組み合わせた点滴が処方されます。

何でも３号液という考えはだめでしょう。原則は、開始するときは１号液、電解質に異常なければ３号液に変更する、です。出血などで細胞外液が減っているときは、乳酸リンゲル液（ラクテック®など）の細胞外液補充液を使います[1)]。そして数日間経口摂取ができないと判断したら、末梢栄養輸液製剤を駆使して患者さんの栄養状態の維持に努めなければいけません。

電解質輸液製剤の分類

細胞外液補充液	生理食塩液、リンゲル液、乳酸リンゲル液、酢酸リンゲル液
維持輸液	1号液（開始液）、2号液（脱水補給液）、3号液（維持液）、4号液（術後回復液）

文献

1）井上善文：6 輸液剤の使い分け. 輸液・静脈栄養の管理の実際とコツ, 井上義文著, フジメディカル出版, 大阪, 2012：45-50.

Link Q4 Q5

In-Out 輸液 絶食

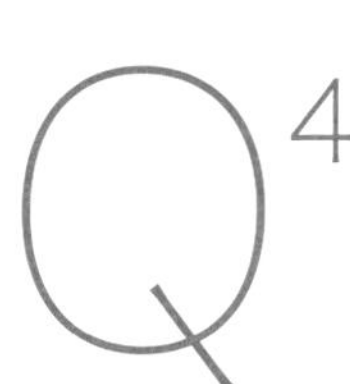

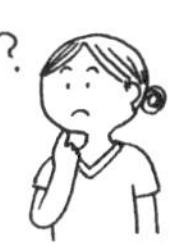

Q4 絶食中の輸液は24時間持続にすべき? 夜間は止めてはダメ?

答える人 医師（肝胆膵外科）田嶋哲三

- 必ずしも24時間持続にする必要はなく、夜間中止することもあります。
- ただし、手術直後や全身状態が不安定な場合は持続のほうがよいでしょう。

絶食中の場合、維持輸液が必要になります（維持輸液については**Q5**参照）。維持輸液として１日の輸液量を24時間持続で投与しなければならないのかということですが、必ずしもそういうわけではありません。

輸液ラインがつながっていることは患者さんにとって精神的ストレスになります。特に、高齢者の場合はせん妄や自己抜針、転倒リスクなどを高めてしまいます。それらのリスクを軽減する目的で、24時間持続を避けて、短時間、間欠的に輸液を行う、つまり、夜間は輸液を中止するのも１つの方法です。

短時間輸液では溢水に注意

ただし、短時間のIn-Outバランス管理が必要な手術直後や全身状態が不安定な場合は、24時間持続投与となります。また、短時間に十分量を投与しようとすると投与速度が速くなるので、溢水にならないように注意する必要があります。

輸液速度が速すぎるとInがOutを上回り、In-Outバランスが崩れます。つまり、体内に摂取される水分量が、排泄される水分量を大きく上回ることによって過剰な水分が体内に貯留し、溢水となってしまいます。溢水の主な症状としては胸水や肺水腫による呼吸困難や、浮腫があります。そのような症状があれば、輸液の減量や速度を緩徐にする必要があります。

Link Q3, 5

Q5 医師は輸液の量や速度をどのように指示しているの?

答える人 医師(肝胆膵外科) 田嶋哲三

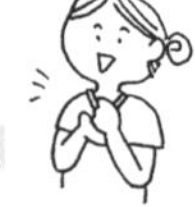

●患者さんの年齢や体重、そして病態を考慮して総合的に判断します。

輸液には「維持輸液」と「補正輸液」がある

「維持輸液」とは通常の生理的な状態で体外へ排泄される水分を補う輸液で、文字どおり維持するための輸液です。一般的に絶飲食時の輸液になります。一方の「補正輸液」は脱水や電解質異常などさまざまな病態を改善することを目的とした輸液です。病態によっては水分が不足している場合もあれば過剰な場合もあるので、補うのではなく制限することが必要なこともあります。

輸液量の考え方

維持輸液量のめやすは、いろいろな計算方法(例えば若年者;30～35mL/kg、高齢者;25～30mL/kgなど)がありますが、一般的に絶飲食の場合は1500～2000mL/日といわれています[1, 2)]。年齢や体重に応じて調整が必要で、高齢者ややせている人は減量する必要があります。

補正輸液量に関しては病態によってさまざまです。例えば、腸閉塞は頻回嘔吐や閉塞腸管内の大量の腸液貯留により高度脱水になるので、水分を補う必要があります。一方で、心不全や腎不全では体内に過剰な水分が貯留しているため、水分を制限する必要があります。

Link Q3, 4

さらに、輸液量を設定した後も、バイタルや尿量などの循環動態指標に加えて体重の変化、浮腫の有無など身体所見を参考にして適宜変更していくことが重要です。

輸液速度の考え方

輸液速度は単純に１日に必要な水分量を輸液投与時間で除してください。投与時間は病態によります。短時間でのIn-Outバランス管理を必要とする全身状態が不安定な場合などは24時間持続にしますが、状態が安定している場合は日中のみ輸液して夜間は輸液を中止することもあります。

また、ショックバイタルの場合の輸液方法は異なります。ショックバイタルでは、まずは血圧を上げるためにクレンメ全開で滴下し、急速輸液を行います。バイタルの安定や病態の把握ができた後に、病態に応じた輸液方法に移行します。

輸液は過剰でも不足でも臓器障害をきたすことがあり適正な管理が重要です。そのためには、年齢や体重、そして何よりも病態を十分に把握することが重要です。

文献

1）柳秀高：輸液の基本的考え方. 杉田学編, 輸液療法の進め方ノート 改訂版, 羊土社, 東京, 2009：22.
2）中神太志：栄養輸液・輸液管理とその実際 高齢者に対する輸液とその管理. 診断と治療 2021；109(3)：373-377.

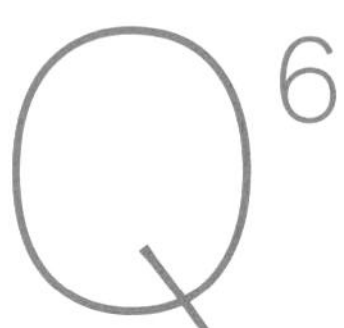

Q6 イレウス管が入っているときにイレウス管の排液量で輸液負荷の指示がある患者さんと、尿量で輸液負荷の指示がある患者さんはどんな違いがあるの？

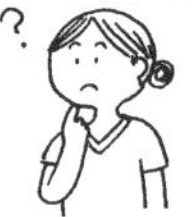

答える人 医師（消化器外科）西居孝文

● イレウス患者に対する輸液管理は、急性期ではイレウス管排液量を、イレウスが解除された後は尿量をもとに調整します。

イレウスは癒着によるものや麻痺によるもの、腫瘍によるもの、緊急手術が必要なものなど、さまざまな病態があります。

緊急手術が必要でなければ、腸管の減圧と閉塞起点を評価するためにイレウス管を留置します。鼻腔から長いチューブを小腸内に留置し、腸管内にたまった消化液を体外に排出します。消化液が排出され腸管の拡張が改善すると蠕動が回復し、さらに肛門側へとイレウス管が送られ、減圧を行い閉塞起点に到達します。

イレウスになると水分や電解質が吸収されないことで脱水と電解質異常を引き起こします。そのためIn-Outバランスの評価が脱水などの補正には重要です。脱水になると尿量が必然的に減量しますが、イレウス管排液が補正すべき余分なOutぶんとなるので、排液量に応じて輸液負荷が必要です。イレウス管留置によりイレウスが解除されると、排液量は0（ゼロ）に近い状態となります。その後イレウス管をクランプしイレウス管抜去へ移りますが、イレウスが解除された後の主なOutぶんは尿量となるので、そちらに応じて点滴を調整します。

Link Q22

注射 希釈 添付文書

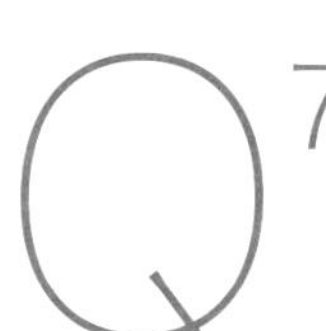

Q7 医師が添付文書と違う指示を出した。どうしたらいい？ 例えば要希釈の薬剤が原液のまま投与の指示が出たら？

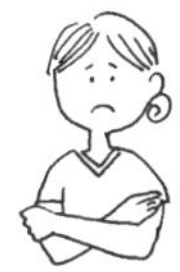

答える人 薬剤師 井口勝弘

- 添付文書上では「要希釈」と記載があっても、十分に使用経験がある薬剤については、希釈せずに投与可能な薬剤や定められた溶解量よりも少量で溶解して使用可能な薬剤もあります。体内に入る水分量を減らしたい場合などに、そのような投与法が選択されます。

希釈して使用する理由

添付文書の「使用上の注意」や「適応上の注意」の項目などに「必ず希釈して使用する」と記載のある薬剤があります。その理由として、①pHが酸性側あるいはアルカリ性側にかなり傾いている、②浸透圧が高い、③刺激性が高い、などの理由で希釈せずに投与することによって静脈炎や血管痛を起こす可能性があるためです。静脈炎や血管痛の症状は、注射部位の周辺やその腕の赤み、痛み、違和感、腫れや投与後に血管のつっぱり感・硬くなる・赤み・色が変わる（色素沈着）などがあります。

要希釈の薬剤の原液での投与はあくまでも適応外での使用のためメーカーからは推奨していませんが、どの薬剤が十分に使用経験があり投与可能か、メーカーに確認する必要があります。

2章

検査のギモン

採血や採尿などの検体の採取は、診療の補助業務として看護師が行うことが多い行為です。

「上腕にPICCが入っている場合に、挿入部より末梢で血糖測定や採血をすることはいいのか」「点滴やシャントで両腕が塞がっている場合の血液培養は足から採取すべきか」など調べても答えが出てこない疑問への回答が書かれています。

（久保健太郎）

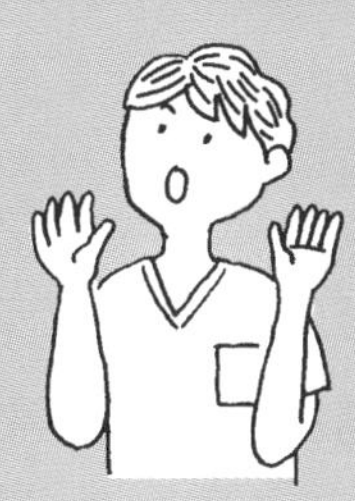

採血　血糖測定　血圧測定
末梢挿入式中心静脈カテーテル（PICC）

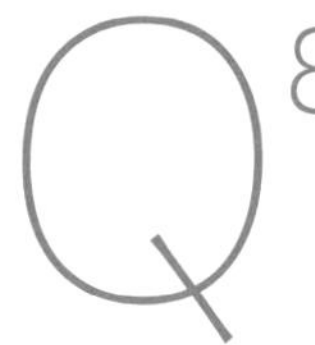

点滴側からの血糖測定はOK?　採血はOK?　PICC挿入側からの血糖測定・採血、血圧測定は?

答える人 看護師（婦人科、腫瘍内科、呼吸器内科・外科、消化器外科病棟）藤原早苗

●すべてダメです。原則は反対側から行います。

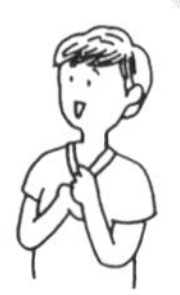

【点滴側から】

血糖測定 →点滴側からの簡易血糖測定は検査値に影響する場合があるため、避けたほうがよいとされています。

採血 →輸液が行われている血管から採血をすると、採取した血液内に輸液が混入し正確な検査結果が得られず、不要な治療が実施される可能性があります。

【PICC挿入側から】

血圧測定 →PICC（末梢挿入式中心静脈カテーテル）を圧迫してしまうため避けたほうがよいでしょう。

血糖測定、採血 →検査結果に影響する可能性は低いですが、駆血によるPICCの圧迫は避けましょう。

点滴側からの血糖測定

糖質が含まれた輸液製剤の場合、点滴側からの簡易血糖測定は血糖値が実際より高値となる可能性があります。本来行う必要のない治療を実施してしまう可能性もあるため、できるだけ点滴側からの測定は避けたほうがよいでしょう。

指先以外にも耳たぶでも測定可能なため、点滴側以外で測定ができる部位がないか考えましょう。耳たぶで測定する場合は針刺し事故を起こしやすいため、穿刺

Link Q9, 10, 133

位置の真後ろに自分の指があたらないように注意が必要です。

点滴側からの採血

静脈穿刺して入った薬液は、中枢側へ向かって流れていきます。基本的に静脈は血液の流れがあり逆流することはなく、逆流をしても静脈弁があるためそれ以上逆流することはありません。

JCCLS(日本臨床検査標準協議会)の「標準採血法ガイドライン」では、採血を避けるべき部位の１つとして「輸液が行われている部位の中枢側の血管」[1]との記載があります。しかし末梢側の血管からの採血については特に記載がありません。輸液が行われている部位から15cm離れた末梢側で採取すれば検査結果に輸液の影響が考えにくいという研究結果があります[2]。

その他の部位として下肢や動脈血からの採血がありますが、血栓形成や動脈損傷、血腫などが起こり得るリスクがあるため、やむを得ず輸液が行われている腕から採血する場合は医師に確認してから実施したほうがよいでしょう。

PICC挿入側からの血圧測定

マンシェットの圧迫によりカテーテル周囲の血流が低下し、血栓形成の恐れがあります[3]。また添付文書の不具合の項目に高圧力によるカテーテルの破損[4]という記載もあるため、PICC挿入側からの血圧測定は避けたほうがよいでしょう。

PICC挿入側からの血糖測定と採血

PICC挿入側からの血糖測定と採血について、探した限りでは実施してもよいとも悪いともいえる文献はありませんでした。PICCカテーテルの先端は中心静脈(上大静脈)に位置させているため、検査結果に影響を及ぼす可能性は低いと考えられます。ただしPICC挿入側からの採血を行ううえで注意しなければならないことは、前述したとおり圧迫によるリスクがあるため、必ずカテーテルを圧迫しない位置で駆血する必要があります。反対側の上肢で検査ができない場合は検討してみてもよいかもしれません。

文献
1）日本臨床検査標準協議会：標準採血法ガイドラインGP4-A3. 学術広告社, 東京, 2019：22.
2）Koike S, Takeda T. Experimental research of blood collected from the peripheral side of the fluid infusion site that is not affected by fluid infusion. *J Hematol* 2017; 6: 1-5.
3）笹野寛, 増田和彦, 吉澤佐也：麻酔科医がPICCについて知っておきたいこと. Lisa 2014；21(2)：102-107.
4）テルモPICC(MSTタイプ) 添付文書

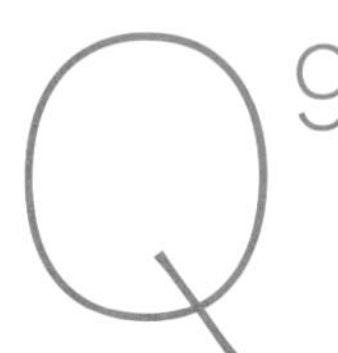

❶PICCやCVC、ポートからの採血はOK?
❷どうやって採血する?
❸輸血はOK?
❹最初の血液は何mL捨てる?
❺最後は生食などでフラッシュする?

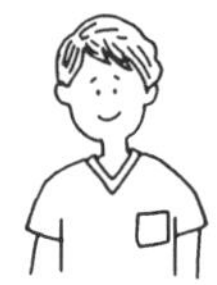

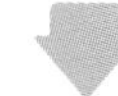

答える人 看護師(婦人科、腫瘍内科、呼吸器内科・外科、消化器外科病棟) 藤原早苗

❶原則ダメです。
❷どうしようもない場合は、十分逆血させて採血します。
❸輸血も閉塞や感染、溶血のリスクがあるため、原則ダメです。
❹約5mLは廃棄します。
❺最後は生食ロックまたはヘパリンロックします。

PICCやCVCから採血せざるを得ない場合

PICC(末梢挿入式中心静脈カテーテル)やCVC(中心静脈カテーテル)からの採血には、カテーテルの操作に伴う感染や、輸液による検査データへの影響などのリスクが伴うため推奨はされていません。また血液を逆流させることで生じる凝血塊によるルートの閉塞の危険性もあります。

医師へ確認のもと、正しい手技であれば実施可能です。

採血法ガイドラインでは、「輸液ルートからの採血は、通常の静脈からの採血が困難で危険を伴う場合や、負荷試験などで短時間に多数回の採血を行うため穿刺の負担が大きい場合に用いられる」[1)]と記載があります。

やむを得ず実施するにあたっては、医師の指示を確認しましょう。またカテーテル内の逆血を予防するために、すべての輸液を停止する必要があるためインスリンなどの持続投与を中止できない場合や、抗凝固薬などのモニタリングを目的と

Link Q8, 10, 32, 35

して採血検査を行う場合は、末梢静脈から採血を行ったほうが望ましいです。

CVポートについては、逆血を確認できない逆流防止弁がついているタイプ以外は採血可能となります。逆流防止弁がついている場合、無理に陰圧をかけると弁が破損しポートが使用できなくなってしまう可能性があるため、基本的には禁忌となります。使用しているCVポートの種類について確認するようにしましょう。

実際の採血手順[2)]

①輸液中の場合はすべての輸液を停止し、カテーテル内の血液の逆流を防ぐためクランプします。
②複数のルーメンがある場合、薬剤や高カロリー輸液による検体の希釈を予防するために可能であれば心臓から最も遠位のルーメンを選択します。
③まず生理食塩液のプレフィルドシリンジを接続し、カテーテルの開存性を確保するため血液の逆流を確認後、5～10mLの生理食塩液を注入します。
④その後シリンジへ接続を変更し5mLの血液をゆっくりと吸引し廃棄します。これは検体への薬剤混入を予防するためです。
⑤採血用のシリンジで必要量の血液をゆっくりと吸引します。シリンジの内筒を強く引きすぎると溶血の原因になるため、内筒を引く力にも注意が必要です。
⑥施設の基準に従い、生食ロックまたはヘパリンロックを行い、カテーテルをクランプします。

カテーテルからの採血で最も注意すべきは感染予防

カテーテルから採血を行った場合、三方活栓に血液が残存しやすく、そこから細菌が増殖してしまい感染を起こす原因となります。またカテーテル感染が疑われている場合以外は、カテーテルからの採血は汚染の確率が高くなり、血液培養の陽性率が上がってしまうため注意が必要です。

輸血製剤の投与は、末梢血管からの単独投与が原則

輸血はカテーテル関連血流感染のリスク因子であったり、輸液が残っている場合は凝固やライン閉塞の原因となります。例えば輸血製剤とカルシウムイオンを含む輸液製剤を混注すると凝固反応によるフィブリンの析出が起こったり、ブドウ糖を含む輸液製剤との混注では赤血球の凝集や高浸透圧の輸液製剤による溶血といった配合変化をきたす恐れがあります[3)]。

そのため同じラインで輸血を行う場合には、必ず投与前後に生理食塩液でカテーテルをフラッシュする必要があります。また中心静脈カテーテルからの急速大量輸血時では、冷たい血液が心臓に直接環流されることから心停止の危険性があるため、投与速度にも注意が必要です。

文献
1）日本臨床検査標準協議会：標準採血法ガイドラインGP4-A3. 学術広告社, 東京, 2019：35.
2）エルゼビア・ジャパン：「ナーシング・スキル」静脈血採血
3）日本赤十字社：輸血用血液製剤取り扱いマニュアル（2019年12月改訂版）, p.8.
https://www.jrc.or.jp/mr/relate/info/pdf/handlingmanual1912.pdf（2023.6.30アクセス）

敗血症　菌血症　コンタミネーション

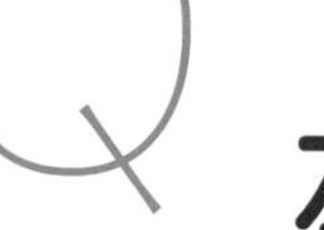

Q10 左手背に末梢ルートが入って持続点滴中の場合、血液培養２セットはどこから採ればいいの？ １セットは右前腕から採るけれど、もう１セットは左の正中皮静脈などから採ってもいい？

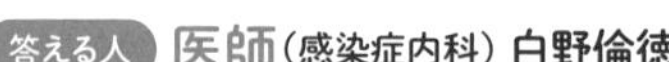

●原則として、末梢ルートが入っている部位よりも中枢側での血液培養の採取は好ましくありません。

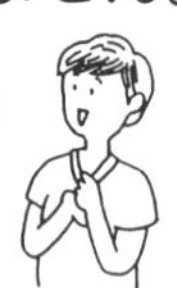

Link Q8, 9

血液培養の採取は、コンタミネーション（皮膚に常在している細菌など、敗血症の原因ではない細菌が混入してしまうこと）のリスクが最も低い、肘正中静脈を中心とした上腕の血管が推奨されます[1)]。難しい場合、下肢血管や血管内留置カテーテルからの採血を考慮しますが、血液培養結果の解釈時にはコンタミネーションのリスクを念頭に置く必要があります。

2
検査のギモン

血液培養はコンタミネーションのリスクを避ける

血液培養は敗血症の診断のためには欠かせない検査です。その結果に応じて抗菌薬の投与開始や追加、変更、さらには挿入されている血管内留置カテーテルなどのデバイスの抜去を検討します。

正しく判断するために、コンタミネーションは避けなければなりません。

血管内留置カテーテル本体やその刺入部には細菌が定着していることがあり[2)]、輸液とともに血管内に流入する可能性があります。また、そのルートから抗菌薬が投与されている場合、本来の原因菌が殺滅されて検出されなくなる可能性もあります。そのため、末梢ルートよりも中枢側での採血は好ましくありません。

一時的に輸液を中止した場合は中枢側で採血可能ではないかという考え方もあります。しかし、輸液を一時的に中止してルートより中枢側で採血した場合の血液検査への影響を検討した研究[3)]では、生化学的検査に変化がみられたとされています。血液培養について同様の影響を検討した研究はほとんどありませんが、コンタミネーションの可能性を考えると好ましくないと考えます。

とはいえ、よい血管が見つからなかったり、透析シャントが造設されていたりするなど、どうしても上肢の血管で採血できない場合もあります。その場合、下肢の血管も考慮されます。ただし、下肢の血管では上肢に比べてコンタミネーションのリスクが高くなることに留意が必要です[1)]。また、血管内留置カテーテルから採血する場合もありますが、この場合もコンタミネーションのリスクが高まります[1)]。

コンタミネーションのリスクと採血のしやすさを天秤にかけながら、適切な血管を選択しましょう。

文献

1）Doern GV, Carroll KC, Diekema DJ, et al. Practical Guidance for Clinical Microbiology Laboratories: A comprehensive update on the problem of blood culture contamination and a discussion of methods for addressing the problem. *Clin Microbiol Rev* 2019; 33: e00009-19.

2）Buetti N, Marschall J, Drees M, et al. Strategies to prevent central line-associated bloodstream infections in acute-care hospitals: 2022 Update. *Infect Control Hosp Epidemiol* 2022; 43: 553-569.

3）Koike S, Sasaki S, Yano R. Accuracy of the data of biochemical parameters in blood collected above the infusion insertion site. *J Infus Nurs* 2022; 45: 81-87.

採血　しびれ　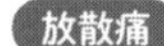

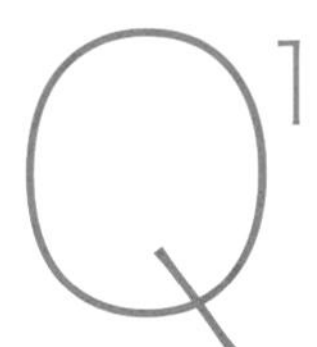

Q11 採血で神経損傷が疑われたらどうする？

答える人　医師（整形外科）日高典昭

- 採血時の状況を正確に記録しておきましょう。
- 当日のうちに担当医師に診察を依頼しましょう。
- 発生時の対応について、あらかじめ院内でマニュアルを作成しておきましょう。

神経損傷は静脈穿刺で一定の割合で起こりうる合併症

肘部の皮静脈には皮神経が伴走しており 図 、解剖屍体を用いた研究によると神経が静脈の上を走行していることさえもあるとされています[1)]。したがって、静脈穿刺における神経損傷は一定の割合で起こりうる合併症であることを認識してください。

静脈と神経の位置関係

上腕二頭筋
上腕動脈
正中神経
内側前腕皮神経
外側前腕皮神経
橈側皮静脈
尺側皮静脈
肘正中皮静脈

対応を院内マニュアルで共有しておく

採血時の神経損傷は、献血センターからのデータでは6,300回に１回程度発生し、

Link Q150

そのうち９割は３か月以内に症状が消失しています[2)]。しかし、最終的に手術に至ることもあり、CRPS（complex regional pain syndrome；複合性局所疼痛症候群）と診断されたために多額の賠償となった判例[3)]もあるので十分な注意が必要です。

採血中に強い放散痛（電撃痛）があったり、採血後にしびれを訴えたりした場合は、神経損傷の可能性を疑います。まず、採血時の状況を正確に記録しておいてください **表** 。

採血で神経損傷が疑われたときに記録しておくこと

①刺入部位や針の種類
②穿刺の角度や深さ、回数
③穿刺してすぐに血液が引けたか、引けなかった場合にどう対応したか
（皮下で針先を動かすなど）
④穿刺中の放散痛の有無、あった場合はどのように対応したか
⑤採血の前や採血中に患者にどのように声をかけたか
⑥採血をしているときに患者から何らかの訴えがあったか、あった場合はどのように対応したか

次に、神経内科、整形外科、リハビリテーション科など末梢神経を扱う科の医師に当日のうちに診察を依頼しましょう。医師は、ていねいに診察し、感覚障害や筋力低下の有無を記録してください。穿刺部位から考えて損傷が推測される神経の支配領域に、時間的・解剖学的に一致した神経症状が出現しているかどうかが神経損傷を示唆する根拠となります。

穿刺による神経損傷は合併症の１つですから、医療者側が安易に過失を認めたり、医療費を負担することを当初から申し出たりすることは避けたほうがよいでしょう。ただし、穿刺の手技に問題があったとして医療側が敗訴した判例[4)]があるので、患者さんから医療費のことで質問があれば、後日担当者が説明しますと回答しておくのがよいと思います。以上のような対応は、あらかじめ院内でマニュアルを作成しておくとよいでしょう。

採血による神経損傷は予防が第一

適切な血管を選択する、できるだけ浅い角度で穿刺する、血液が引けなかったときに針先を動かして探らない、放散痛やしびれを生じたときはすぐに針を抜く、などの注意点があります。詳細は「標準採血法ガイドライン」[5)]を参考にしてください。

文献

1）Horowitz SH. Venipuncture-induced causalgia: anatomic relations of upper extremity superficial veins and nerves, and clinical considerations. *Transfusion* 2000; 40: 1036.
2）Newman BH, Waxman DA. Blood donation-related neurologic needle injury: evaluations of 2 years' worth of data from a large blood center. *Transfusion* 1996; 36: 213.
3）平成18年５月31日／仙台高裁秋田支部判決
4）平成14年７月９日／福岡地裁小倉支部判決
5）日本臨床検査標準協議会：標準採血法ガイドラインGP4-A3. 学術広告社, 東京, 2019.

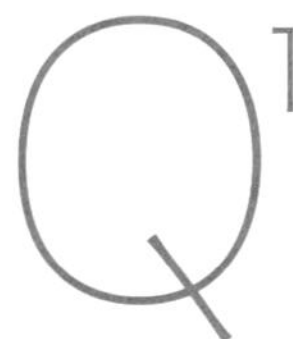

寝たきりの人の尿検査は、どうやって採ったらいい?

答える人　看護師(外来、摂食・嚥下障害看護認定看護師)池田しのぶ

● **尿検査の種類、尿意の有無によって採取方法は異なります。**

採尿の基本

尿検査の結果を正しく評価するためには、検尿に関する基本的知識について知っておくことは重要です。そこで、採尿のタイミングや採取方法について、ポイントを以下の 表 に示します。

採尿のタイミング[1)]

随時尿(スポット尿)	時間や水分状況に関係なく採取する
早朝尿	起床して最初に排尿される尿を採取する
定時尿	毎回決まった時間に(食後や運動後)採取する
24時間尿	24時間の排尿をためて提出する

採取方法

中間尿	・尿の最初と最後を除いて中間を採取 ・尿一般細菌培養、尿細胞診を評価する ・一般的な採尿方法だが採尿時の汚染が問題になる場合がある
カテーテル尿	・挿入されたカテーテルから採取 ・自己排尿が困難な場合に行う ・採取した尿、採取時の汚染のリスクは低い
分杯尿	・男性における前立腺炎、骨盤痛など慢性経過評価で行われる
恥骨上穿刺尿	・中間尿やカテーテル尿の採取が困難な場合の負担はかかるが、最も無菌的な尿が採取できる

その他の注意点

- 尿路感染症を疑う場合は抗菌薬使用前に尿を採取する
- 尿検査開始までに室温で放置した場合、尿の成分が変化する(理由:細菌の増殖に伴うアンモニア生成による尿のアルカリ化、血球・上皮細胞・円柱などの破壊)。検査までに時間を要する場合は冷所で保存することもある
- 可能であれば月経の期間は避ける

具体的な採取方法:導尿による採尿

尿意がある場合

●尿意を感じたときにコールしてもらう。

●寝たきりの場合は日常生活が自立している場合に比べ陰部を清潔に保つことは難しいと考えられるため、可能であれば検尿前に陰部を清拭するのが望ましい。

●清潔な尿器で採尿する(男性の場合は紙コップに採取してもよい)。

●検体容器に採取する。

尿意がない場合　★あらかじめ陰部を清潔にしておく

男性の場合

●おむつ内に検尿コップを挟む、ビニール袋、採尿パックを設置し採尿する。

●排尿時間が推測できる場合は清潔な尿器を設置しておくことも可能であるが、協力が得られない場合は、横漏れすることも考慮し防水対策を行っておく。

●安楽尿器を使用しても採尿が可能。

女性の場合

●おむつ内に検尿カップを挟む、採尿パックを設置する。

●排尿時間が推測できる場合は尿器を設置し、下腹部のマッサージを行い、排尿を促すのもよい。

★現在は膀胱エコーにより膀胱内の畜尿量も推測できるためタイミングを計ることも可能です。

文献
1)高岸勝繁:尿検査の基礎知識. レジデントノート 2017;19(6):998-1005.
2)望月敬浩:感染症の検査結果を使いこなす 尿一般検査. 薬局 2014;65(2):41-44.

ヨード造影剤　アレルギー　副作用

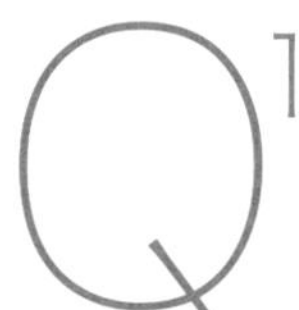

Q13 ヨード造影剤アレルギー疑いのある患者さんに実際に造影剤を使用して問題がなかったら、造影剤アレルギーではないと考えてもいい？

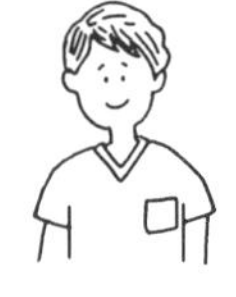

答える人　医師（中央放射線部）村田佳津子

- ケース・バイ・ケースです。ヨード造影剤アレルギー疑いの内容によります。
- 特定のヨード造影剤のアレルギーの可能性があります。
- ヨードアレルギーでも必ずしも毎回アレルギーが出るとは限りません。

※「ヨード造影剤アレルギー」を「ヨード造影剤での副作用」と解釈して解答しています。

Link Q14, 15, 59

「ヨード造影剤アレルギー疑い」が本当かどうかの確認が必要

患者さんの自己申告の場合、過去に使用された「造影剤」がヨード造影剤ではない可能性(MRIのガドリニウム造影剤や消化管検査のバリウムなどと混同している)があります。造影剤使用時の熱感など生理的反応を「アレルギー」と勘違いされている場合や、検査前の絶食や飲水制限、検査に対する不安感やストレス、他の薬剤による副作用など、造影剤以外の要因による体調不良を「造影剤のせい」と判断した可能性もあります。問診を確認し「造影剤アレルギーではない」と考えてよいケースもあります。

ヨード造影剤にはさまざまな種類がある

造影剤の構造式や化学組成、浸透圧、粘稠度などは、製薬会社により異なります。「特定のヨード造影剤」で副作用が出た場合でも、他の種類の造影剤では副作用が出ないことは日常検査でもしばしば経験します[1)]。特に1986年以前に一般的に使用されていた「イオン性造影剤」は副作用発現率が高かったため、当時の検査で副作用が出た場合でも、現在使用されている「非イオン性造影剤」では問題がないことも多いです。使用した造影剤の種類(名称)や、使用した時期の確認が必要です。「特定の造影剤のアレルギー」と判断される場合は、その種類は避ける必要があります。

ヨード造影剤の副作用歴があっても、必ず毎回起こるわけではない

ヨード造影剤で副作用歴がある場合の副作用発現率は11.24%、重症副作用発現率は0.18%、副作用歴がない場合は各々2.21%、0.03%と報告されています[1)]。つまり、副作用歴があると発現率は高くはなりますが、必ずしも毎回起こるとは限らないわけです。副作用歴が正しいのなら、今回問題がなくても「造影剤アレルギーではない」と考えるべきではありません。「造影剤アレルギー」として慎重に対応する必要があります。

ヨード造影剤の副作用は、副作用歴の有無にかかわらず「いつでも」「だれでも」起こる可能性があります。「前回大丈夫だったから大丈夫」「いつも大丈夫だから大丈夫」ということは、けっしてありません。副作用の多くは軽度なものですが、まれに死亡や永続的な後遺症を残すような重篤な副作用も発生します。そのことをよく認識して、問診・説明を十分行うこと、検査時や検査後に注意深く観察すること、急変時の対処ができるよう準備しておくことを常に心がけてください。

文献
1)早川克己, 鳴海善文, 林宏光, 他:造影剤の適正使用推進ガイドFAQ 第2回 造影剤添付文書の「禁忌」について考える. 臨床画像 2007;23(1):96-102.

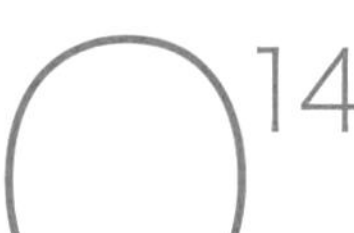

急速投与　複数回撮影　腫瘍の鑑別

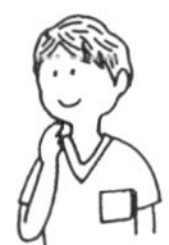

Q14 ダイナミックCTって何？ 造影CTと何が違うの？

答える人　診療放射線技師 久島昌巳

- ダイナミックCTとは、ヨード造影剤を急速に静脈から投与し臓器と腫瘍の血行動態を変化させるタイミングで複数回撮影する方法です。
- 通常の造影CTは平衡相のタイミングで１回のみ撮影します。

ダイナミックCTを撮影することで、腫瘍の検出効果を高めたり、造影パターンによって腫瘍の鑑別ができます。

肝臓や膵臓を撮影するときに多く用いられますが、腎臓などでも撮影することがあります。

造影剤を急速に静脈から投与し、複数回撮影する

注入速度は３～４mL/sであり、通常の注入速度より２～４倍の速度で急速に投与し、臓器と腫瘍の血行動態変化を画像化するタイミングで複数回撮影します。臓器によってタイミングは変わり、肝臓なら肝臓の血行動態を、膵臓なら膵臓の血行動態を意識したタイミングで撮影します。

なぜ同じ部位を複数回撮影するのでしょうか？ それは、臓器や腫瘍の造影効果がわかり、腫瘍の検出や造影のパターンによって鑑別ができるためです 図 。

複数回撮影するということはそのぶん被曝も多くなりますが、医療被曝によるリスクよりも患者さんのメリット（利益）のほうが十分に大きいと判断し行っています。また、ダイナミック検査はCTだけではなくMRIでも行われます。

Link Q13, 15

動脈と肝実質の造影効果の変化

通常の造影CTでは…

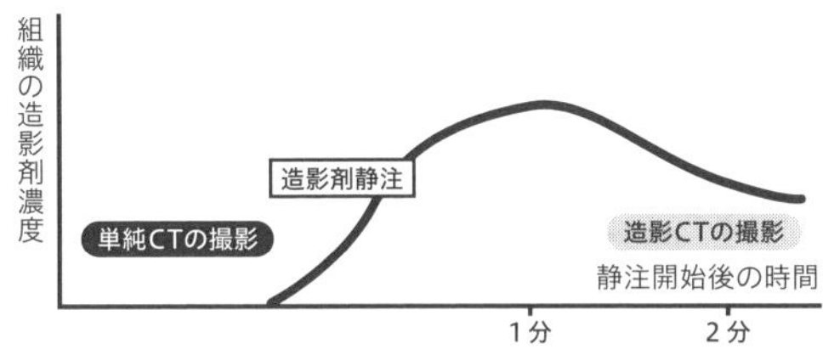

- 造影剤を比較的ゆっくりと静注投与（1mL/s程度）し、注入終了後以降に撮影を開始します。
- 撮影の時点では全身に造影剤が分布した平衡相の状態での撮影になります。

ダイナミックCTでは…

組織の造影剤濃度
造影剤静注
単純CTの撮影　動脈相　実質相*　平衡相
静注開始後の時間
1分　2分

- 造影剤を急速に静注投与（3〜4mL/s程度）します。これにより動脈相と実質相と平衡相と造影剤濃度の経時的な変化がわかります。
- 注入後30〜40秒の撮影が動脈相、60〜70秒の撮影が実質相、120秒の撮影が平衡相となり臓器を3回撮影します。

＊肝臓の場合、“実質相”は“門脈相”にほぼ相当する

百島祐貴：画像診断コンパクトナビ 第4版. 医学教育出版社, 東京, 2016：43. より引用

肝臓のダイナミックCT（肝細胞がん）

動脈相　肝実質相（門脈相）　平衡相

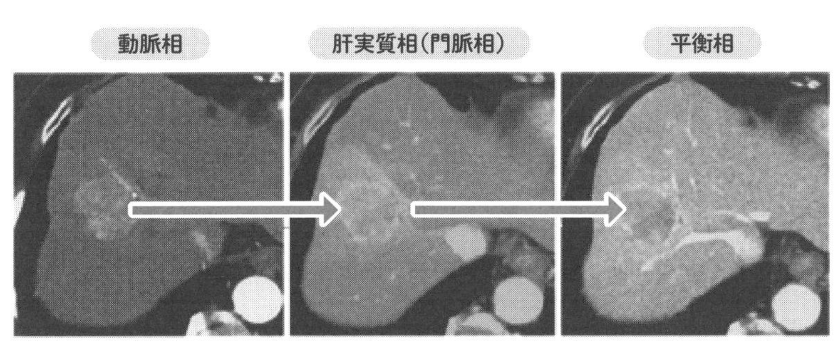

- 腫瘍に著明な造影効果がありますが、正常な肝実質の濃染は軽微です。
- 肝実質は造影されていますが、腫瘍とのコントラストは不明瞭となっています。
- 内部にwash out（洗い出し）があり、辺縁にはリング状の造影効果を認めます。

文献

1）百島祐貴：画像診断コンパクトナビ 第4版. 医学教育出版社, 東京, 2016：43.
2）山下康行：ジェネラリストを目指す人のための 画像診断パワフルガイド第2版. メディカル・サイエンス・インターナショナル, 東京, 2022：480-481.
3）画像診断まとめ. https://遠隔画像診断.jp/archives/33777（2023.6.25アクセス）

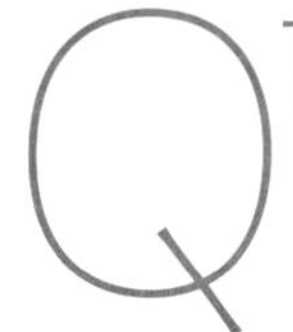

DIC-CTって何? 病棟看護師は何をすればいい?

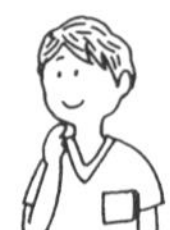

- **造影剤を点滴して胆道系を撮影するCTです。**
- **看護師は造影剤アレルギーを起こさないか、注意してください。**

DIC-CT(drip infusion cholangiography-computed tomography)は、点滴静注胆嚢胆管造影法とCT撮影を併せて行い、胆嚢・胆管など胆道系の形態や胆汁排泄能の評価を行う検査です。

胆嚢管や総胆管の位置関係を確認できるため、術前検査に用いられる

肝機能(胆汁をつくる能力)、胆嚢機能(胆嚢内に胆汁をためて濃縮する能力)、胆汁の胆道系からの漏出や消化管への瘻孔形成などを確認することができます。また、CT検査は空間分解能が高く、薄いスライスの精密な画像を再構築することで多断面や3D画像が得られます。

副作用の頻度が高く、検査時間が長い

ヨウ素は高い放射線吸収能をもつため、他の組織とコントラストをつけることが可能です。肝臓から胆道系に排泄される特性をもつヨード造影剤ビリスコピン®点滴静注50(イオトロクス酸メグルミン注射液:以下、ビリスコピン®)を点滴静注

Link Q13, 14

し、腹部撮影およびCT撮影を行います。ビリスコピン®はイオン性ダイマー型造影剤で0.8〜3.4%に副作用を認めるとの報告があり[1]、副作用の頻度が高いことが知られています。また、短時間で投与すると腎排泄されてしまうため滴下速度を遵守する必要があります。DIC-CTは全体で1〜2時間近くかかる長い検査です。

看護師の役割は、同意書および禁忌の有無が把握できる正確な問診票の取得、検

検査準備

		看護のポイント
同意書の取得	ヨード造影検査であり同意が必要	1回の検査ごとに、同意書を取得する
問診票の取得	ヨード造影検査歴、副作用や禁忌事項の有無を確認 ※安全な検査のため、正確に記入していただくことがとても大切!	[ビリスコピン®投与禁忌]ヨードまたはヨード造影剤に過敏症の既往歴のある患者、重篤な甲状腺疾患のある患者 ヨード副作用の有無と程度、気管支喘息(発作・治療の有無)、重篤な肝機能障害(高度黄疸など)、重篤な心障害・腎障害、褐色細胞腫、テタニー、マクログロブリン血症、多発性骨髄腫、妊娠および可能性の有無など ※授乳について:造影剤の母乳への移行は非常に少量であり、授乳制限は必要ないとされている[2]。検査の不安軽減のため、主治医より十分な説明を行う必要がある
食事制限	食物を摂取すると胆汁を排泄しようと胆嚢が収縮するため、正確な検査が困難な可能性がある	• 当院の場合、食事12時間前、飲水30分前まで。各施設基準に準じて絶食とし、前日は刺激物や脂肪が多い食事を避ける • 脱水状態では造影剤の副作用が出やすくなるため水分摂取を推奨
ビグアナイド系糖尿病薬休薬	乳酸アシドーシスリスクを避けるため	検査日と前後2日間を含む、5日間の休薬が必要
腎機能評価	• 造影剤の排泄能を確認するため • 通常24〜48時間程度で糞便と尿を介してほぼ体外に排泄される	eGFR値(estimated glomerular filtration rate:推算糸球体濾過量)による検査の可否は、各施設基準に準ずる 当院の場合、3か月以内の血液検査でeGFR値が30(mL/min/1.73m^2)以上。維持透析患者は主治医判断による
更衣	腹部撮影およびCT撮影を行うため、該当部位の金属などを除去する	点滴開始前に更衣する。検査中に造影剤の均一化をはかるため側臥位や腹臥位をとることがある。可能であれば、胸元や下半身が露出しにくいかぶりタイプを推奨
排泄誘導	検査時間が長いことを説明し、事前に排泄を済ませる	点滴の所要時間に加えて、造影剤の胆道への排泄状況により、時間をあけて追加撮影が必要となる場合がある
造影剤開始時間の確認	スムーズな撮影のため、検査室とスケジュールを共有する	造影剤の胆道への排泄状況によるが、CT撮影のタイミングはビリスコピン®投与開始の45〜120分後が予測される
ペースメーカ/除細動器対応	事前に機器の種類や留置部位、検査の可否を確認する ※撮影時に必ず手帳を持参する	本体に直接X線が照射されることでオーバーセンシングを起こすとの報告がある[3]。多くの場合は撮影範囲外になるが、まれに胸部の下部や腹部などに留置されている場合があるため注意が必要である
ドレーンのクランプ	PTCD・PTGBDなどドレーン留置中の場合は、指示を確認してビリスコピン®投与前にクランプする	造影剤がドレーンから体外に排出されてしまうため

検査中

		看護のポイント
末梢静脈ルート確保および造影剤投与	通常はビリスコピン®100mLを30～60分かけて点滴静注する ※造影剤の血管外漏出に注意 ※投与速度が検査のキモ!	・薬剤ボトルを穿刺部位より低く下げて、ルート内の逆血を確認する ※チューブの圧迫等で加圧しない ・疼痛の有無や刺入部の観察を十分行い、造影剤投与を開始する ・ガラス瓶の製剤なので通気針を使用し、滴下速度を適宜調整する
副作用の観察	アナフィラキシーショックなど重篤な副作用に注意。救急カートの準備など急変時対応を確認しておく	事前に副作用の症状について説明を行い、手元にナースコールを準備する。ほとんどの副作用は点滴中に出現する。特に開始時はゆっくり滴下し、副作用の出現がないことを確認する
検査搬送	造影剤投与終了を連絡、検査室に移動する	・副作用出現の可能性があるため、搬送中も観察を継続する ・特に指示がなければ、検査中は末梢ルートを抜かずにロックしておく

査準備、適切な造影剤投与、副作用の観察と対応、検査室との連携など多岐にわたります。検査の流れに沿って確認しましょう。

撮影中

単純撮影で造影剤の排泄状態を確認し、検査可能であればCT撮影を行います。CT撮影時は仰臥位で両上肢を挙上し、10秒程度の息止めが必要です。視覚・聴覚障害、運動障害、四肢の可動制限の有無など、必要な介助や注意点を検査室に申し送りましょう。また、放射線検査になりますので、撮影時は基本的にスタッフが退室します。意識レベルや認知機能の低下など、特に見守りが必要な場合は検査室に連絡してください。

検査後

造影剤のすみやかな排泄を促すため、検査後は十分な水分補給を行う必要があります。水分制限がある場合は、主治医の指示を確認しましょう。また、遅発性の副作用に注意が必要です。副作用を疑う症状があれば、患者基本情報など電子カルテ入力を行い、情報共有のため検査室に連絡してください。

文献

1）Persson A, Dahlström N, Smedby O, et al. Three-dimensional drip infusion CT cholangiography in patients with suspected obstructive biliary disease: a retrospective analysis of feasibility and adverse reaction to contrast material. *BMC Med Imaging* 2006; 6: 1.

2）日本医学放射線学会HP：安全に関する情報「授乳中の女性に対する造影剤投与後の授乳の可否に関する提言」（2019年6月27日）.
http://www.radiology.jp/member_info/safty/20190627_01.html（2023.6.18アクセス）

3）医薬品医療機器総合機構HP：安全対策業務「X線CT装置等と植込み型心臓ペースメーカ等の相互作用に係る「使用上の注意」の改訂指示等について」（平成17年11月25日）
https://www.pmda.go.jp/safety/info-services/devices/0021.html（2023.6.18アクセス）

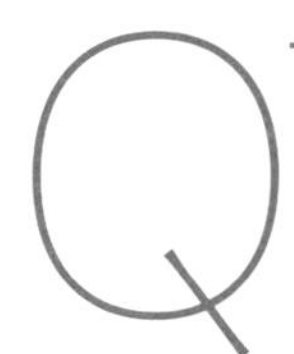

Q16 血液ガスで何がわかるの?

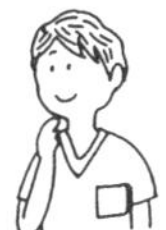

答える人 医師（救命救急センター／脳神経外科） 師岡誉也

●血液のpH、酸素分圧、二酸化炭素分圧がわかります。

血液ガス分析は、血液のpH、酸素分圧（PO_2）、二酸化炭素分圧（PCO_2）を測定し、重炭酸イオン濃度（HCO_3^-）や塩基過剰（BE：base excess）などの値を算出します。多くの装置は同時に乳酸値や酸素飽和度（SO_2）、ヘモグロビン値、電解質なども測定できます。

ガス交換の指標としてPO_2、PCO_2、SO_2があり、呼吸機能、循環機能を反映します。

酸塩基平衡の指標としてpH、PCO_2、HCO_3^-、BEがあり、代謝バランスを反映します。

PCO_2はガス交換、酸塩基平衡どちらにも登場します。CO_2は単なるガス成分ではなく“酸の素（もと）”だからです。CO_2が貯留すれば酸性、すなわちpHは下がり、CO_2が排出されればアルカリ性、すなわちpHは上がります。

血液ガス分析により、全身に送り届けられる血中酸素が全身の細胞にとって十分かを知ることができる

ヒトは生きている限り栄養を代謝します。栄養を代謝すると、いろいろな老廃物がつくられます。通常ならば“酸”を体外に排出できますが、病気のときは“酸”が身体にたまっていきます。すなわちpHが下がっていきます。pHの調節に大きく関与する臓器は肺と腎臓です。肺はCO_2を排出します。腎臓は硝酸や硫酸、リン酸などの不揮発性の酸を排出し、アルカリであるHCO_3^-の再吸収をします。

ヒトの体液のpHは7.4が中性です。7.4より酸性側かアルカリ性側か、どれだけ

Link Q17

離れているかが身体の負荷を示します。

動脈血のPO_2、すなわちPaO_2を知るためには動脈血採血が必須です。末梢皮膚の血流が乏しくてSpO_2の値が正しく表示されない場合は、動脈血のSO_2、すなわちSaO_2を直接知るべく動脈穿刺せざるを得ません(一般臨床の条件下では$SpO_2 \fallingdotseq SaO_2$です)。これら酸素にかかわる値以外のデータ項目は、動脈血採血である必要性はほとんどなく、静脈血の血液ガス分析でも十分有用です。

pHが下がったら循環不全が増悪する前に是正が必要

全身の細胞にとって酸素供給量が足りない場合、あるいは酸素供給量が十分でも細胞が取り込んで利用できない場合、身体は酸性に向かいます。すなわちpHが下がります。その一因は乳酸の増加です。その際の血液ガスデータの典型的な動きは、pH→〜↓、HCO_3^-↓、BE↓、PCO_2↓、乳酸↑となるでしょう。これは代謝性アシドーシスの呼吸性代償を示すデータです。代謝性アシドーシスを呼吸努力により"酸の素(もと)"であるCO_2を排出してpHを正常化しようとしています。危機的な血液ガスデータです。代謝性アシドーシスがさらに増悪し、呼吸性代償が追いつかない場合や、呼吸状態も悪化しPCO_2が↑に転じた場合は一気にpHは下がります。

pHが下がりすぎると内因性カテコラミンの反応性が悪くなり、さらに循環不全が増悪し死に向かいます。そうなる前に血液ガス分析をして早めに是正する必要があります。その場合の血液ガス分析は動脈血である必要はなく静脈血で十分です。患者さんの容態に「あれ？様子がおかしい」と感じたら、血液ガス採血をしてください。静脈血、すなわち血算や生化学といった普通の採血のついででかまいません。

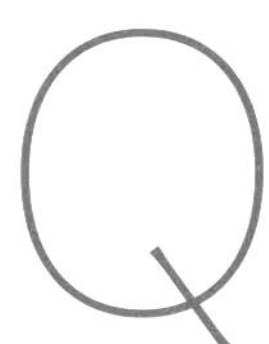

Q17 SpO_2とPaO_2ってどう違うの？

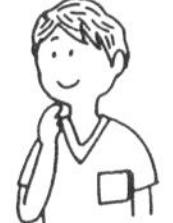

答える人　医師（救命救急センター／脳神経外科）師岡誉也

- SpO_2とPaO_2いずれも体内酸素量の指標です。
- 血管を運河に例えると、ヘモグロビンという運搬船の酸素積載率（%）がSpO_2、運河の水に溶け込む酸素量がPaO_2になります。

運河を流れる酸素のほとんどがヘモグロビン（=船）によって運搬される

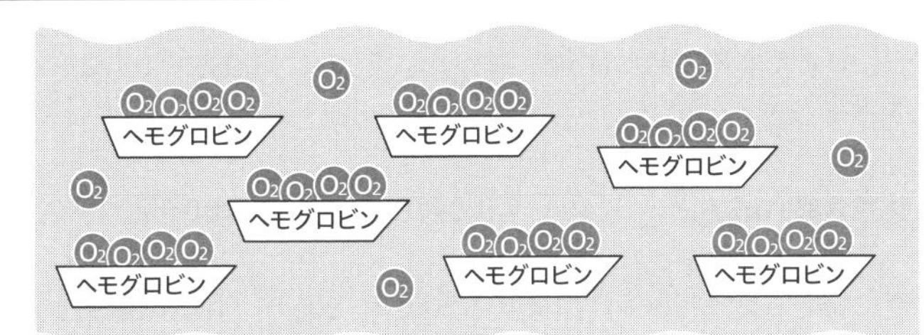

血液中の総酸素のうち、血漿に溶解しているのは1～2%。
⇒この量を反映しているのがPaO_2。総酸素に占めるPaO_2の寄与は小さい

血液中の残り98～99%の酸素は赤血球内のヘモグロビン（Hb）に結合している。
⇒この量を反映しているのがSaO_2。総酸素へのSaO_2の寄与は大きい

全身への酸素運搬を考慮するならば、
Hbに積載されている酸素量＝Hb×SO_2（%）に着目すべき

Link Q16, 83

SpO_2はSaO_2をほぼ反映している

SpO_2モニターは動脈穿刺せずとも非侵襲的に動脈血酸素飽和度(以下、SaO_2)に近い値がわかるというのは大発明です。ちなみに日本人技術者による発明です。SpO_2(経皮的動脈血酸素飽和度)はヘモグロビン(以下、Hb)にどれくらい酸素が積まれているかを表しています。一方、PaO_2(動脈血酸素分圧)は血漿中にどれくらい酸素が溶け込んでいるかを表しています。PaO_2を知るには動脈採血が必要であり敷居が高いです。

ヒトは肺から酸素を血液に取り込み、心臓というポンプで全身に汲み出し、身体の隅々まで細胞に酸素を送り届けています。ヒトが生きるために必要な酸素運搬量はどう決まるのか？　それは以下の式で表されます。

酸素運搬量＝動脈血酸素含量(血液に含まれる酸素量)×心拍出量(1分あたりに心臓が送り出す血液量)

すなわち心拍出量を保ちながら、かつ十分な動脈血酸素含量であることが生きるために重要です。

動脈血酸素含量(mL/L)は、以下の式で算出されます。

$$13.4 \times Hb(g/dL) \times SaO_2(\%)/100 + 0.003 \times PaO_2(mmHg)$$

SaO_2はHbと結合する酸素の割合です。これがSpO_2だと思ってください(例外はありますが一般臨床では問題なし)。

イメージしやすくするためにHb値に15g/dL、SpO_2に100％、PaO_2に100mmHgを代入してみましょう。

動脈血酸素含量(mL/L)＝13.4×15×100/100＋0.003×100＝201＋0.3

酸素含量のほとんどがSpO_2に由来する201mLであり、PaO_2に由来する項から算出された0.3mLはごくわずかであることが再確認できます。

PaO_2を知る意義は?

PaO_2は肺を通過する血液にどのくらい酸素を手渡せているか、すなわち肺の酸素化能の指標です。

肺の病態がよくなったか悪くなったかを知るために頻回にPaO_2測定、すなわち動脈血ガス分析をすべく動脈穿刺する必要はありません。病態のトレンドはSpO_2で十分わかります。ただしSpO_2が100％のままではわかりません。SpO_2 99％以下で管理するのがコツです 図 。

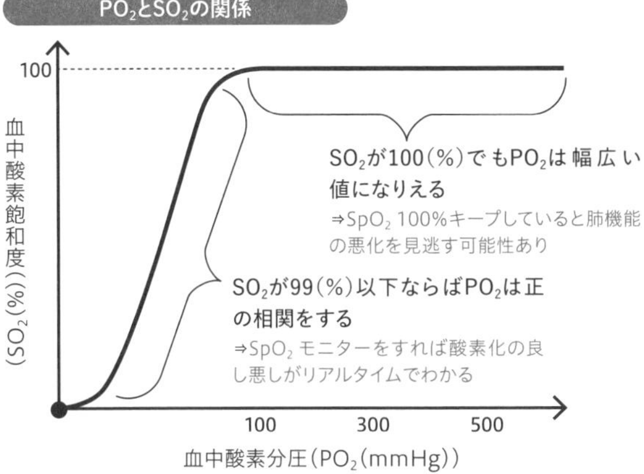

また過量の酸素投与により、活性酸素による細胞障害や、吸収性無気肺、換気応答の低下（ひいてはCO_2ナルコーシスに）、血管収縮による臓器血流の減少など、さまざまな有害事象が報告されています。この観点からもSpO_2を漫然と100%にしないように。安定してSpO_2を測定できる患者さんにわざわざ動脈穿刺してPaO_2を知るメリットは少ないです。

文献
1）Marino PL著，稲田英一監訳：血行動態モニタリング 全身の酸素化．ICUブック 第4版，メディカル・サイエンス・インターナショナル，東京，2015：140-141．

3章

周術期のギモン

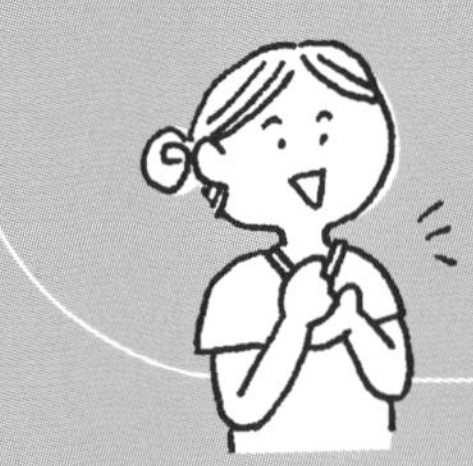

周術期とは、患者さんの手術が決まってから、手術を終えて社会復帰するまでの期間のことをいいます。

「術後出血が起こったときは、ドレーンをクランプしたほうがいいのか」は私も長年疑問に思っていたことでした。

その他、外科ナース歴15年の私も知らない内容が多く、非常に面白い章になっています。　（久保健太郎）

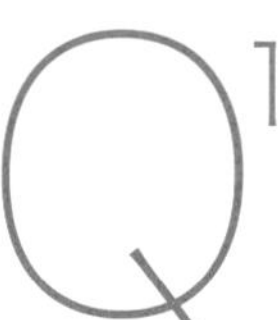

ドレーン 術後出血 クランプ

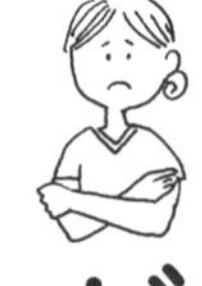

Q18 ドレーンからの出血が多かったら、クランプしていいの？

答える人 医師（消化器外科）西口幸雄

- 原則クランプしてはだめです。
- クランプすると出血の程度も不明になり、情報収集も難しくなってしまいます。
- クランプすると出血した血液は腹腔内に残り、感染し、膿瘍となることも多いです。

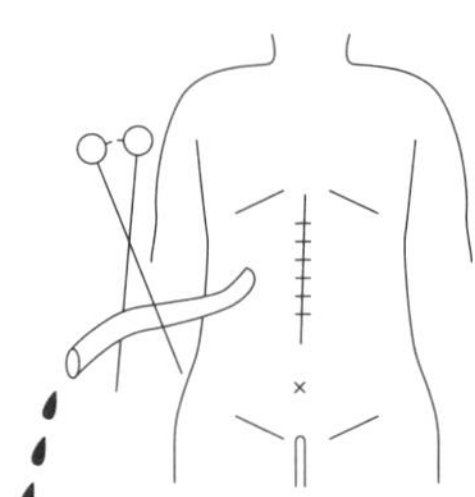

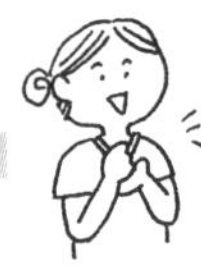

Link Q37

ドレーンの排液は患者状態を示す情報源

手術後に留置するドレーンの目的は、information（情報）用とdrainage（治療）用です。

胃がんや大腸がんの手術後に留置するドレーンは、術後出血や縫合不全などの合併症を発見するために（information用に）留置しますが、合併症が発生してもそのままドレナージに使い、治療に（drainage用に）用途が変わる場合もあります。また腹腔内膿瘍のドレナージのように、最初からdrainage用に（治療用に）使用される場合も、もちろんあります[1)]。

術後出血が発生したら、まずドレーンからの排液量をチェックします。医師に報告すると同時に、バイタルサインに変化はないか？　冷や汗など全身に変化がないか？　ショックに陥っていないか？　を厳重に観察します。再手術や輸血も考慮しなければいけないからです。ドレーンをクランプすると、これらの情報が得られなくなります。

大出血など例外的にクランプする場合もある

ただし、出血源がわかっていて、次の治療（血管造影や手術）までに出血を少なくして時間稼ぎをするために、ドレーンをクランプしたり、この出血はどうしても止められない、といった判断がつく場合には、例外的にドレーンをクランプする場合もあります。

ドレーンからあまりに噴き出るように出血し、患者さんがショック状態になったために、「ドレーンをクランプしてください」とオンコールの電話口で叫んだことがありました。腹腔内の凝血塊による圧迫で出血は小ぶりになりました。病院に駆けつけた後は、血管造影で出血している血管を見つけて塞栓術を行いました。ごくまれに、こういうこともありますが、原則はクランプしない、ということです。

文献
1）山中英治：Q54腹腔ドレーン排液の観察ポイントって何？　西口幸雄編著，術前・術後ケアのこれって正しい？Q＆A100，照林社，東京，2014：99.

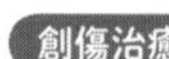

腹腔鏡手術　臍　創傷治癒

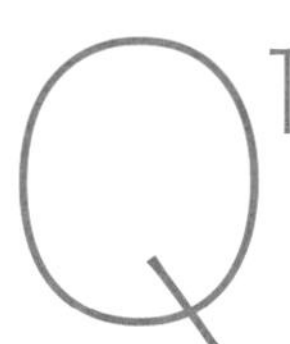

Q19 腹腔鏡手術で手術をしたら、なぜ臍に詰め物をするの？

答える人 医師（消化器外科）西居孝文

●**臍にたまった滲出液を吸収することと、形状をきれいにするためです。**

臍はくぼんでいるので滲出液がたまりやすい

腹腔鏡手術は現在、胃や大腸だけでなく肝臓や膵臓など多くの臓器に対し施行されています。臍やその他数か所に、ポートという腹腔鏡のカメラや道具を挿入するための筒を腹壁に留置し手術を行います。以前は臍を切開すると感染率の上昇や、創哆開（傷が開くこと）の危険性が高くなるとされてきました。しかし臍切開に伴う感染や創哆開は、従来の臍を避ける切開と比べ差がないことが報告されています[1)]。

腹腔鏡操作が終了すると臍の切開を延長し、臓器を体外に摘出します。臍が反転されることで皮膚が長くなり、開腹に必要な切開長を確保することができ、また閉創の際は傷が臍の奥に戻ることで後々の傷が目立たなくなるのは、整容性の点でも腹腔鏡の利点とされています。

創傷治癒にはある程度湿潤な環境が重要ですが、液体がたまった状態はよくありません。綿球を留置するのはその滲出液を吸収する目的と、臍の傷が真皮埋没縫合を行った後にきれいな半球様の形状になることを目的として留置しています。

文献

1）黄泰平，藤川正博，安政啓吾，他：標準手技としての臍に切開を加える正中切開法．日本臨床外科学会雑誌 2009；70（11）：3240-3244．

皮下注射 腹部 吸収

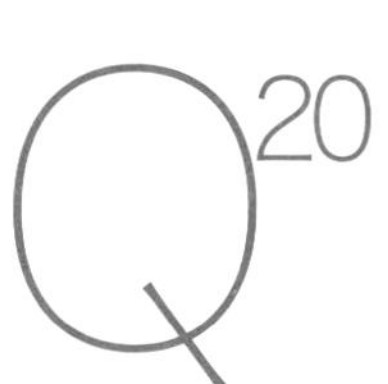

Q20 クレキサン®は腹部からの実施が推奨されているけれど、開腹手術後でも腹部に注射していいの?

答える人 薬剤師 井口勝弘

●開腹術後でも腹部に注射することができます。

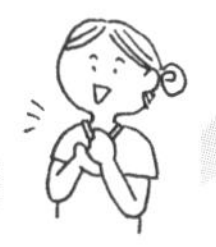

腹部以外は推奨されていない

クレキサン®(エノキサパリンナトリウム)の用法は、「原則として12時間ごとに1日2回連日皮下注射」で「腹部に皮下投与するが、同一部位に繰り返し注射することは避けることが望ましい」となっています。腹部に皮下注射するのは、薬液の取りこぼしなどが比較的起こらず、また注入するスペースが広く確実に薬液を注射できる可能性が高いというのが理由だといわれています。

開腹手術後などで腹部への注射が難しい場合に腹部以外の投与は可能かどうかの問題ですが、メーカーからの回答によりますと、腹部以外は推奨していません。本剤の開発時も腹部のみの試験しか行っていないようです。

海外での報告では、整形外科術後の肥満患者26例に、上肢、大腿部、右腹部、左腹部の４か所それぞれにクレキサン®を皮下投与した結果、大腿部への投与で有意にXa活性が低下したという報告があります[1)]。しかし、あくまでも添付文書などで腹部への皮下注射となっているのは、確実に薬剤が吸収されて効果が現れたという試験に基づく結果となっています。

また、添付文書では、「腹部手術のうち帝王切開術施行患者における有効性・安全性は確立していないため、これらの患者に投与する場合には、リスクとベネフィットを十分考慮すること。使用経験は少ない。」と記載されているので注意が必要です。

文献
1）Hacquard M, et al. 21st international Society on Thrombosis and Haemostasis, 2007; Abstract P-M-669.

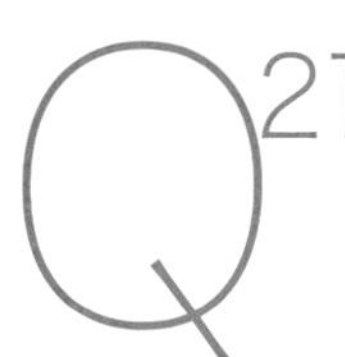

Q21 手術当日の朝に内服する薬はどうやって判断しているの? 降圧薬でも種類によって内服する・しないがあるのはなぜ?

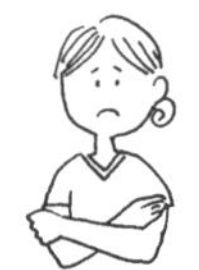

答える人 医師(麻酔科) 上田真美

- 麻酔科医は、薬剤の中止または継続で、周術期に患者さんにどんな影響が出るかを考えて、術前の内服薬の指示を出しています。
- 術中に、患者さんに悪影響を及ぼす可能性がある薬は原則中止とします。

降圧薬

カルシウム拮抗薬や利尿薬、β遮断薬は当日まで継続します。これは、周術期の血行動態を安定させるためです。特にβ遮断薬の急激な中止は、β受容体のup-regulationによる反跳性高血圧を引き起こすために避けます。また周術期のβ遮断薬の使用が、手術侵襲による過剰カテコラミンの作用を抑えて不整脈を抑制するなど、循環動態を安定化させることにつながります。

ただし、アンギオテンシン変換酵素(angiotensin converting enzyme:ACE)阻害薬と、アンギオテンシンII受容体遮断薬(angiotensin II receptor blocker:ARB)は例外です。これらの薬剤は降圧薬であっても術前の内服は中止されることが一般的です。ACE阻害薬やARBは、麻酔導入時や麻酔管理中に薬剤抵抗性の低血圧を引き起こしやすく、これが急性腎障害のリスクを増加させるため、中止が望ましいとされます。

抗凝固薬・抗血小板薬

術中・術後の出血量が多くなるため、従来、抗凝固薬・抗血小板薬は、処置や手術の前に中止したり、未分画ヘパリンの持続投与に切り替えられることが一般的でしたが、近年では、出血のリスクが低い体表の手術などでは中止しないことも多くなってきています。特に、冠動脈ステント留置後の非心臓手術患者では、抗血小板薬を中止することでステント内血栓の発生リスクが高まるため、その管理は慎重にならなければなりません。このため、これらの薬剤は、外科医・循環器内科医とともに、中止と継続のメリット・デメリットを協議して、継続するかどうかを判断しています。

経口糖尿病薬

一般的に、手術当日は絶飲食となるため、低血糖を起こしうる薬剤は中止します。薬剤によっては低血糖を引き起こさないものもありますが、周術期はインスリンで血糖コントロールを行うほうが有用です。手術侵襲により、ストレスホルモンの分泌が増加することで、インスリン作用に拮抗して血糖は上昇します。また、周術期の絶飲食・脱水は糖代謝障害を引き起こし、インスリンの必要量も増えるので、普段以上の血糖コントロールが必要となるためです。

麻酔科医は、術中、インスリンの使用ならびに輸液への糖負荷、たびたびの血糖値チェックで、高血糖や低血糖を防ぐよう血糖管理をしています。術前の血糖値は大切なバイタルサインの１つなので、手術室へ出棟する前に血糖をチェックし、手術室で麻酔科医や担当看護師に申し送りを行うことは重要です。

抗けいれん薬

定期的な投与によりその血中濃度を維持して発作を抑制していることから、手術当日まで内服を継続します。

ステロイド

ステロイドを長期に服用している患者さんは、副腎皮質機能が低下しており、自身で産生分泌ができなくなっているため、内服を継続します。また、術中や術後は手術侵襲によって必要量が増加するため、急性副腎不全の予防で術侵襲に応じて不足分を点滴や内服薬の増量で補充する必要があります(ステロイドカバー)。

術前指示を出す際に、麻酔科医は、術前内服薬の中止が合併症のコントロールに与える影響と、継続が周術期に与える影響(メリットとデメリット)を考慮して判断しています。もし、指示に疑問をもった場合は、遠慮なく指示を出した医師に確認してください。また、間違えて中止薬剤を内服してしまった場合も、麻酔科医にすみやかに報告をお願いします。

文献
1)日本麻酔科学会 周術期管理チーム委員会：術前内服薬の継続あるいは中止の対処. 周術期管理チームテキスト 第4版, 日本麻酔科学会, 2021.
2)竹内護監修, 鈴木昭広, 堀田訓久編著：術前管理薬. 実践 臨床麻酔マニュアル 第2版, 中外医学社, 東京, 2022.

体液バランス　尿量測定　術後管理

Q22 手術後の尿量測定は何日目まで必要？

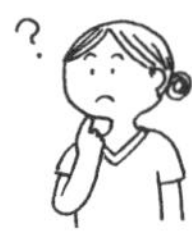

答える人 医師（消化器外科）櫻井克宣

●患者さんの状態と手術の内容によりますが、最初の24時間は必要です。

尿量測定は患者さんの腎機能を評価し、体液バランスがプラスなのかマイナスなのかを判断するための観察事項の１つです。一般的に、術後早期は、循環血液量の減少や抗利尿ホルモンの分泌によって、生理的に乏尿状態“尿が出にくい状態”になります。また、手術後、最初の24時間は口から飲食を禁止し、点滴でのみ水分を補給していることが多いため、尿量を測定することは血管内の水分が足りているかを評価するのに重要です。

特に、術直後は、麻酔による影響、体液の血管外への移動、滲出液の漏出など、排出にかかわる変動が大きく、水分バランスがマイナスになる可能性が高くなります。尿量を測定することで、脱水になっていないか、腎機能は保たれているかを判断できます。

めやすとしては、尿量0.5mL/kg/時以上あれば問題ないとされていますが[1)]、尿が出ない原因を評価したうえで、病態に応じた対応を考える姿勢が大切です。

また、口からの飲食が十分でなく点滴を行う場合、術後２日目以降も、通常尿量の測定が続けられます。この期間は、手術後の経過や回復をモニタリングするために重要です。尿量が正常な範囲に戻っていることを確認できれば、術後の経過が順調であるかどうかを判断する１つのめやすにもなります。

文献

1）今村正之，山岡義生，田中紘一，他：水・電解質バランス．京都大学医学研究科外科学教室編，外科研修マニュアル，南江堂，東京，2004：207．

Link Q6

Q23 弾性ストッキングの代わりに弾性包帯を巻く場合、圧に個人差が出そう。どのように巻いたらよい？

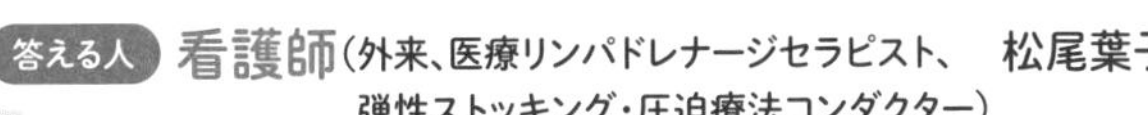

答える人 看護師（外来、医療リンパドレナージセラピスト、弾性ストッキング・圧迫療法コンダクター） 松尾葉子

●圧迫圧にばらつきが出ないようにしましょう。適切な圧迫圧は15～20mmHgです。

圧迫力測定器（ピコプレス®）などを使用し、適切な圧迫圧で巻く訓練が必要です。

適切な着圧で巻くことが大事

弾性ストッキングのサイズが合わない、骨突出や皮膚障害がある、下肢の形状・サイズが変わったときには、弾性包帯を使用します。弾性包帯の長所は下肢の形状に合わせた圧迫圧の調整ができ、短所は看護師の技術が必要なことです。

弾性包帯を正しく巻くためには、圧迫療法の禁忌・合併症、圧迫圧の調整を学び、包帯法の知識と訓練された技術と管理が必要です。また、患者さんにかえって不利益にならないようにするためにも施行前後の観察がとても重要です。

深部静脈血栓症（deep vein thrombosis：DVT）・肺塞栓症（pulmonary thromboembolism：PTE）予防で巻く場合、正しい知識をもって、適切な着圧で巻く訓練を重ねることが大切です 表 図 。施術者による圧にばらつきが出てはいけません[2)]。

弾性包帯の禁忌となるのは、すでにDVTと診断された患者さんや、下肢動脈の血流が悪化している末梢動脈性疾患（下肢閉塞性動脈硬化症や下肢慢性動脈閉塞症など）、バージャー病の患者さんへの着圧は注意が必要です[3)]。

弾性包帯を巻くうえでの留意点

①巻いたときの圧迫圧(初期圧)を一定にする
②下肢全体の圧迫圧を一定にする
③下肢部位により圧が違うことを知っておく
④施術者による圧迫を一定にする

圧迫圧が変わり、ゆるみやすくなるので、1日数回巻き直す必要もあります。

弾性包帯の巻き方(左下肢例)

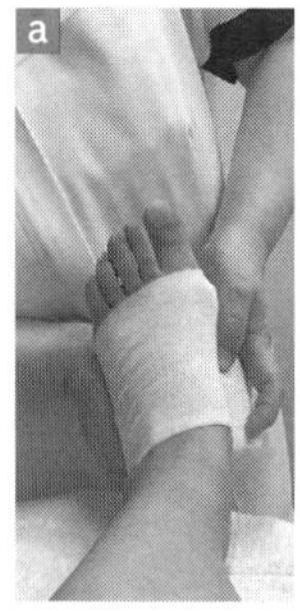

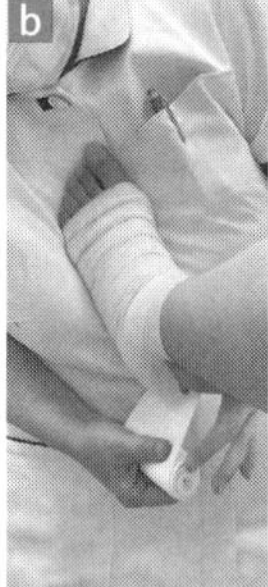

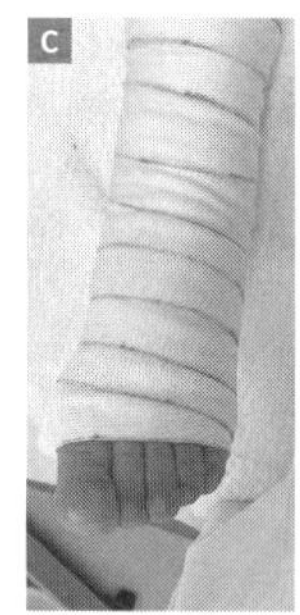

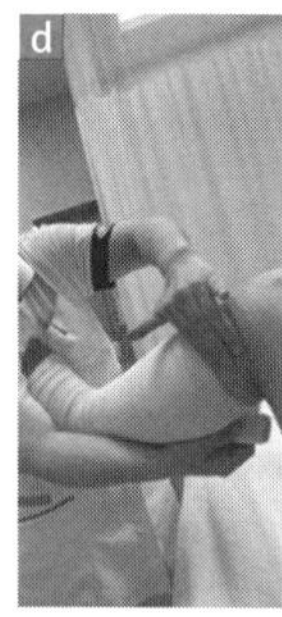

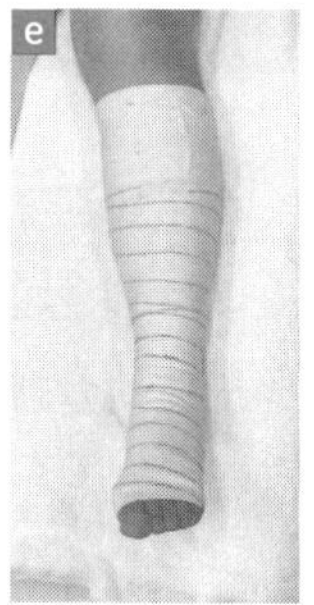

a 足趾の付け根を巻き始めとし(第5趾から)、足趾をまとめて巻きません。
b 踵は覆いかぶせます。
c 同じ張力と層数で下肢末梢から中枢に向かい螺旋帯で、着圧は15〜20mmHgで巻きます。
d 足関節部は90°に屈曲させてから可動制限を予防して、下肢の形状に合わせて包帯に角度をつけ、密着させ、腓骨頭2〜3横指下で巻き終わります。
e シワが寄らないよう巻いていきます。

血栓予防のための圧迫圧は足首18mmHg、ふくらはぎ14mmHg、膝窩部8mmHg、大腿下部10mmHg、大腿中間部8mmHgです[4)]。
施術者によって個人差が出ないように、圧迫圧の確認に圧迫力測定器「ピコプレス®」(製造元:Microlab Elettronica)を使用することもあります。

弾性包帯着用後の観察ポイント

着用後の観察で特に注意したいのは、包帯のズレ落ちによる皮膚の食い込みや局所の締め付けの有無です。局所的に過剰な圧力が加わってしまう結果として、さまざまな合併症が生じることもあります 表 。

弾性包帯着用後に注意したい主な合併症

①浮腫や静脈還流障害
②皮膚トラブル（水疱、皮膚発赤、皮膚炎、かぶれ、びらん、潰瘍、皮膚感染、蜂窩織炎）
③腓骨神経麻痺（下腿外側から足背ならびに第５趾を除いた足趾背側にかけてしびれたり触った感じが鈍くなったり、足の背屈ができない下垂足）
④動脈血行障害（閉塞性動脈硬化症やバージャー病や糖尿病の既往の有無の把握）
⑤肺血栓塞栓症

文献
1）庭山由香：今聞きたい術前・術後ケアQ&A. DVT予防（Q30, 31, 32）. 月刊ナーシング 2016；36（13）：94-99.
2）鵜沼祐子, 渡会友子, 今野祥子, 他：深部静脈血栓症予防の包帯法で着圧低下を少なくするための工夫. 日農医誌 2017；66（4）：515-520.
3）岩井武尚監修, 孟真, 佐久田斉編：新弾性ストッキング・コンダクター〔第２版増補版〕静脈疾患・リンパ浮腫における圧迫療法の基礎と臨床応用. へるす出版, 東京, 2020：91.
4）“アジャスタブル”https://www.sigmax-med.jp>P…（2023.5.1アクセス）

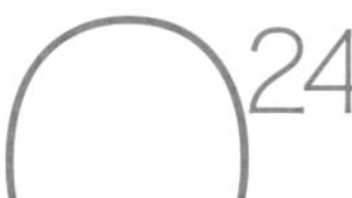

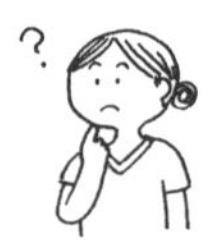

硬膜外カテーテルの接続部が外れた場合、どう対応したらいい？

● 消毒し再接続するか、場合によっては抜去が必要です。

硬膜外カテーテルは、脊椎の中にある脊髄のすぐ近くの硬膜外腔に留置されています 図。そこから麻酔薬を投与して、術後の痛みを軽減しています。

硬膜外カテーテルの挿入イメージ

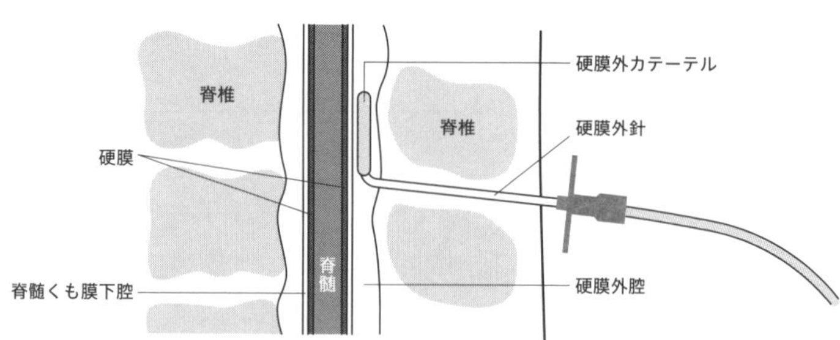

Link Q25

硬膜外カテーテルの接続が外れた場合の影響は?

まず考えられることは、カテーテルから投与していた麻酔薬が入らなくなるということです。ただ、麻酔薬は痛みを軽減するためだけに投与されているので、接続が外れて投与されなくなったとしても大きな問題となることはありません。

接続が外れているのを発見したら、すぐに接続しないといけないと考えがちですが、硬膜外カテーテルの場合は接続してはいけません。点滴ルートの接続が外れた場合には、アルコール綿で消毒して再度接続することが多いと思いますが、硬膜外カテーテルの場合にはやってはいけません。アルコールは硬膜外カテーテルを変形や損傷させてしまう可能性があるからです。硬膜外カテーテルの接続が外れていても緊急事態ではないので、あわてず主治医もしくは麻酔科医に連絡しましょう。

カテーテルの接続が外れて一番怖いのは、カテーテルの感染です。カテーテルが感染すると硬膜外腔に膿瘍が形成されることがあります。これを硬膜外膿瘍といいます。1万症例あたり1例くらいの割合で発症します。硬膜外腔は脊髄のすぐ近くにあるので、最悪の場合、下肢麻痺などの脊髄損傷が起こることがあります。初期症状として、背部の痛みや発赤がみられるので、観察するようにしてください。

接続が外れた場合の対処法

医師の判断で行うことになりますが、2通りあります。消毒処置を行って再接続するか、カテーテルを抜去するか、です。

硬膜外膿瘍を防ぐには、カテーテルの抜去が最もよい選択だと思います。しかし、術後疼痛が強い場合や、ヘパリンなどの抗凝固薬を投与している場合など、抜去がためらわれる状況もあります。その場合、カテーテル先端を2cmほど切断し、アルコールを含まないポビドンヨードなどで消毒し、再接続する方法もあります[1)]。

文献

1) Scholle D, Kipp F, Reich A, et al. Influence of protective measures after epidural catheter disconnection on catheter lumen colonization: an in vitro study. *J Hosp Infect* 2014; 86: 133-137.

硬膜外カテーテル　カテーテル切断　体内遺残、血腫形成の可能性

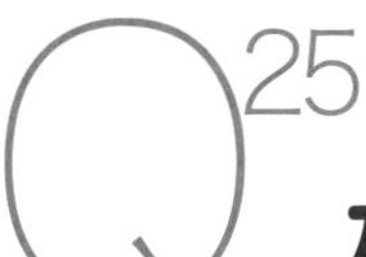

Q25 硬膜外カテーテルが切断した場合、抜くしかない？ ヘパリン投与中はどうする？

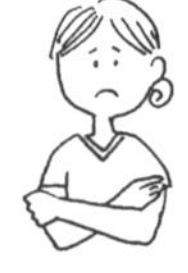

答える人　医師（麻酔科）嵐　大輔

● **原則として抜去しかないため、主治医もしくは麻酔科医に連絡してください。**

切断されたカテーテルの状況を確認する

硬膜外カテーテルは術後鎮痛目的に挿入されているので、カテーテルが切断されて薬剤が入らない状態でも問題にはなりません。すぐに必要な処置はないので、落ち着いて対応しましょう。

まずは切断されたカテーテルを観察しましょう。体内で切断されたのか、体外で切断されたのかを確認します。

Link Q24

体内で切断されてカテーテルが見つからない場合

体内にカテーテルが遺残しているということになります。切断されたカテーテル断端から何cm体内に遺残しているか、また、背部などに異常がないか、背部痛や下肢の感覚障害・運動障害がないかを確認してください。

取り出すには手術しかありませんが、状況によってはそのままにしておくこともあります[1)]。CT、MRIでどこにどれくらい遺残しているかを評価し、対応を協議します。

体外で切断されてカテーテルがある場合

カテーテルがどれくらい抜けているかを確認してください。切断されるくらいの力が加わっているので、カテーテルが浅くなっている可能性が高いです。先端が硬膜外腔に残っているのか、抜けてしまっているのかを麻酔科医が判断します。わかりにくい場合はCTやMRIで確認することもあります。

抜けてしまっている場合は抜去するしかありませんが、ヘパリンなどの抗凝固薬を投与している場合は、注意が必要です。抜去する際に出血することがあるので、抗凝固薬を中止し効果が切れてから抜去します。硬膜外穿刺をするときと同じように、患者さんを側臥位にしてエビのように丸くなってもらって棘突起間を広げると、安全に抜去しやすくなります。

カテーテルを抜去しなくても、切断されたときにすでにカテーテルが抜けていて、出血している可能性もあります。硬膜外腔に血腫ができることを硬膜外血腫といいます。2万例に1例くらいとかなりまれな合併症ですが、最悪の場合、下肢麻痺などの脊髄損傷になることがあります。初期症状として、背部痛や下肢の感覚障害・運動障害などがみられるので、抜去後、数日間は観察してください。

カテーテルが硬膜外腔に残っている場合は、再接続するか抜去するか、どちらかを選択することになります。切断されたカテーテルが感染している可能性もあるので、抜去が望ましいですが、疼痛が強い場合やヘパリンなどの抗凝固薬が使用されている場合は、カテーテル先端を2cmほど切断し、アルコールを含まないポピドンヨードなどで消毒し、再接続することもあります。

文献
1）最首俊夫：硬膜外カテーテルの切断・遺残．高崎眞弓 他編著，麻酔偶発症 A to Z，文光堂，東京，2017：380-381．

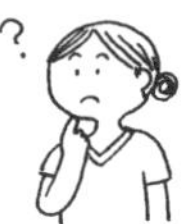

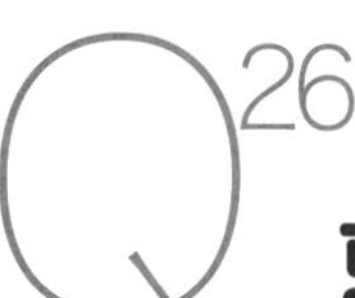

離床(リハビリテーション)してもいい基準、してはいけない基準はあるの?

答える人 理学療法士 大島祐基

●基準はあります。

- 「アンダーソン、土肥の基準」「日本リハビリテーション医学会」「日本離床学会」の基準
- 集中治療領域では日本集中治療医学会作成のエキスパートコンセンサス 表
- 循環器疾患、急性期脳血管疾患、生活習慣病についてのガイドラインなど

絶対禁忌でなければ離床を進める

安静臥床が続くと筋量減少、骨密度低下、機能的残気量の低下、静脈血栓症リスクの増加、起立性低血圧、腸管蠕動運動の抑制、せん妄リスクの増加など、さまざまな悪影響が起こります。

離床を行うことができないような絶対禁忌の状態でなければ、医師からの安静度指示の下で離床を進めていきます。

転倒リスクを把握する

離床の前に、カルテでその日や今までの全身状態を知り（血圧、脈拍、服薬、体温など）、転倒・転落アセスメントシートで患者さんの転倒リスクで患者さんの危険度を事前に評価し、危険度に応じた対応をすることで、リスク管理を行いながら安全に離床を進めることができます。中止、中断はリハビリテーションの中断基準などで判断し 表 、自覚症状にも注意しながら離床を進めていきます。

基準に沿うだけでは離床が進まない場合も

例えば呼吸器疾患の患者さんでは平常時からSpO_2 90%未満であることも多く、容易に中止基準に達してしまい、基準に当てはめると離床が進まない場合があります（間質性肺炎・重度COPDなど）。その場合は医師、看護師と情報共有し、どの程度のSpO_2低下を許容するのか、離床によるメリットがデメリットを上回るのであれば、相談のうえ離床を進める場合もあります。

リハビリテーションの中断基準（エキスパートコンセンサスより）[1)]

呼吸	循環	神経	デバイス
・努力様呼吸 ・呼吸器との不同調 ・RR<5回/分 ・RR≧30回/分 ・RR>40回/分 ・SpO_2<90%	・チアノーゼ、冷汗 ・HR<40回 ・HR>130回 ・安静時心拍数から20%以上の変化 ・新規不整脈出現 ・心筋虚血疑い ・sBP or dBPの20%以上の変化 ・MAP<65mmHg ・sBP>180mmHg	・意識レベル低下 ・不穏 ・疼痛の増強 ・四肢脱力の出現 ・中止を希望	・人工呼吸器の異常・条件 ・ドレーン類の異常 ・透析に関連する異常 ・ECMOに関連する異常 ・IABPに関連する異常 ・デバイスがリハビリの妨げになる

その他
転倒、転落、暴走

文献

1）日本集中治療医学会編：集中治療における早期リハビリテーション ～根拠に基づくエキスパートコンセンサス～．医歯薬出版，東京，2017．

2）前田真治：リハビリテーション医療における 安全管理・推進のためのガイドライン．Jpn J Rehabil Med 2007；44：384-390．

3）佐藤知香，梅本安則，田島文博：安静臥床が及ぼす全身への影響と離床や運動負荷の効果について．Jpn J Rehabil Med 2019；56（11）：842-847．

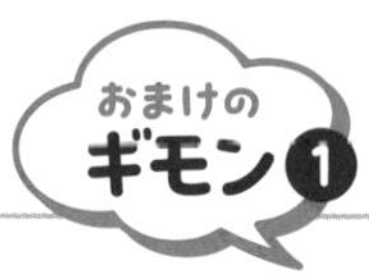

Q 手術前はダイエットしたほうがいいの？

A （西口幸雄）

「してほしい」というのが外科医の正直な訴えです。
手術は脂肪が多いと出血が多くなったり、組織の境界がわかりにくかったり、血管が同定しにくかったりして、難度が何倍も増します。手術時間も麻酔の合併症も増えます。脂肪は減らしてほしいというのは外科医みんなの願いだと思います。
ただし、術直前に食事制限しすぎて筋肉量が減ってしまったりすると、かえって術後の回復にも差し支えます。筋肉量を減らさないようなダイエットが有用です。

Q 義歯を外したら、水につけて保管しないとダメ？

（久保健太郎）

義歯は乾燥すると変形、ひび割れを起こす恐れがあるため、長時間外す場合は水につけて保存する必要があります。なかには乾燥しにくく、そのまま保存が可能な義歯もありますが、見た目では区別できないため、水につけておくほうが無難です。
ちなみに就寝時は義歯を外すほうが、歯肉炎や口内炎を起こしにくいとされています。

Q 指輪を外すのが難しいとき、手術前に切断されるの？

A （西口幸雄）

ひょっとしたら切断されるかもしれません。
救急隊に連絡して指輪を切ってもらったという話を聞いたことがあります。「死んだ夫の形見です」と訴える人もいます。かわいそうです。
手術前に指輪は外します。術中や術後にむくんだりして、指輪によって指に血流障害を起こることもあるからです。私は若いころ、上司に「絶対に外れる指輪の外し方」を教えてもらいました。約40年外科医をしていますが、今までに2回、この方法で指輪を切断せずにすんだことがあります。多くの看護師、医師に知っておいてもらいたい方法です。

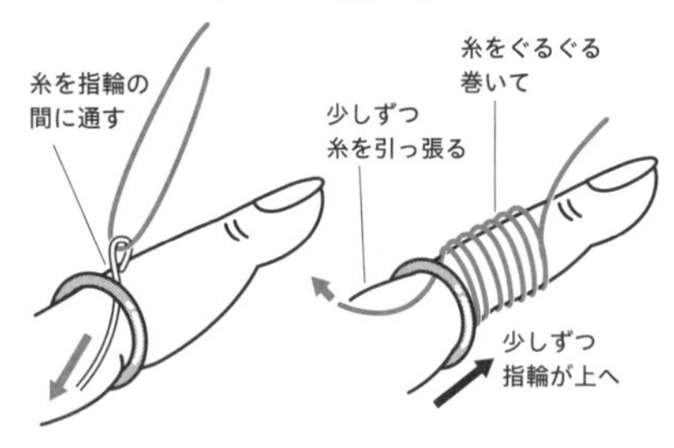

Q 手術室から「ガーゼや針が紛失したまま」と申し送りがあった。どうしたらいい？

（久保健太郎）

手術中に使用したガーゼや針はカウント（手術で使用した物品の数を数えること）して、体内へ置き忘れがないように細心の注意を払っていますが、ときどきカウントが合わなくなることがあります。そのような場合は術野や手術室内をくまなく探しますが、それでも見つからないこともあります。X線撮影等で体内に遺物が残っていないかどうかを入念に観察したうえで手術を終了します。
ガーゼや針を紛失した場合、患者さんや家族に原則説明がなされます。患者さんや家族から質問等があるかもしれないため、病棟看護師間での情報共有は必要でしょう。

Q 術後は毎日排便が必要？ 便が３日出ていなければ下剤を投与すべき？

A （西口幸雄）

毎日の排便は必要ないでしょう。
多くの書籍に「毎日排便を確認する」とあります。実際、看護師は各勤務時間帯に「今日はお通じどうでしたか？」と必ず聞きに来ます。出ない人にとっては、毎回同じことを聞かれるのは苦痛です。便は食事を通常量とってはじめて1日か2日に1回出ます。術後は十分に食べられません。また術後は腸管の機能が十分にはたらかないので毎日排便がないのが普通です。1日排便がなければ下剤を出す病院もあるようです。患者さんにとっては苦痛だと思います。
大事なことは、「便が出ない」理由が腸閉塞などの異常な状態かどうか、です。排ガスがあり、腹部膨満や腹痛がなく、嘔気もなく、水分や食事が普通に摂れるようなら様子を見ればいいでしょう。私自身も直腸がんを経験し、低位前方切除術を受けましたが、術後は4〜5日に1回しか排便がありませんでした。それでも順調に回復しました。
便が出ないことで患者さんが精神的によくなかったり、便が硬くて排便に苦痛を伴うようである場合には下剤を出したらいいと思います。

A （久保健太郎）

慢性便秘症診療ガイドラインの便秘の定義は、「本来体外に出すはずの排便を十分量かつ快適に排出できない状態」とされており、3日間排便がない＝便秘というわけではありません。
「3日間排便がないから下剤」と短絡的に考えずに、腹部膨満（感）やX線所見などでの排便の貯留状況をアセスメントしたうえで便秘と判断した場合に、下剤を投与すべきでしょう。

Q がんになっても何を食べてもいいの？

 （西口幸雄）

基本的に何を食べてもかまいません。
食事制限は何のためにするのでしょうか。例えば大腸がんの術後は、こんにゃくやキノコなどは詰まりやすいなど、いろいろなことを言われますが、それは手術をしない患者さんも同じです。がんになっているのに、いまさらがんになりにくい食事をするのも精神的によくないでしょう。好きなものを食べたらいいと思います。もちろん塩分や脂肪分、エネルギー量の摂り過ぎは身体にとってよくはなく、ほかの疾患を悪化させてしまいます。

 術後、ごはんをどれぐらい食べられなかったら点滴をするの？

 （西口幸雄）

末梢点滴では精一杯点滴できたとしても1000kcal止まりなので、食事が半分くらいしか食べられない状態が続いたら点滴が必要だと私は考えています。一時的に少ない場合なら点滴はしません。術後で食事がまだ半分くらいしか食べられていなくても、連日食事量が漸増してきているようなら点滴は減らしていきます。

Q 認知症になったら、胃瘻をしてはだめなの？

 （西口幸雄）

だめではありません。
認知症になると摂食嚥下障害をきたすことが多く、栄養投与を強制的に行わないと生きていけない人がいます。胃瘻にすると生命予後や栄養状態の改善につながります。一方、胃瘻にすると認知症が進行する、QOLの改善につながらない、という意見もあります。
私は認知症でも老衰などで弱っているのではなく、胃瘻を造ることで患者さんの栄養状態がよくなり、QOLがよくなるのなら、積極的に行うべきだと思っています。

4章

カテーテル・ドレーンのギモン

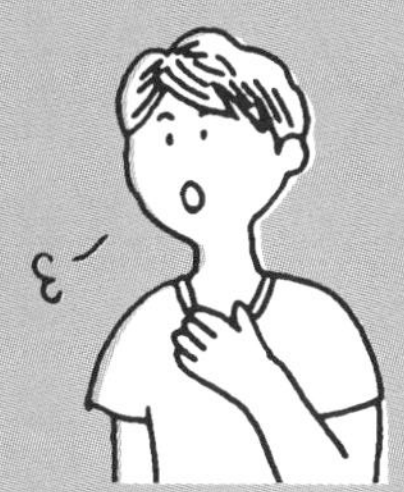

カテーテルやドレーンは、どの診療科や病棟であっても扱う機会があるからでしょうか、薬剤に次いで2番目に疑問が多いテーマでした（カテーテル・ドレーンは21項目、薬剤は32項目）。

特に尿道カテーテル、中心静脈カテーテル、胸腔ドレーンに関する疑問が多く寄せられました。

（久保健太郎）

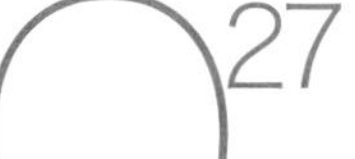

胸腔ドレーンの呼吸性移動が消失した。どうすればいい？

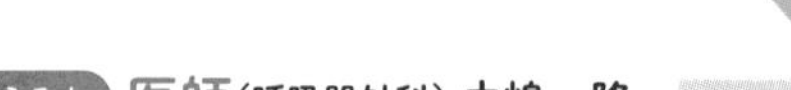

- 呼吸性移動が消失としたということは、チューブが閉塞しているということです。
- 問題のない閉塞なのか、対処すべき閉塞なのか、閉塞の原因を調べましょう。

呼吸性移動とは

胸腔ドレナージは、胸腔内に貯留した気体や液体を体外に排出する治療法です。

胸腔内は生理的に陰圧となっているため、ドレーンを留置しただけでは、体外から胸腔内に空気が逆流してしまいます。このため胸腔ドレーンバッグは、吸引圧を調整する「圧制御室（吸引圧制御ボトル）」、空気の逆流を防ぐ「水封室」、「排液ボトル」を組み合わせた３連ボトルシステムとなっています。呼吸に関連して胸腔内圧は変動するため、水封室の水面も呼吸に合わせて上下に変動します。これを呼吸性移動といいます 図 。

Link Q28, 29

胸腔ドレーンバッグの水封室

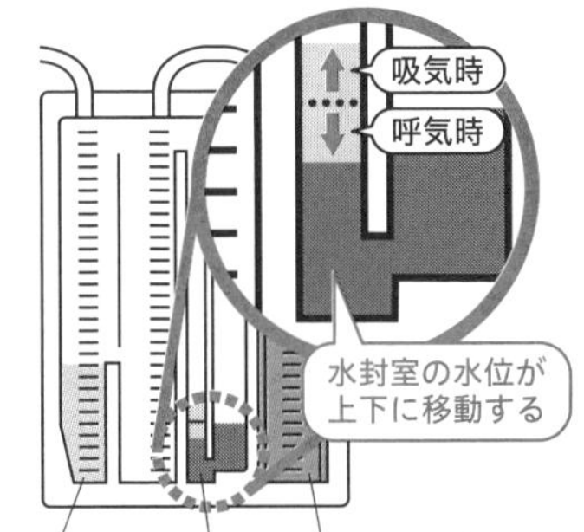

呼吸性移動が消失した原因を確認する

呼吸性移動が消失するということは、胸腔内の圧力が水封室に伝わっていないということなので、胸腔ドレーンチューブがどこかで閉塞していることになります。どの場所でどのような原因で閉塞しているかを考えなければいけません。

原因1：チューブが押し潰されている

チューブが屈曲したり、患者さんの体の下敷きになっていないか、確認します。またチューブ内に粘度の高い排液で閉塞していないか、チューブ内を観察しましょう。

原因2：胸腔ドレーンチューブ先端が肺と胸壁に挟まれて閉塞している

肺が完全に拡張すると、胸腔内のスペースはほぼなくなっているため、呼吸性移動が出るほどのスペースがなくなってしまいます。このような場合は治療が奏功していると考えられるため、このまま経過をみていて問題ありません。

しかし、呼吸性変動がなくなっているにもかかわらず、皮下気腫が増えてくることもあります。これは、肺からの空気漏れが胸腔内の癒着やドレーン先端が肺と胸壁に挟まれてうまくドレーンから拾うことができないために起こります。このようなときには患者さんの体位を変えると呼吸性移動が復活することがありますので試みてみましょう。

文献

1）医薬品医療機器総合機構：胸腔ドレーン取扱い時の注意について．PMDA医療安全情報 No.60, 2020.
https://www.pmda.go.jp/files/000236187.pdf（2023.7.26アクセス）
2）藤野智子，福澤知子編：看るべきところがよくわかる ドレーン管理．南江堂，東京，2014.
3）中根茂喜：気胸 治療の現場を見てはじめて理解ができた胸腔の解剖生理と胸腔ドレーンのしくみ．薬局 2023；74（4）：712-713.

胸腔ドレーン　水封管理　傾覆注意

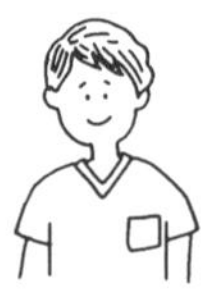

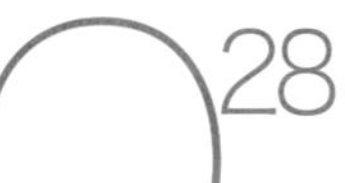

Q28 胸腔ドレーンを吸引中の移動はどうする？外していいの？

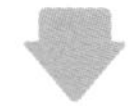

答える人 看護師（呼吸器内科・外科、皮膚科、救急整形、婦人科病棟）金崎りか
（教育研修センター）狭間聡子

- 医師の指示を確認して、吸引器を外し、水封管理で移動することができます。
- 移動時は胸腔ドレーンを傾けたり、倒したりしないように十分注意しましょう。

移動時以外は吸引器に接続を

胸腔ドレーンが留置されていることで積極的に離床しなくなってしまう患者さんも少なくありません。ドレーンの有無にかかわらずなるべくADLが低下しないように工夫して、患者さんに離床を促すことは、看護師として大切なかかわりです。

ただし、長時間吸引圧がかからなくなることで、期待される肺拡張が得られなくなったり、十分に排液できなくなることも考えられます。移動時以外は吸引器に接続しておくように留意してください。

Link Q27, 29

ドレーン吸引中の注意点

胸腔ドレーンは排液ボトル、水封室、吸引圧制御ボトルの３層構造からなります。胸腔内の気体や排液はまず排液ボトルに流れ込み、さらに気体は水封室を通って大気に排泄されるしくみになっています。また、水封室は吸引圧制御ボトルに入ってくる空気が排液ボトルを通って胸腔内に入らないよう封をする役割があります。

胸腔ドレーンを傾けたり、倒したりすると水封室の蒸留水が移動し、胸腔と大気が交通するため、陰圧の胸腔内に空気が逆流し、肺が虚脱してしまう可能性があります。そのうえ、水封室と吸引圧制御ボトルの蒸留水の量が変わってしまうことで、胸腔と大気が完全に交通してしまったり、正しい圧で吸引ができなくなってしまったりすることがあります。万が一、ドレーンを倒してしまった場合は、医師に報告し、水封室や吸引圧制御ボトルの蒸留水の量を調節するか、ドレーンバッグを交換するようにしましょう。

胸腔ドレーンを倒さないための工夫

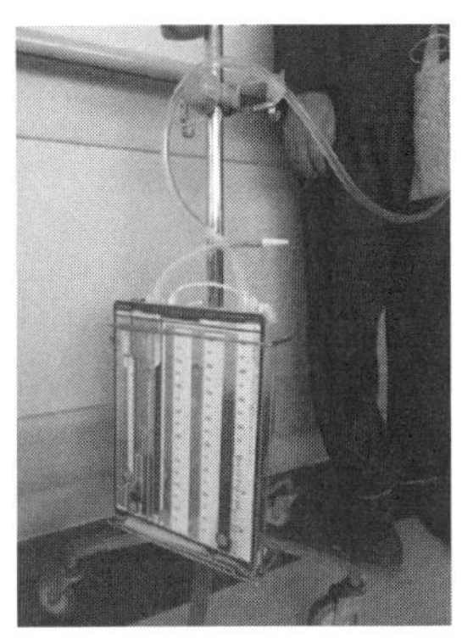

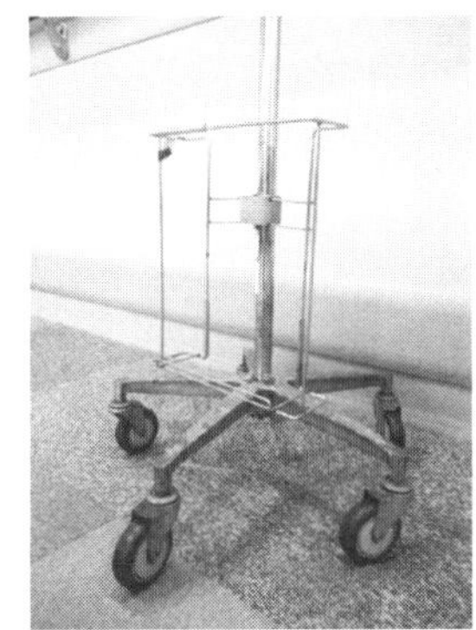

当院の呼吸器病棟では、歩行可能な患者さんの胸腔ドレーンは点滴支柱台に固定しており、支柱台を押して歩行してもらっています。

MEMO **電動式低圧吸引器**

電動式低圧吸引器は移動中も持続的に吸引を行うことができます。当院では、吸引器から接続を外すことで肺が虚脱する可能性のある患者さんは、医師と相談のもとあらかじめ電動式低圧吸引器を使用するようにしています。

文献

1）内浦有沙：胸腔ドレーンの管理方法．久保健太郎，濱中秀人，徳野実和，倉岡賢治編著，先輩ナースが書いた看護のトリセツ，照林社，東京，2019：272-275．

胸腔ドレーン　気胸　陰圧管理

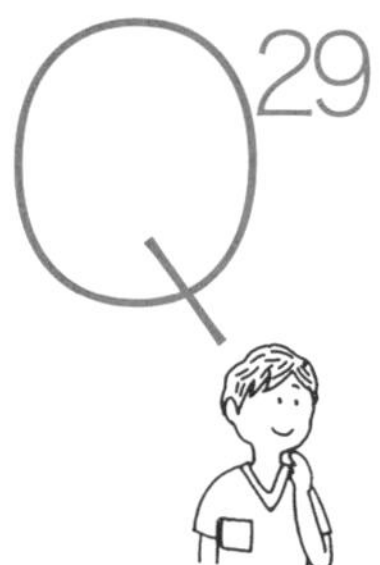

Q29 胸腔ドレーンは、腹腔ドレーンと同じ排液バッグに接続していいの？　一方向弁や逆流防止弁のある排液バッグなら大丈夫？

答える人　医師（呼吸器外科）中嶋　隆

- 原則だめです。基本は胸腔ドレーンバックに接続します。
- 逆流防止弁・一方向弁では、胸腔内圧が高くなりすぎることがあります。また、弁は閉塞しやすいです。

胸腔内は生理的に吸気時約−10cmH_2O〜呼気時約−２cmH_2Oの陰圧で維持されています。そのため、胸腔ドレーンバックはドレーンが陰圧を保ち、空気が胸腔内に逆流しないように３連ボトルシステムでドレーン内圧を陰圧に保っています。

確かに一方向弁や逆流防止弁がついていれば、空気の逆流は防げます。しかし、多量の排液があった場合は、液体の排出とともに胸腔内の圧もドレーンバックへ排出されるため、胸腔内が異常に高い陰圧となってしまいます。このような状態は肺の圧損傷や縦隔の偏位を引き起こす可能性があります。また弁に粘性のある液体が付着した場合は弁が簡単に閉塞してしまいます。

軽症の気胸では肺からの空気漏れは少量であるため、胸腔ドレーンバック接続が難しい場合（外来通院治療をせざるを得ない場合や一時的な外出が必要なとき、野外救急現場など）では、より簡易的な気胸セットや、ソラシックエッグ・ソラシックベントなどの一方向弁付きドレーンで対処する場合もあります。

文献

1）医薬品医療機器総合機構：胸腔ドレーン取扱い時の注意について．PMDA医療安全情報 No.60, 2020. https://www.pmda.go.jp/files/000236187.pdf（2023.7.26アクセス）
2）藤野智子，福澤知子編：看るべきところがよくわかる ドレーン管理．南江堂，東京，2014.
3）中根茂喜：気胸 治療の現場を見てはじめて理解ができた胸腔の解剖生理と胸腔ドレーンのしくみ．薬局 2023；74（4）：712-713.
4）Sumius medical products 2022. SBカワスミ株式会社 2022
5）気胸ドレナージキット ソラシックベント 添付文書　https://www.info.pmda.go.jp/downfiles/md/PDF/370118/370118_20700BZY00139000_A_01_13.pdf（2023.7.26アクセス）

Link Q27, 28

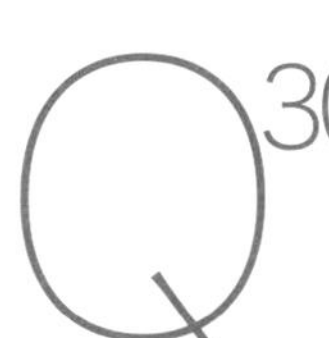

Q30 陰圧閉鎖療法はどう管理する?

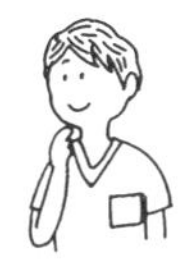

答える人 看護師(外来、皮膚・排泄ケア認定看護師) 藤原裕子

●創部に陰圧を付加し、閉鎖環境を保つために注意を払います。

陰圧閉鎖療法(negative pressure wound therapy:NPWT)は、創面全体を閉鎖ドレッシング材で覆い、創面に陰圧を付加し閉鎖環境を保つことによって創部を管理する方法です 図 。

治療の適応は、「既存治療に奏功しない、あるいは奏功しないと考えられる難治性創傷」で、治療は上限4週間になります。

使用機器は、創部の深さや滲出液量、装着・交換時の疼痛や出血、装着の簡便さなども含めて決定します 図 。

陰圧閉鎖療法のイメージ

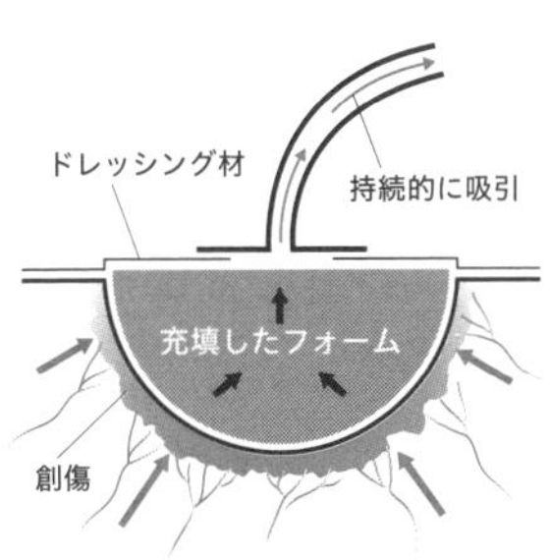

治療中の観察ポイント

NPWTは難治性創傷の治癒期間を短縮させる治療法であり、治療を継続させるには、看護師の観察やケアがとても大切です。

- 機器の作動状況・指示設定の確認
- 滲出液の色・量
- 創痛の有無・程度
- フォーム交換時には創部の状況:肉芽の色
- 離床状況・歩行状況・夜間の睡眠状況

出血や消化液などが吸引された場合、すぐに医師に報告しましょう。

陰圧閉鎖療法で使用する機器の例

代表的な陰圧閉鎖療法システム

①

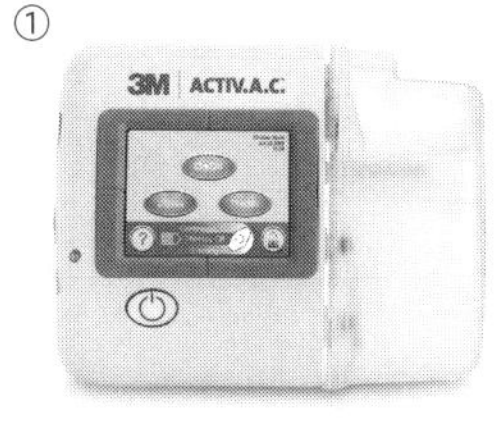

3M™ ActiV.A.C™ 型
陰圧維持管理装置

②

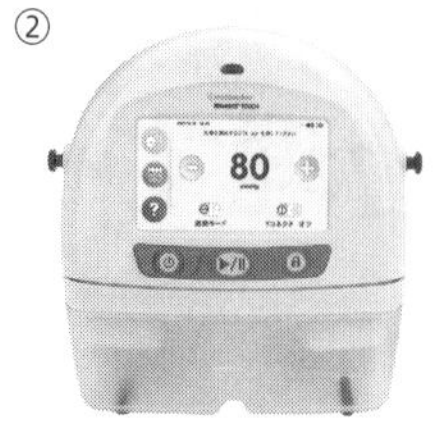

RENASYS®創傷治療システム

（写真①③⑤提供：スリーエムヘルスケア ジャパン合同会社、写真②④提供：スミス・アンド・ネフュー株式会社）

在宅でも使用可能な単回使用機器

③

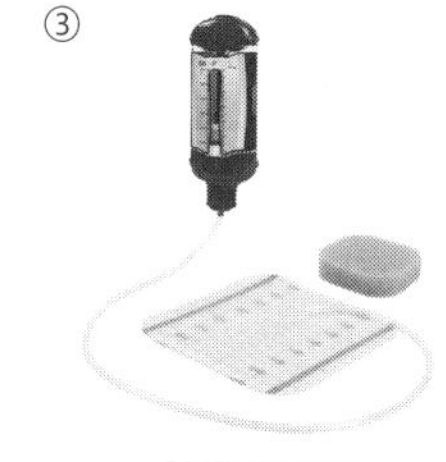

3M™ Snap™
陰圧閉鎖療法システム

④

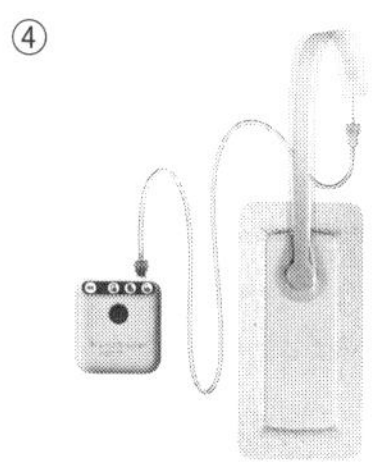

PICO®創傷治療システム

洗浄機能付き陰圧閉鎖療法システム

⑤

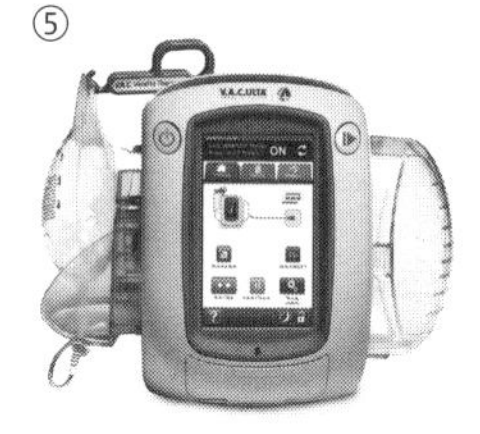

3M™ V.A.C® Ulta 型
陰圧維持管理装置

疼痛ケア

持続的に創部に陰圧がかかるため、治療による疼痛が生じることが多いです。疼痛をがまんする必要はないことを説明し、適宜鎮痛薬を服用させましょう。

フォーム交換時は直接創部を触りながらフォームを装着するため疼痛が生じます。そのためケア前の鎮痛薬の服用をおすすめします。

フィルム材をはがすときは粘着剥離剤を使用し愛護的なケアを心がけましょう。剥離時の疼痛だけでなく、皮膚トラブル予防にもつながります。

リーク（leak）予防

創部周囲皮膚にしわがある場合や、フィルム貼用時のヨレなどがリークにつながります。フィルムがはがれたり浮いている部位に追加貼用しましょう。

ただし、フィルム材のしわを気にしてピッチリと貼ってしまうと、陰圧がかかった際に皮膚がひっぱられ、緊張性水疱の原因になるため注意が必要です。

洗浄機能付き機器を使用する場合、洗浄液注入時に液もれが生じるため、もれ部位にフォームを追加貼用します。液もれは患者さんに不快感を与えるため、治療開始時には液もれがないかをしっかり確認しましょう。

排泄物での汚染予防

仙骨部や尾骨・臀部などの褥瘡治療で使用する場合、排泄物での汚染、特に水様便にならないような排便管理が必要です。薬剤調整をしても排便管理困難な場合は、ストーマ用装具での肛門部パウチング、直腸にカテーテルを留置する方法を検討することもあります。

フィルム貼用部の皮膚トラブル予防

フィルム貼用部も発汗や滲出液で汚染されています。フォーム交換時は創部だけでなく、フィルム貼用部も含めて泡を使用して愛護的にきれいに洗いましょう。また、フィルム貼付部は皮膚被膜剤を使用し、交換時に可能であれば貼用位置をずらすと皮膚トラブル予防につながります。

転倒予防

機器のコードなどが足にからまることが転倒につながるため、適当な長さにまとめます。筋力低下予防のためにも離床を促し、歩行時に支柱台を使用する場合は機器の重さも考慮して装着しましょう。

リークアラーム時の対応

リーク時はフィルムに隙間ができていることが多いです。隙間のできている部分をフィルム補強しましょう。キャニスター交換後などの場合は接続部の外れがないかを確認します。

フィルム補強や接続部を確認してもリークが消失しない場合、創部を閉鎖することで感染リスクが高くなります。その場合は治療を中止し、フィルムやフォームは除去しましょう。

日中のトラブル時は医師にすぐに連絡できますが、夜間や休日に備え、あらかじめリークが消失しない場合の指示をもらっておくと安心です。

機器装着によるストレスの緩和

患者さんは「傷が治るのだろうか」という思いだけでなく、機器装着や疼痛、活動低下などさまざまな不安を抱えています。訴えを傾聴し、精神面のサポートも必要です。

機器装着のままでも活動できることを説明しましょう。また、フォーム交換時にはシャワー浴を実施すると爽快感が得られます。高齢者の場合、機器装着により夜間せん妄が起こることがあります。夜間も治療は継続されるため睡眠薬の服用をすすめるなど、睡眠の確保ができる環境調整も大切です。

文献

1）内藤亜由美，安部正敏編：改訂第2版スキントラブルケアパーフェクトガイド 病態・検査・治療・予防・ケアがすべてわかる！学研メディカル秀潤社，東京，2019：268.

空気塞栓 末梢挿入式中心静脈カテーテル（PICC） 中心静脈カテーテル（CVC） 医療安全

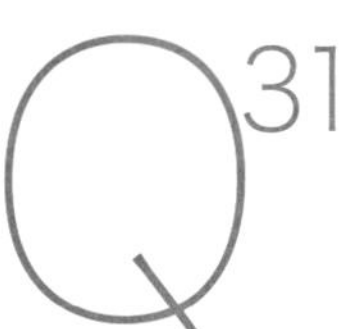

Q31 PICC抜去時もCVC抜去時と同じく臥位で抜去すべき？

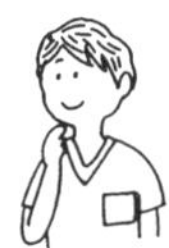

答える人 看護師（医療安全管理部） 久保健太郎

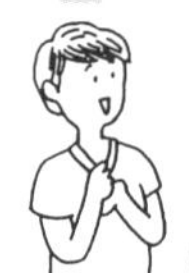

●PICCも臥位で抜去すべきです。

PICC抜去時に空気塞栓を起こした事例は報告されていませんが、ほとんどのPICC製品の添付文書には「臥位で抜去すること」を推奨するように記載されています。

中心静脈カテーテル（CVC）抜去時には空気塞栓を起こすことがあります。特に座位で抜去したときに起こりやすいとされています。座位姿勢では重力で下肢方向に血液が移動し下肢の静脈圧が上昇、上半身の静脈圧が低下することで胸腔内に陰圧が生じ、カテーテルの抜去部の穴から空気を引き込み血管内に空気が流入するためと考えられています[1)]。

空気が血管内に流入し空気塞栓をきたすメカニズム[1)]

3つのパターンがある

パターン1 空気が右心室、肺動脈を経て肺に到達すると肺の毛細血管を塞栓し、低酸素血症やショックとなる。

パターン2 卵円孔開存症（成人の2～3割）の患者さんでは、空気が右心房→左心房→大動脈系の血管に流れ、脳に流れると空気による脳梗塞を起こす（奇異性脳空気塞栓症）。

卵円孔のイメージ図

●平常時
右心房圧<左心房圧

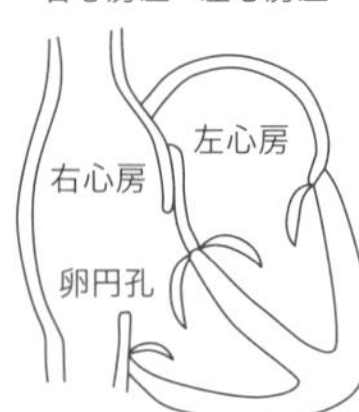

●努責時・脱水が強いとき
右心房圧>左心房圧

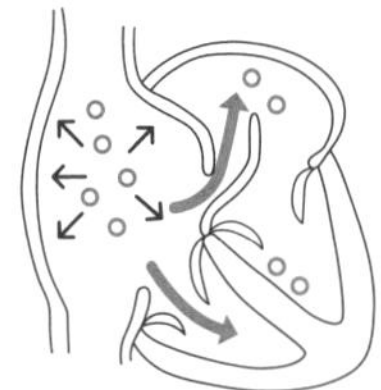

パターン3 内頸静脈や鎖骨下静脈から空気が脳に静脈逆行性に上がっていき脳空気塞栓症をきたす。

Link Q8, 9, 32, 33

空気塞栓はカテーテルの太さが影響する

医療事故情報収集等事業の報告によると、2004年から2019年の間に中心静脈カテーテル抜去後に空気塞栓を起こした事例が11例報告されています 表[2, 3]。11例のうち、報告書に記載のあった9例を 表 に示しますが、内頸静脈から挿入された透析用カテーテルなどの太めのカテーテルで起こりやすいことがわかります。

PICCは空気塞栓のリスクが少ないけれど慎重に臥位で

ではPICC(末梢挿入式中心静脈カテーテル)でも同じような事象は起こり得るのでしょうか。PICCの抜去部は上腕などの末梢静脈なので胸腔内の陰圧の影響は受けづらく、抜去時の空気塞栓のリスクは非常に低いと考えられます。前述した報告例にもPICCの事例はありません。しかし、ほとんどのPICC製品の添付文書には「抜去するときは刺入部位を心臓よりも低くする。空気塞栓を防止するために、仰臥位またはトレンデンブルグ体位を推奨する。」と記載されていることからも、慎重を期してCVCと同様に臥位で抜去すべきです。

中心静脈カテーテル抜去後の空気塞栓の発生事例

抜去姿勢	挿入部位／カテーテルの詳細	抜去から症状出現までの時間	症状
座位	不明／不明	不明	呼吸困難、脳梗塞
座位	右内頸／トリプルルーメン8.5Fr(外径2.9mm)	抜去から10分後	意識消失、SpO_2低下
座位	右内頸／太かったと記載あり	不明	呼吸困難、下肢硬直、眼球上転、口唇チアノーゼ
座位	右内頸／不明	抜去から5分後	胸痛、SpO_2低下、失語、右不全麻痺
座位	右内頸／シングルルーメン16G(外径1.5mm)	抜去から10分後	倦怠感、嘔気、意識消失、上下肢の脱力
20度ギャッジアップ	右内頸／ブラッドアクセス	不明	徐脈、心停止
30度挙上	左内頸／トリプルルーメン12G(外径2.3mm)	抜去から5分後	呼吸困難、意識レベル低下、徐脈、SpO_2低下
仰臥位	右内頸／透析用カテーテル	抜去から20分後	意識レベル低下、血圧低下、SpO_2低下頻呼吸、右共同偏視、対光反射減弱
臥位	右内頸／クイントンカテーテル	抜去から2時間後	前失神感、胸部違和感、SpO_2低下

文献

1）医療事故調査・支援センター：医療事故の再発防止に向けた提言第17号，中心静脈カテーテル挿入・抜去に係る死亡事例の分析－第２報(改訂版)－．2023年3月．
https://www.medsafe.or.jp/uploads/uploads/files/teigen17comp.pdf(2023.4.26アクセス)

2）日本医療機能評価機構医療事故防止事業部：座位による中心静脈カテーテルの処置に関連した事例．医療事故情報収集等事業第43回報告書(2015年7月～9月)，2015：133-146．
https://www.med-safe.jp/pdf/report_43.pdf(2023.4.26アクセス)

3）日本医療機能評価機構医療事故防止事業部：中心静脈カテーテル抜去後の空気塞栓症．医療安全情報 No.113，2016．
https://www.med-safe.jp/pdf/med-safe_113.pdf(2023.4.26アクセス)

中心静脈カテーテル（CVC） ルーメン 薬剤投与

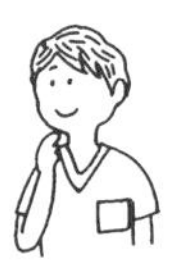

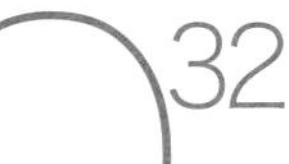

Q32 CVCのマルチルーメンは、どこから何を投与するか決まっているの？

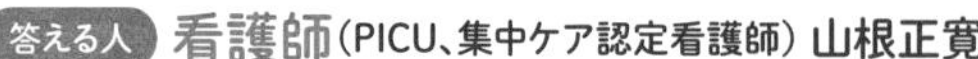

答える人 看護師（PICU、集中ケア認定看護師）山根正寛

- 原則、決まっています。
- 目的や薬剤に応じて使用するルーメンを選択します。
- ルーメンごとに内径の太さや開口位置が異なります。

※自施設のマニュアルに従ってください。

CVCの目的

CVC（central venous catheter：中心静脈カテーテル）は、右心房付近の上・下大静脈へ挿入されます。上・下大静脈は血液量が多く流速も速いため、投与された薬剤も血液によりすぐに希釈されます。そのため、末梢静脈から投与が難しい高カロリー輸液や抗がん剤、安定した流量が求められる循環作動薬などの投与に使用します。また、中心静脈に挿入されているため、CVP（中心静脈圧）の測定にも使用されます。

CVCの種類

CVCはシングル、ダブル、トリプル、クワッドと種類があり、マルチルーメン（Distal、Medial、Proximal）ごとに内径の太さ（G）や開口位置（ポート）が異なり

Link Q9, 31, 33

CVCトリプルルーメンの構造と主な用途

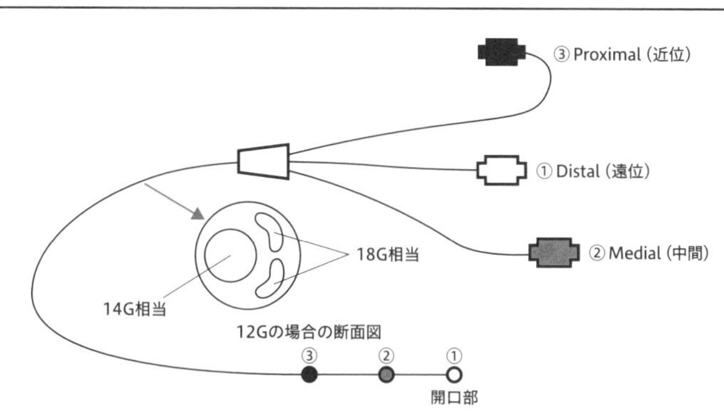

上図はカーディナルヘルス株式会社：SMAC™ SMACプラス. カタログ. をもとに作成

マルチルーメンの種類	太さ(G)	主な用途と特徴
Distal(遠位)	14G相当	内径が大きく輸液の急速投与に有効。維持輸液や高カロリー輸液に使用
Medial(中間)	18G相当	内径が小さく低流量の薬剤を投与。循環作動薬などに使用
Proximal(近位)		予定外抜去や抜出時に血管外漏出や薬剤中断の危険あり

ます 図 。

Distal(遠位)は内径が大きく、開口位置はカテーテルの先端になります。開口部が最も心臓の近くに位置するため、循環血液量に反映されやすく、急速投与にも有効です。高カロリー輸液や維持輸液にも使用します。

Medial(中間)とProximal(近位)は内径が小さく流量が安定しやすいため、低流量の薬剤や循環作動薬に使用します。しかし、Proximalの開口位置は体内では最も外側に位置するため、注意が必要です。カテーテルの挿入深度が浅い場合や、予定外抜去が起きた場合は、抗がん剤や浸透圧の高い薬剤などの血管外漏出によるトラブルや、循環作動薬の投与中断により、循環動態に大きく影響する場合があります。

文献

1) Paul L.Marino著, 稲田英一監訳：ICUブック第4版. メディカル・サイエンス・インターナショナル, 東京, 2015：3-14.

2) 山下直也, 濱野繁：カテーテル管理とモニタリング. 道又元裕総監修, 露木菜緒監修解説, ICU 3年目ナースのノート, 日総研出版, 愛知, 2013：14-16.

3) カーディナルヘルス株式会社：SMAC™ SMACプラス. カタログ. 2023. chrome-extension://efaidnbmnnnibpcajpcglclefindmkaj/https://cardinalhealth-info.jp/wp_chealth/wp-content/uploads/2023/08/bbf7615ea8f52e5a5125c3ff0ca0d038.pdf(2023.7.3アクセス)

中心静脈カテーテル(CVC) 末梢挿入式中心静脈カテーテル(PICC) 感染対策

Q33 CVCやPICCの消毒方法、固定方法は?

答える人 看護師(医療安全管理部、感染管理認定看護師) 南里純代

●原則的にクロルヘキシジンアルコールを用いて週に1回消毒し、透明で半透過性のドレッシング材または滅菌ガーゼで被覆します。

CVC、PICCの消毒方法

- 挿入部の消毒時は、手指衛生を実施後に手袋(未滅菌)を着用します。
- 消毒薬は、0.5%を超えるクロルヘキシジンアルコールを用いて、中心から外側に向かって円を描くように複数回(2回以上)、ドレッシング材で覆われる以上の広範囲を消毒します。クロルヘキシジンアルコールを使用できない場合は、消毒薬を変更し、消毒後は必ず乾燥させましょう。
- 使用する消毒薬については、自施設での基準に従って選択してください。
- 固定に滅菌透明フィルムドレッシング材を使用する際は、空気が入らないように皮膚に密着させて貼付します。

中心静脈カテーテル(CVC)に定着する一般的な細菌は皮膚常在菌です。適切な皮膚消毒剤の使用は微生物の体内侵入を予防します。米国疾病管理予防センター(CDC)は末梢静脈カテーテルや末梢動脈カテーテルの挿入を行う前、ならびにドレッシング材の交換時には、0.5%を超える濃度のクロルヘキシジンアルコール製剤を用いて皮膚消毒を行うことを推奨しています。

Link Q8, 9, 31, 32

クロルヘキシジンが禁忌の場合

クロルヘキシジンが禁忌の場合は、ヨードチンキ、ヨードホール、70%アルコールのいずれかを使用することができます[1)]。生後2か月未満の乳児へのクロルヘキシジン使用については、長らく議論の対象でした。近年、この年齢層に対するメーカーの禁忌文書が、以前の「使用しないでください」ではなく、「注意して使用してください」に変更されています[2)]。

CVC、PICCの固定方法

ドレッシング材は滅菌ガーゼまたは透明で半透過性のドレッシング材を使用します。発汗・出血・滲出液が多い場合は、滅菌ガーゼによるドレッシングを行います。短期留置目的の透明ドレッシング材は7日ごと、ガーゼドレッシング材は2日ごとに交換することが推奨されています[1)]。また、出血や滲出液の程度に合わせて、交換頻度を増やす必要があります。滅菌ガーゼの場合は刺入部の観察がしにくいため、より注意が必要です。ドレッシング材の交換日がわかるように明記していくことも重要です。

ドレッシング材貼付部位の保護として、皮膚被膜剤や粘着剥離剤の活用も効果的です。皮膚被膜剤は皮膚表面に被膜をつくることで粘着刺激や剥離刺激を軽減することが可能になります。粘着剥離剤はドレッシング材をはがす際において、医療用粘着剤を容易に皮膚からはがす効能をもち、皮膚に負担をかけずにはがすことができます[3)]。

文献

1) O'Grady NP, Alexander M, Burns LA, et al. Guidelines for the prevention of intravascular catheter-related infections. *Clin Infect Dis* 2011; 52: e162-e193.

2) Kristina A.Bryant, 他編, 中河秀憲訳：感染予防, そしてコントロールのマニュアル 小児版. メディカル・サイエンス・インターナショナル, 東京, 2021：37.

3) 内藤亜由美, 安部正敏編：改訂第2版スキントラブルケアパーフェクトガイド 病態・検査・治療・予防・ケアがすべてわかる！学研メディカル秀潤社, 東京, 2019：123, 346.

CVポート　フラッシュ　自己抜針

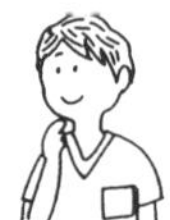

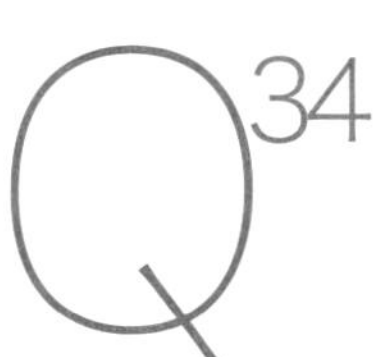

Q34 CVポート穿刺時と抜針時はどちらもフラッシュが必要? 患者さんに自己抜針の指導をするときも必要?

答える人 看護師(外来化学療法室、がん化学療法看護認定看護師) 山西美和子

- 穿刺時、抜針時ともにフラッシュは必要です。
- 自己抜針指導のときも、CVポートシステムの洗浄と閉塞を予防するためフラッシュは必要です。

CVポートからの投与を行う場合、生理食塩水の注入の状況や血液の逆流(逆血)の有無など、カテーテル先端の開通性を確認する必要があります。ポート穿刺を行い、シリンジで生理食塩水を抵抗なく注入することや血液の逆流を確認することができれば、輸液をつないで開始することが可能となります。

穿刺時のフラッシュ

逆血は、埋め込まれているCVポートシステムのカテーテルの先端構造 図 により異なります。必ず、製品に添付されている患者記録カードなどで構造を確認して実施しましょう。

フラッシュ時に抵抗を認め、逆血確認時に血液を引けない、ポート穿刺部分の腫脹や疼痛・発赤などの症状が出現する際は、何らかのトラブルが考えられるため医師に相談しましょう。

フラッシュは、10mL未満のシリンジを使用すると過剰な圧がかかりカテーテルの破損を引き起こすことがあるため、10mL以上のシリンジを用いてパルシングフラッシュ(注入することと待つことを繰り返し、断続的に波動を生じさせる方法)で行います。

Link Q35, 36

CVポートカテーテルの種類

オープンエンド

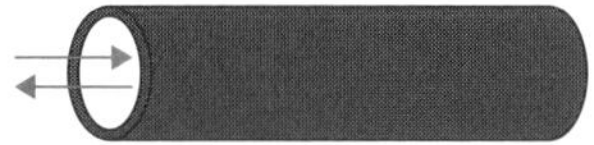

グローションカテーテル

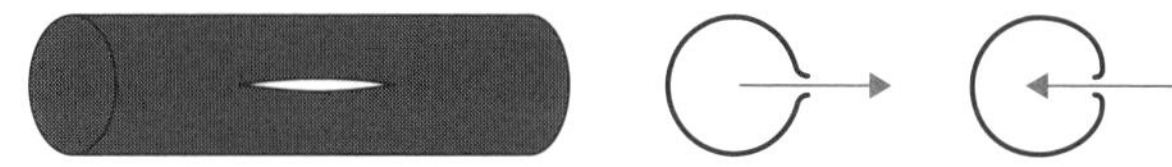

陽圧(注入時)および陰圧(吸引時)にスリット状のバルブが開く。

クローズドエンド(トルネードバルブ型)

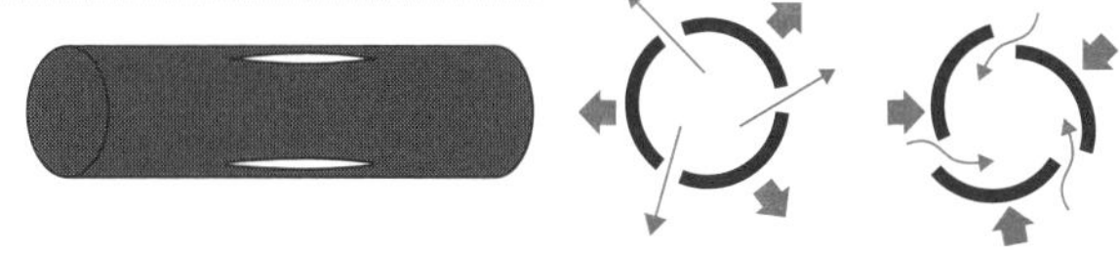

3つのスリットが、陽圧で広げられ、陰圧でスリットのゆがみにより開放する。先端にワイヤ通過用の孔を有す。

抜針時のフラッシュ

生理食塩水で洗浄を行った後、CVポートシステムのカテーテルの先端構造によって生理食塩水またはヘパリン加生理食塩水を用いてパルシングフラッシュし陽圧ロック(陽圧をかけながらクレンメなどシステムを閉鎖すること)でロックするように説明します。ヘパリン加生理食塩水には、ヘパリン起因性血小板減少症(HIT)や出血などの副作用があることも伝え、症状の変化に注意してもらいます。

これらの方法は、図説・写真などのパンフレットを利用して説明すると自宅でも方法が確認できるため、患者さんの不安の軽減になりやすいと考えます。自身で実施できない患者さんには、家族へ指導することや訪問看護との連携についても検討しましょう。

文献

1）朝鍋美保子：CVポート×トラブルシューテング. がん看護 2023；28(5)：415-419.

2）嘉山雅子, 佐久間ゆみ：CVポートの管理. がん看護 2021；26(4)：312-315.

3）村田美佳, 高野祥直：CVポートのキホンQ&A. YORi-SOUがんナーシング 2021；11(2)：110-118.

4）日本IVR学会編：中心静脈ポート留置術と管理するガイドライン2019. 日本IVR学会, 2020. https://www.jsir.or.jp/docs/cvp/cvp2003.pdf(2023.7.4アクセス)

5）パワーポートMRI 添付文書

6）オルフィスCVキット 添付文書

CVポート　逆血　ロック

Q35 CVポートから逆血がない。どうしたらいい？ 逆血があるタイプとないタイプがある？ タイプによってロックの仕方が違う？

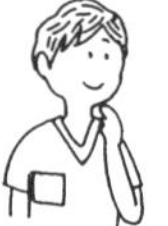

答える人 看護師（外来化学療法室、がん化学療法看護認定看護師） 山西美和子

- カテーテル先端の形状により、逆血があるタイプとないタイプがあります。
- 逆血できないときは原因を検索し、対処しましょう。
- ロックは、CVポートシステムの製品説明書で推奨されている薬剤を選択して行います。

CVポートカテーテルの種類

CVポートカテーテルの先端形状は、製品によって異なる特徴（**Q34**参照）があります。まずは、製品説明書や患者記録カードでどんなCVポートが使用されているか確認します。

Link Q34, 36

● **オープンエンドカテーテル** 先端が開いているタイプで、逆血の確認が容易にできます。

● **グローションカテーテル** 先端が閉じられた構造で側面にスリットが開けられています。点滴を投与するとスリットが開き薬液が注入され、終了するとスリットが閉じて血液が流入しないようになっています。逆血確認のために陰圧をかけることで血液を流入させることも可能です。

● **トルネードバルブカテーテル** 3スリットの双方向弁となっており、陰圧になることでスリットにずれが生じ、隙間から逆血の確認が可能になります。

● **一方弁カテーテル** カテーテル先端に血液の流入が阻止される一方弁の機能があり、逆血しません。逆血させることで弁が破損し、血栓や閉塞を起こす可能性があります(※現在は販売停止となっています)。

逆血できない原因別の対処方法

逆血を認めないとき、CVポートカテーテルに何が起こっているのか考えてみましょう。

ケース① **フラッシュ時に生理食塩水が抵抗なく流入できるが逆血がない場合**

カテーテルの先端や薬液が流出するカテーテルのスリット部分が血管壁に接触しているために、逆血がない可能性があります。腕の上下や体位を座位からファーラー位にするなど調整を行い、確認してください。

ケース② **血液の吸引に時間を要す、体位の調整や腕の位置により注入状況が変わる場合**

カテーテルが鎖骨と第一肋間に挟まることで生じるカテーテルピンチオフ **図** が原因として考えられます。カテーテルが体動により圧迫されて損傷し、断裂が起こると血管内や心臓内へ迷入する場合もあります。

X線撮影などで確認が必要となるため、これらの症状が出現した際は医師へ相談しましょう。

カテーテルピンチオフ

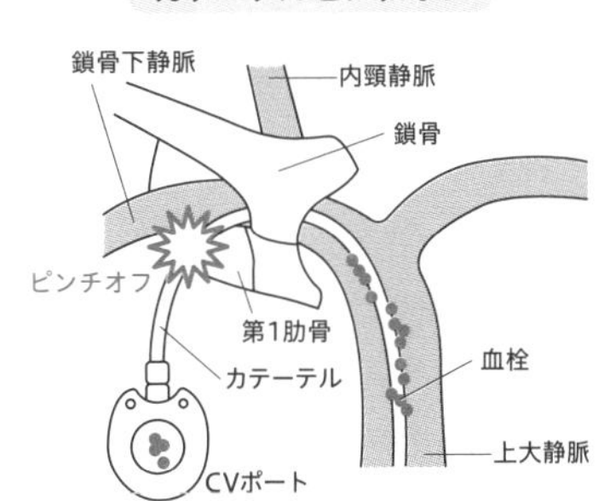

4 カテーテル・ドレーンのギモン

ケース③　フラッシュ時の注入状態にムラがある場合

フィブリンシース 図 が疑われます。フィブリンシースはカテーテル周囲にフィブリンが析出されカテーテル先端を鞘のように包み込んでしまう現象です。フィブリンの鞘を伝って薬液が漏出する恐れがあるため、医師へ相談してください。

フィブリンシース

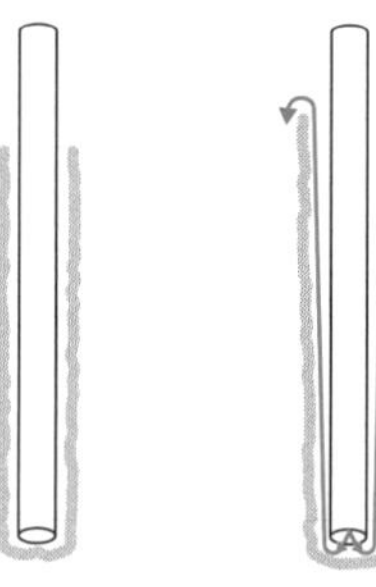

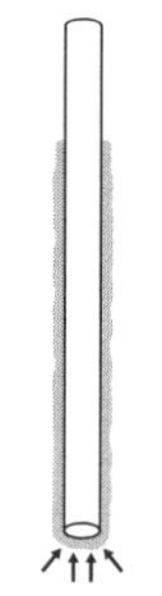

フィブリンシース（鞘）

フィブリンシースの内側を薬液が伝って漏出することがある

陰圧にするとフィブリンシースが先端に張り付き逆血しない

カテーテルピンチオフとフィブリンシースは、胸部X線撮影や造影剤を用いた検査でカテーテルの位置などの状態を確認する必要があります。

ケース④　フラッシュの際に抵抗が強い場合

ヒューバー針による穿刺が浅い、セプタムを穿刺できていないことがあります（**Q36**参照）。再度の穿刺を行うことを勧めます。再度の穿刺を行いヒューバー針の深さに問題がなく、同様の状況が続く場合はカテーテル先端の閉塞が考えられます。医師へ相談しましょう。

逆血確認は必ず必要？

逆血を確認することは、血管内にカテーテルが留置されている担保となりますが、CVポート内に血液が充満した後の洗浄が不十分だと閉塞させてしまう恐れがあります。したがって、必ずしも逆血確認が必要ではないと考えます。

薬剤投与終了後、逆血しやすいオープンエンドカテーテルはヘパリン加生理食塩水でのロックを行います。オープンエンドカテーテルであっても、ヘパリンコーティングされている製品には生理食塩水でのロックでよい場合もあります。

文献

1）朝鍋美保子：CVポート×トラブルシューテング. がん看護 2023；28（5）：415-419.

2）嘉山雅子, 佐久間ゆみ：CVポートの管理. がん看護 2021；26（4）：312-315.

3）村田美佳, 高野祥直：CVポートのキホンQ&A. YORi-SOUがんナーシング 2021；11（2）：110-118.

4）日本IVR学会編：中心静脈ポート留置術と管理するガイドライン2019. 日本IVR学会, 2020.
https://www.jsir.or.jp/docs/cvp/cvp2003.pdf（2023.7.4アクセス）

5）パワーポートMRI 添付文書

6）オルフィスCVキット 添付文書

CVポート　CVポート穿刺　CVポート固定

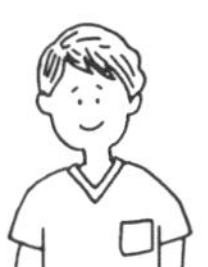

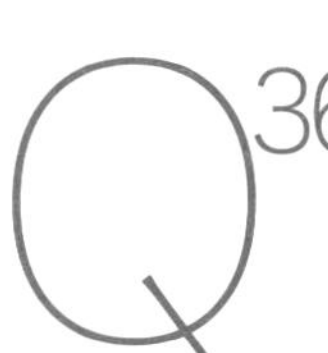

Q36 CVポート穿刺はどのように行う? 固定方法は?

答える人 看護師(外来化学療法室、がん化学療法看護認定看護師) 山西美和子

- CVポートは、ヒューバー針という専用の針を使って穿刺します。
- 安全な固定が必要です。ヒューバー針のルートは必ずループを作り、透明ドレッシング材で固定します。

ヒューバー針の特徴

- CVポートを穿刺する際に用いられ、ノンコアリングニードル(non-coring needle)という針先が特殊な形状となっています。
- 埋め込まれているCVポートのセプタム部分はシリコン素材です。針を刺す際にシリコン部分を削り取る「コアリング」が起こるとセプタムに傷がつきポートが使えなくなったり、切り屑がルートの閉塞を引き起こします。

一般の針

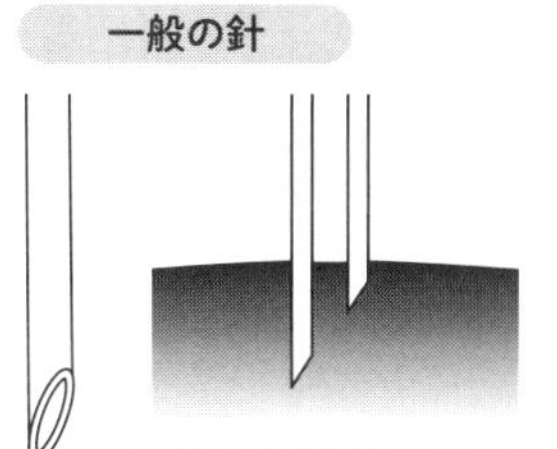

セプタムを削り取ってしまう

CVポート

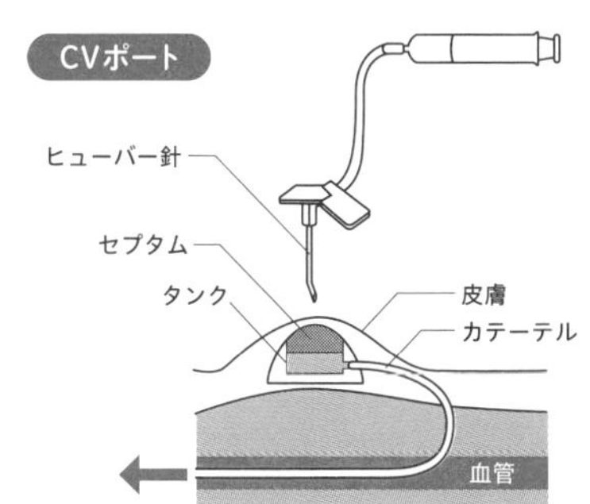

ヒューバー針

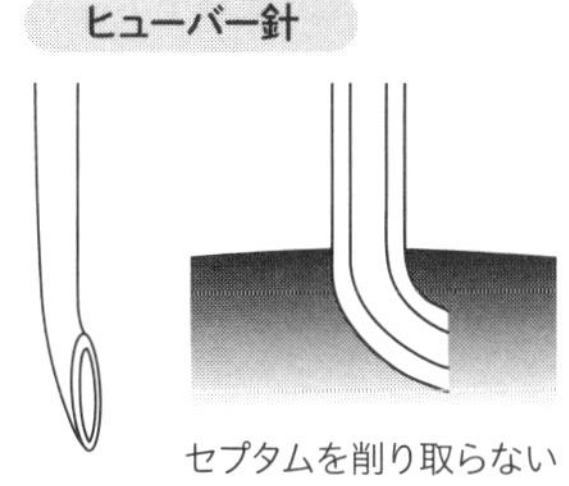

セプタムを削り取らない

Link Q34, 35

必ず、CVポート専用のヒューバー針を使用して穿刺しましょう。当院のがん薬物療法看護マニュアルに収載しているフロー 図 も参考にしてください。

看護師によるCVポート穿刺時の確認フロー

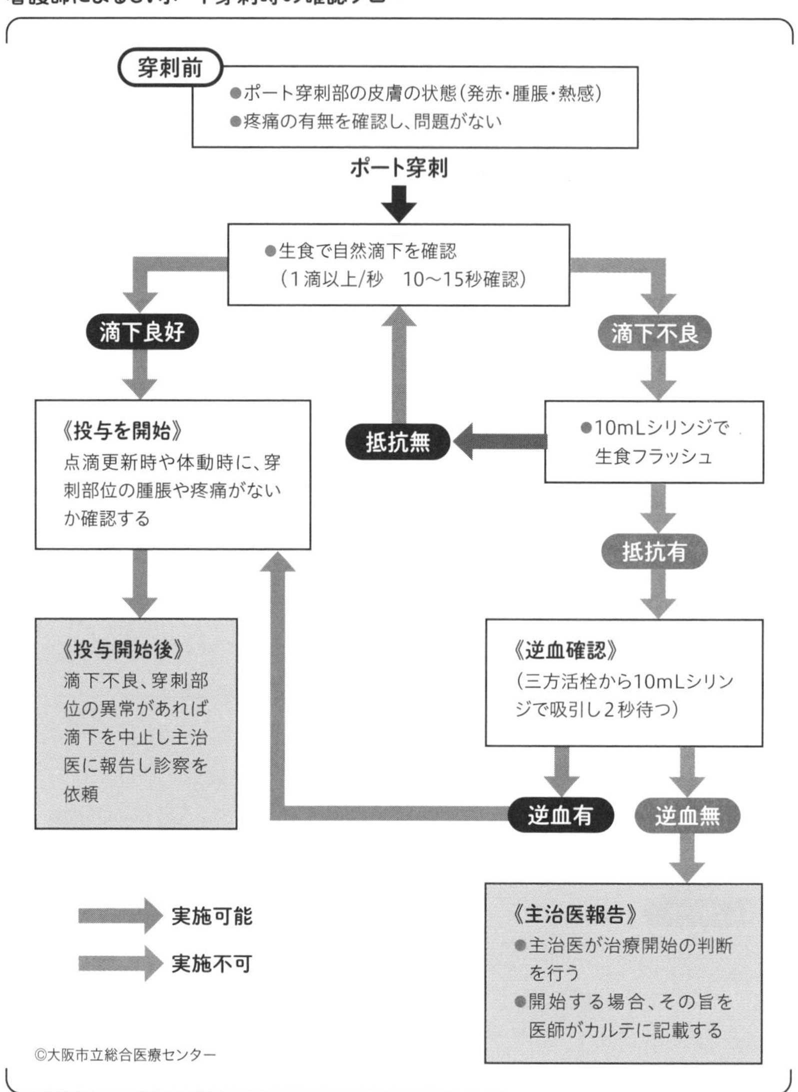

ヒューバー針を使った穿刺方法

①穿刺前に手洗いと手指衛生を行います。
②ポート部の皮膚に発赤や腫脹・疼痛などないか、観察と確認を行います。

③当院では通常体型の患者さんには針長19mm、胸元がふくよかな女性や肥満体型の患者さんには25mmのヒューバー針を選択しています。上腕ポートの場合は針長13mmで穿刺しています。どの体型においても針先がポート底面にあたった際に皮膚と翼部が離れすぎない長さを選択することが大切です。

④皮膚上からポートの位置を確認し、穿刺部位の消毒を行います。

⑤生理食塩水などでプライミングしたヒューバー針を用いて利き手と逆の手でポートを固定し、利き手でヒューバー針を保持し、ポートに対して垂直に穿刺します 写真 。

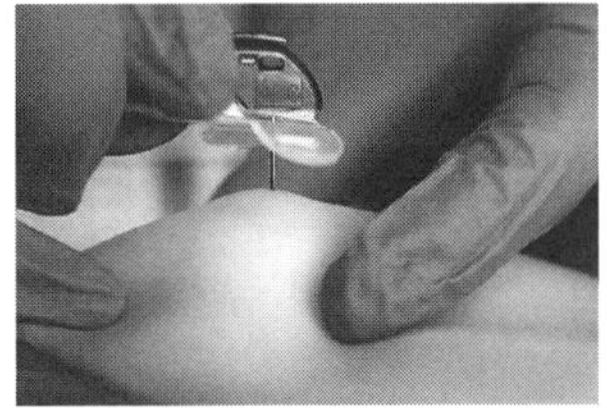

⑥針先が底面に"コツン"とあたる感覚があるまで針を押し進めます。

⑦穿刺後は生理食塩水などをゆっくり注入し、刺入部痛の増強や腫脹と逆血の有無を確認します。

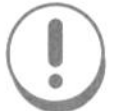

シリンジを用いての注入ができない、抵抗が強い場合はルート閉塞の恐れがあり、無理に注入することでカテーテルの破損や皮下への薬液漏出を起こすことがあります。医師へ報告し指示を確認しましょう。

ヒューバー針の安全な固定方法

①ヒューバー針翼部を固定し、皮膚との隙間を埋めて皮膚への機械的刺激を軽減するために滅菌ガーゼを挟み込みます。

②ポート穿刺部分からの薬液漏れや発赤、腫脹や針先の浮きなどの変化を知るためにヒューバー針全体をガーゼで覆うことや、Yカットガーゼを挟むことはやめましょう。

③ヒューバー針のルートは必ずループを作り、透明ドレッシング材で固定します 写真 。これはルートを引っ張るなどの力が生じた際、針先の浮きや抜去することを予防するために行います。

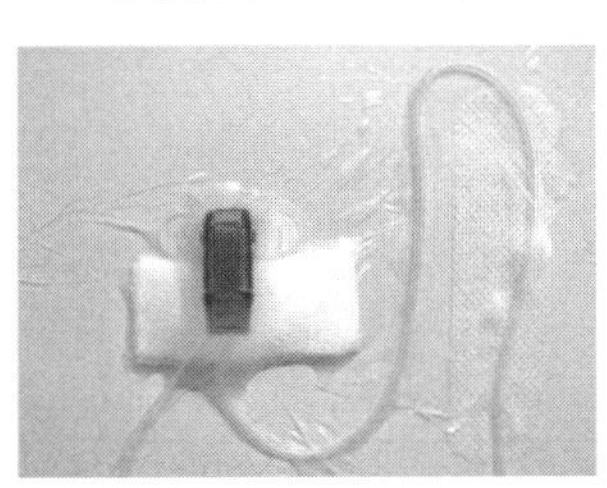

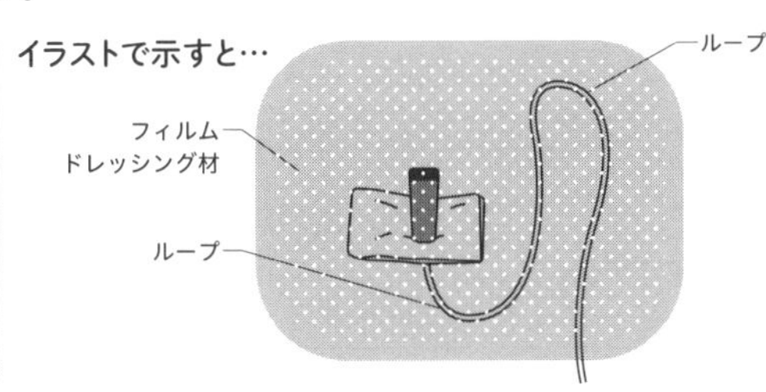

文献
1）朝鍋美保子：CVポート×トラブルシューテング. がん看護 2023；28(5)：415-419.
2）嘉山雅子, 佐久間ゆみ：CVポートの管理. がん看護 2021；26(4)：312-315.
3）村田美佳, 高野祥直：CVポートのキホンQ&A. YORi-SOUがんナーシング 2021；11(2)：110-118.
4）日本IVR学会編：中心静脈ポート留置術と管理するガイドライン2019. 日本IVR学会, 2020.
https://www.jsir.or.jp/docs/cvp/cvp2003.pdf（2023.7.4アクセス）
5）パワーポートMRI 添付文書
6）オルフィスCVキット 添付文書

ドレーン　使い分け　種類

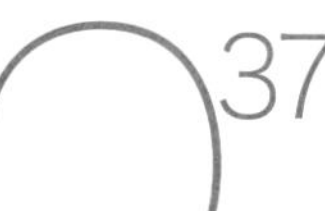

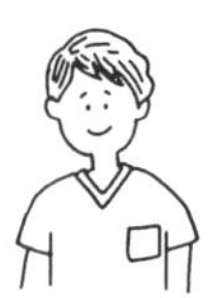

Q37 ドレーンはどのような種類があるの？ どう使い分けているの？

答える人　医師（消化器外科）井関康仁

- ドレーンは治療、予防、情報用に分かれます。
- 予防用、情報用は治療用に目的が変わる場合も多くみられます。
- 排液方法の違いにより、閉鎖式と開放式に分けられます。

ドレーンの種類

まず、ドレーンは目的別に治療的ドレーンと予防的ドレーン、情報用ドレーンに分けられます。

治療的ドレーン	膿瘍や縫合不全、気胸の治療などに留置します。
予防的ドレーン	体液の貯留により感染を起こすのを防ぐ目的で留置します。
情報用ドレーン	術後の出血や縫合不全の有無などを知るためのドレーンです。

Link Q18

また、排液方法の違いにより、閉鎖式と開放式に分けられます。

閉鎖式ドレーン

- チューブを排液バッグなどと接続し周囲の環境と交通がない状態で管理するものです。
- デュープルドレーンやプリーツドレーン、ブレイクドレーンなどがあり、いずれもドレナージバッグに接続します。
- ドレーンバッグに接続されているために逆行性感染が起こりにくく、ドレーン排液量をチェックできるのが特徴です。

開放式ドレーン

- バッグにつながず、チューブの先端が体表にそのまま出ているものです。ペンローズドレーンがその代表です。
- ドレーンバッグがないためにパウチを貼るか、ガーゼで排液を吸収する必要があります。
- 排液量のチェックが難しく、逆行性感染が起こるリスクが高くなります。
- バッグを有しないために患者さんの行動の妨げにはなりにくくなります。

ドレーンの使い分け

排液量が少なく、早期に抜去でき、もしも逆行性感染を引き起こしても対応しやすい浅部のドレナージには、開放式ドレーンが選択されます。

閉鎖式ドレーンは、ドレーンバッグの種類によって持続陰圧をかける能動的ドレナージと腹腔内と外界の圧差や重力などによるサイフォンの原理にてドレナージする受動的ドレナージがあります。能動的ドレナージとしては、SBバックやJ-VAC®サクションリザーバー、クリオドレーンバック®などがあります。受動的ドレナージとしては、排液バッグなどがあります。著者は、通常は排液バッグを使用し能動的ドレナージとしています。縫合不全などがあり瘻孔化を図りたいときには、J-VAC®サクションリザーバーを用いて陰圧管理を行うようにしています。

ドレーンごとの特徴を理解したうえで、患者さんのどこにどのような理由でドレーンを留置するのか、どのようなものをドレナージするのかを考えドレーンを選択しています。

文献

1）SBカワスミ株式会社　SBバック製品カタログ
2）大澤恭子, 式守道夫, 山田一郎, 他：持続吸引装置J-VAC®の使用経験. 臨床と研究 1995；72（4）：985-988.
3）佐川亮一：患者状況を確認すればどんな目的で、どんなドレーンが入っているか理解できる. 月間ナーシング 2016；36（4）：68-71.
4）佐川亮一：どんな種類のドレーンシステムか理解できる. 月間ナーシング 2016；36（4）：72-74.

Aライン　オーバーダンピング　アンダーダンピング

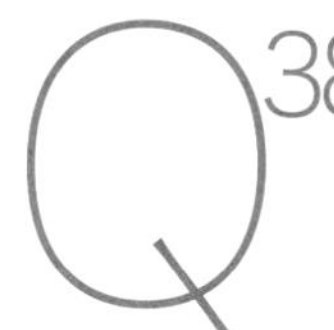

Q38 Aラインがなまるってどういうこと? なまったらどうしたらいいの?

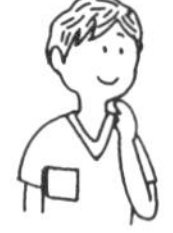

答える人　看護師（PICU、集中ケア認定看護師）山根正寛

- **Aラインがなまる（鈍る）とは、オーバーダンピングと呼ばれ、圧波形が減弱し正確な値がモニタリングできていません。**
- **波形がなまる原因を検索し、対処しても改善しない場合は抜去を検討します。**

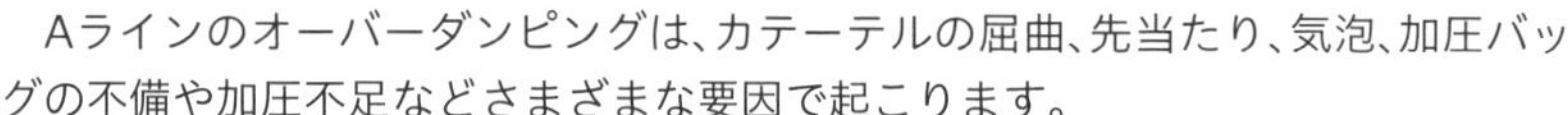

Aラインのオーバーダンピングは、カテーテルの屈曲、先当たり、気泡、加圧バッグの不備や加圧不足などさまざまな要因で起こります。

逆にAラインルートが長い、細い場合や末梢血管が収縮しているとアンダーダンピング（オーバーシュート）が起こり、圧波形が高く表示されます 図 。

Aライン波形のオーバーダンピングとアンダーダンピング

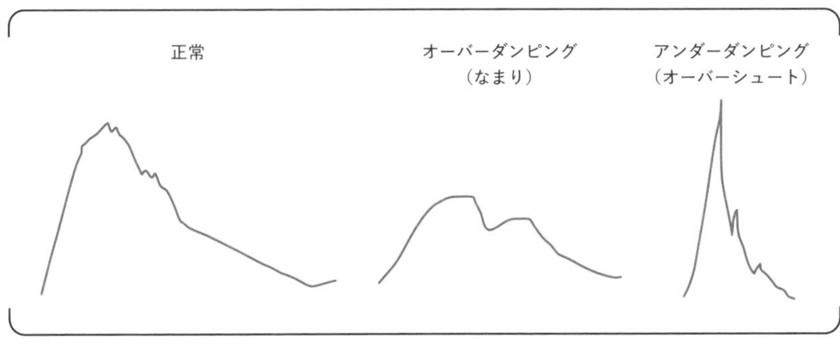

オーバーダンピングの予防

Aラインは、橈骨動脈や足背動脈に挿入されることが多く、手関節や足関節の伸展や屈曲により、カテーテルの固定位置が変化しやすくなります。また、動脈へ直接挿入されており、予定外の抜去が起こると大量出血や血腫形成などの重大な事故にもつながります。そのため、刺入部が目視でき、ループが手指や足趾などで引っかからないよう固定することが重要です。

気泡の混入は主にAラインルートの作成時や採血時、また、接続部のゆるみや破損などにより起こります。作成時にはバッグやルート内に気泡が混入しないよう十分留意し、日々の観察の中でAラインルートの破損やゆるみと合わせて気泡の混入がないか観察します。気泡を発見した場合は、採血ポートからすみやかに取り除きます。

オーバーダンピングが改善しない場合

固定部位の位置調整や気泡を除去、加圧バッグの不備がない状態でもなまりが改善しない、波形が出ない場合は、採血ポートからの採血時と同じように逆血操作を行います。

採血が可能な場合は、カテーテルは動脈に挿入されており、挿入部以外の原因が考えられます。ルートやトンランスデューサー、モニターとの接続等をもう一度確認しましょう。採血ができない場合は、血管内での屈曲や血管外への抜出が考えられます。血栓や血腫形成の可能性があり、すみやかに抜去を検討しましょう。

文献
1）Paul L.Marino著, 稲田英一監訳：ICUブック第4版. メディカル・サイエンス・インターナショナル, 東京, 2015：103-111.
2）山下直也, 濱野繁：カテーテル管理とモニタリング. 道又元裕総監修, 露木菜緒監修解説, ICU3年目ナースのノート, 日総研出版, 愛知, 2013：9-14.

膀胱結石　バルーンカテーテル　膀胱瘻

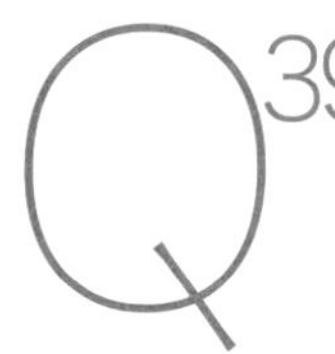

Q39 膀胱結石のある患者さんにバルーンを挿入してもよいの? バルーンの破損が起こりやすい?

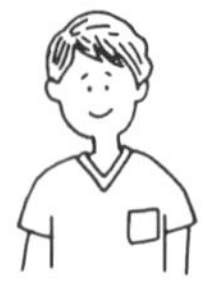

答える人 医師(泌尿器科) 上川禎則

●必要な場合にはバルーンを挿入してもよいです。

膀胱結石が膀胱頸部あるいは尿道に嵌頓して尿閉となることがあるので、排尿困難や尿閉を訴える場合はバルーンを挿入・留置して、尿路を確保してもよいでしょう。

●結石と接触してバルーンが破損し、カテーテルが頻回に自然抜去することがあります。

逆に、バルーンカテーテルが頻回に自然抜去する場合は、膀胱結石がないか調べる必要があります。

Link Q40, 41, 42, 43, 45, 46, 47

尿道バルーンカテーテルの挿入

結石の大きさにもよりますが、膀胱結石が膀胱頸部(膀胱の出口)や尿道に嵌まり込んで尿が出にくくなったり(排尿困難)、尿がまったく出なくなる(尿閉)ことがあります 図。また、結石が膀胱あるいは尿道粘膜を傷つけて肉眼的血尿をきたし、血塊で排尿困難や尿閉を起こすこともあります。このような場合には、カテーテルを挿入して、尿を出す必要があります。

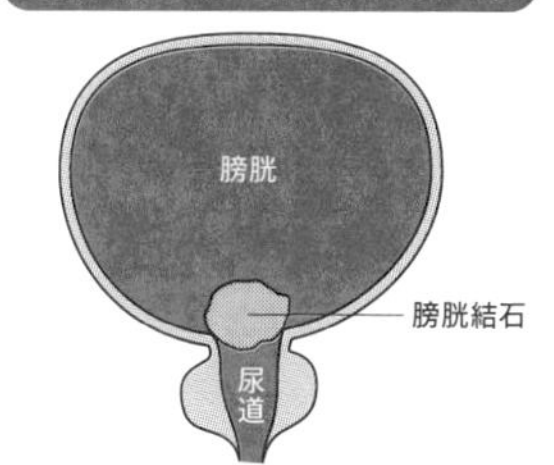

通常、ネラトンカテーテルなどによる一時的な導尿でよいのですが、迅速に結石治療ができず、その間、頻回なカテーテル挿入が必要なときには、尿道バルーンカテーテルを留置して尿路を確保してもかまいません。

カテーテルが自然抜去を繰り返す場合

新しくできた膀胱結石は表面が不整で尖っていることが多く、結石との接触でバルーンが割れ、カテーテルが自然抜去することがあります。頻回に尿道カテーテルが自然抜去する場合には、専門医に相談し早期に結石治療を行うことをお勧めします。

逆に、頻回にバルーンが破損して尿道カテーテルが自然抜去を繰り返す場合、膀胱結石ができている可能性があるので、医師に報告し結石の有無を検査してもらってください。

また、膀胱結石のある患者さんに長期に尿道バルーンカテーテルを留置すると、カテーテル周囲にも結石が付着、成長し、バルーンがしぼまずカテーテルが抜去できなくなることもあります。バルーンカテーテルの留置は短期にとどめるべきです。

カテーテルを挿入しようとしても抵抗が強い場合

結石が膀胱頸部あるいは尿道に完全に嵌頓している場合、バルーンカテーテルを挿入しようとしても抵抗が非常に強く、無理に挿入しようとすると偽尿道をつくってしまう場合もあります。このような際には挿入をやめ、すみやかに医師に相談してください。膀胱瘻の造設が必要なこともあります。

文献

1)能見勇人:腎後性腎不全をきたし得る尿路通過障害とその救急対処法. 泌尿器外科 2021;34(12):1355-1361.

2)大塚篤史, 三宅秀明:急性尿閉　外来編:緊急対応を要する疾患・トラブル. 臨床泌尿器科 2021;75(4):67-70.

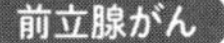
前立腺がん　膀胱がん　尿道バルーンカテーテル

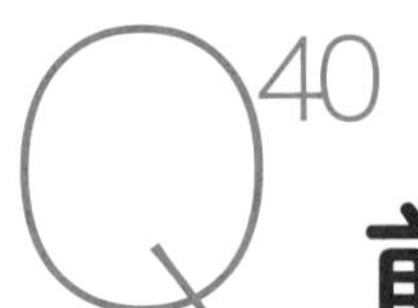

Q40 前立腺がんや膀胱がんの人は看護師がバルーンを入れないほうがいい？

答える人　医師（泌尿器科）上川禎則

●必要な場合には挿入してもよいです。

- 尿道カテーテルの挿入時、抵抗が強い場合には、無理をせず医師に報告してください。
- バルーンカテーテル留置後、血尿が増強する場合も医師に報告が必要です。

前立腺がんや膀胱がんがあっても、肉眼的血尿などの症状がなく、排尿困難や頻尿などの排尿障害、あるいは尿量測定の必要がある場合には、尿道カテーテルを挿入、留置してもかまいません。

Link　Q39, 41, 42, 43, 45, 46, 47

がんが進行していない場合

前立腺がんは通常、前立腺の外線（尿道から離れたところ）から発生することが多く、がんがかなり進行するまで、排尿困難や血尿の症状は出にくいです。このため、進行した前立腺がんでなければ尿道カテーテルの留置は普通に行えます。また、膀胱がんであってもバルーンカテーテルの挿入ルートにがんがなければ尿道バルーンカテーテルの留置に支障はありません。

これらの患者さんで、排尿困難・尿閉や頻尿などの排尿障害がひどいとき、尿量測定が必要なときなどは、尿道バルーンカテーテルの留置をしてもかまいません。

がんが進行している場合

一方、前立腺がんや膀胱がん（特に膀胱の出口部の膀胱頸部がん）が進行し、がんが尿路まで浸潤している場合、尿道狭窄や閉塞、膀胱タンポナーゼ（血尿と凝血塊による尿閉）などを起こすことがあります。このような病状では、カテーテルの留置が難しいことが多く、ただちに医師に連絡することをお勧めします。最終的には、持続膀胱洗浄や膀胱瘻が必要になることもあります。

医師がただちに対応できず、尿閉などでどうしても尿を出す必要がある場合には、バルーンカテーテルの留置でなくネラトンカテーテルなどによる導尿を試みてください。腫瘍部でバルーンを膨らませると、血尿が増強することがあります。このような際には、ただちに医師に連絡してください。また、留置カテーテルは血尿で閉塞しやすいので、一時的な導尿にするほうがよいでしょう。

事前に主治医に確認しておく

このように前立腺がんや膀胱がんの人では、病期、がんの位置によって、看護師でのバルーン留置ができる場合とできない場合があります。もし、前立腺がんや膀胱がんの患者さんが入院した際には、必要時、看護師がバルーンカテーテルを留置してもよいか（可能かどうか）、前もって主治医に確認しておくのも大事です。

文献
1）能見勇人：腎後性腎不全をきたし得る尿路通過障害とその救急対処法. 泌尿器外科 2021；34（12）：1355-1361.
2）大塚篤史, 三宅秀明：急性尿閉　外来編：緊急対応を要する疾患・トラブル. 臨床泌尿器科 2021；75（4）：67-70.

尿道カテーテル　高齢女性　尿道口

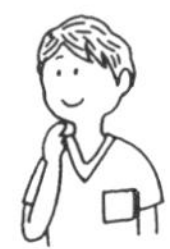

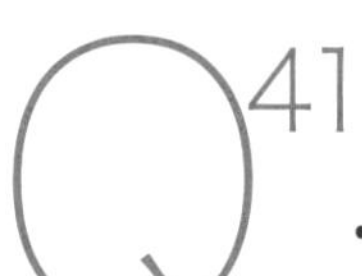

Q41 高齢女性で外陰部が萎縮し、尿道口がはっきりとわからない人がいるけれど、どうしたらいいの？

答える人　医師（泌尿器科）西出峻治

- 高齢女性の外尿道口は、腟内まで後退している場合があります。処置のポイントをふまえ適切な手技を行ってください。

女性の外尿道口の特徴

女性の外尿道口は、腟口の前方かつ陰核の後方約2.5cmに位置し、前後方向に細長い開口部としてみえます。高齢女性で外尿道口が腟内まで上方に後退している場合には、硬い輪状の尿道周囲組織に囲まれたやわらかい膨らみとして正中線上に触れることがあります[1)]。

Link Q39, 40, 42, 43, 45, 46, 47

高齢女性は外陰部の萎縮や骨盤底筋の緩みにより膀胱、子宮、直腸が下垂するため、外尿道口が観察困難なことがあります。

正常骨盤

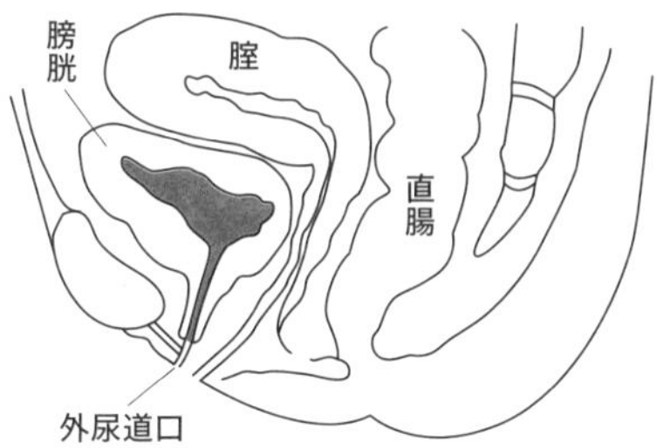

高齢女性の骨盤

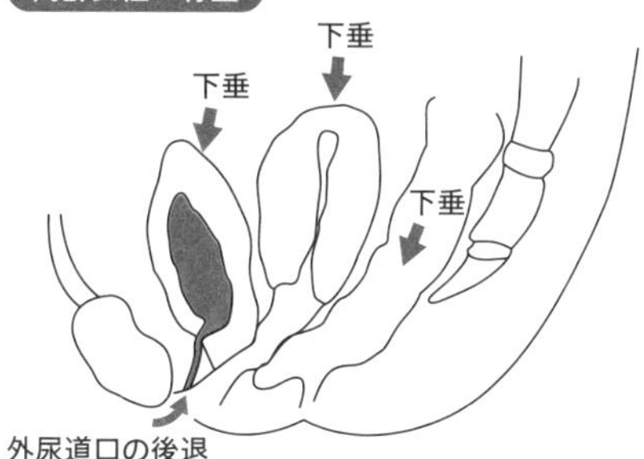

体位

外陰を露出するには、患者さんを仰向けの砕石位に近い体位（股関節と膝関節をやや屈曲し、踵をベッド上に置き、股関節を不快感のない範囲で外転した体位）をとるようにしてください 図 。

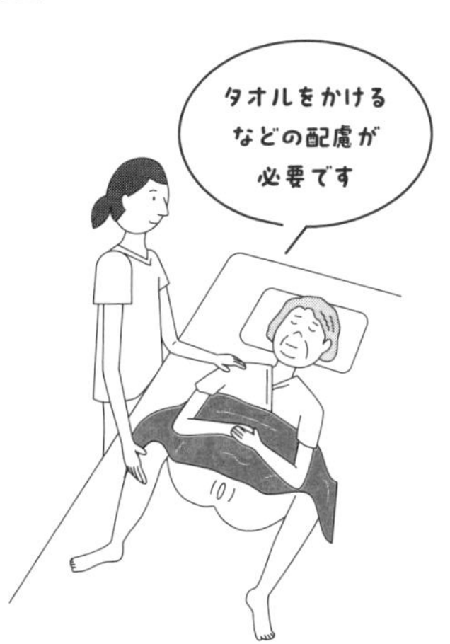

処置のポイント

①すべての器具をベッドサイドトレイ上の汚染されていない清潔野に、容易に手の届く範囲に置き、尿道カテーテルなどの材料は手技中にすぐに手が届くようにしてください。
②利き手ではないほうの手で陰唇を愛護的に広げて、外尿道口を露出させます。
③消毒液を染み込ませた綿球で外尿道口周囲を消毒します。高齢女性の場合、外尿道口が腟内まで後退していることがあり注意が必要です。
④潤滑剤の塗布されたカテーテルを持ち、愛護的に尿道に通してください。膀胱内に尿道カテーテルが到達すれば、尿が採尿チューブに自然に流入するはずです。
⑤その後、膀胱洗浄を施行し、注入した生理食塩水が全量回収できることを確認してください。カテーテルが誤って腟内に挿入された場合は、洗浄液が腟から外に漏れますので、尿道カテーテルの先端が膀胱内にないと判断できます。
⑥バルーンを膨らませた後、抵抗を感じるところまでカテーテルをゆっくりと引き抜き、バルーンが膀胱頸部にはまるようにしてください。

どうしても外尿道口がわからず尿道カテーテルを留置できない場合は、泌尿器科専門医に相談してください。内視鏡を用いて外尿道口を観察し、尿道カテーテルを留置する場合があります。

文献

1）Chung PH：女性における尿道カテーテル挿入．MSDマニュアル，2020．

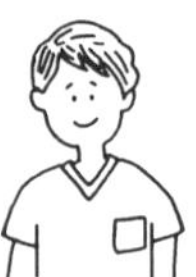

Q42 バルーン挿入時に痛みがすごく強かったらどうする?

答える人 医師(泌尿器科) 西出峻治

●疼痛が強い場合はバルーン誤留置の可能性が高いです。バルーン挿入時に疼痛が生じる原因を知り、適切な挿入を施行してください。

バルーン挿入時、疼痛の原因となるもの

疼痛をきたす患者さんの要因として、尿道狭窄や前立腺に炎症がある場合が考えられます。処置による疼痛の要因としてはバルーン挿入時に尿道、前立腺、膀胱に損傷が生じた可能性が考えられます。このため、挿入時に強い痛みが生じた場合、無理にバルーンを挿入するのではなく、泌尿器科専門医にご相談ください。

疼痛なくスムーズにバルーンを挿入するコツ

男性は女性よりも尿道が長く、恥骨部で鋭角に屈曲するので、バルーン挿入時に偽尿道を形成しやすい特徴があります。そこで、男性におけるバルーン挿入の手技を解説します。

Link Q39, 40, 41, 43, 45, 46, 47

- 患者さんの包皮を外尿道口が明らかになる程度反転させてください。その後消毒液で外尿道口周囲を消毒してください。
- 空いているほうの手でカテーテルを把持してください。先端が弯曲しているチーマンカテーテルを使用する場合は、挿入時に尿道の上壁に沿わせるように、先端を上に向けてチーマンカテーテルを把持してください 図 。
- 左手でしっかりと陰茎を持ち上げ、右手でカテーテルをゆっくりと尿道にまっすぐ通します。尿道括約筋で、右手に抵抗を感じます。

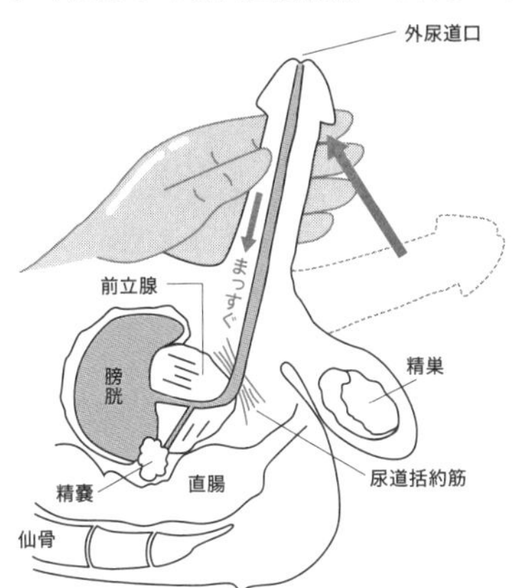

- 患者さんにリラックスしてゆっくり深呼吸するよう指示しながら、カテーテルに一定の圧をかけ続け、尿が採尿チューブに自然に流入するまでカテーテルを進めてください。
- 蒸留水でバルーンをゆっくりと膨らませます。明らかな抵抗や患者さんの不快感の訴えは、誤留置が疑われます。この場合、バルーンをいったんしぼませ、カテーテルをわずかに引き、カテーテルを完全に挿入し直してからバルーンを再度膨らませてください。
- バルーンを膨らませるのに成功したら、抵抗を感じるまでゆっくりとカテーテルを引き抜き、バルーンを膀胱頸部に留置します。
- 嵌頓包茎を予防するため、手技後は包皮を整復することを忘れないでください。

キシロカイン®ゼリー(リドカイン塩酸塩)を入れたシリンジの筒先を陰茎の外尿道口に挿入し、約5～10mLを尿道に注入してください。尿道をつまんで閉じ、キシロカインゼリーを1分間ほど尿道内に留めるとさらに疼痛を緩和することが可能となります。

文献

1)Chung PH:男性における尿道カテーテル挿入. MSDマニュアル, 2020.

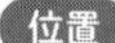

バルーンカテーテル　挿入　位置

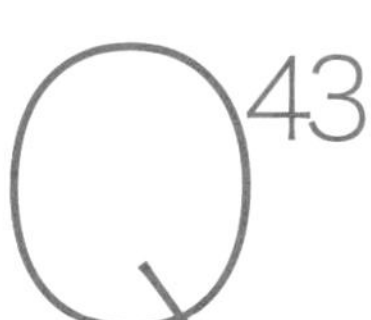

Q43 バルーンカテーテルは根元まで挿入してはいけないの？

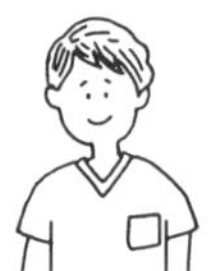

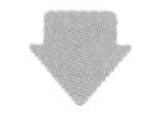

答える人 医師（泌尿器科）羽阪友宏

●抵抗がなければ、基本的には根元まで挿入してください。

バルーンカテーテルは、バルーンの少し先に側孔が空いており、側孔部分が尿の貯留した膀胱内に達すると、通常、尿の流出を確認できます。その時点では、側孔のみが膀胱内に到達しており、バルーン自体は、まだ尿道内に位置している可能性があるので、もう少し挿入してからバルーンを拡張させれば、バルーンカテーテルの留置は完了します。

つまり、厳密には、根元まで挿入する必要はありませんが、膀胱内に尿が十分貯留していない場合や、混濁や血塊により流出が不良になる場合は、バルーンカテーテルの側孔が膀胱内に達しても、尿の流出が確認できないことがあります。また、十分に挿入されていない状態でバルーンを拡張させると、尿道を損傷する可能性があります。そのため、抵抗がなければ、根元まで挿入することを、一般的には推奨しています[1)]。

こんなときは要注意

特に根元近くで抵抗がある場合は、バルーンカテーテルの先端で膀胱壁を強く圧迫している可能性があります。挿入時の膀胱刺激や、膀胱粘膜の損傷、血尿の原因になり得ますので、注意が必要です（経験上、ラテックスバルーンよりも、硬いシリコンバルーンで、膀胱壁を圧迫するように感じます）。

それより手前の球部尿道（尿道の曲がり角、陰茎の付け根あたり）で抵抗や疼痛、外尿道口からの出血を認める際は、バルーンカテーテルが屈曲していたり、偽尿道を形成する可能性があります。それ以上は挿入せず、専門的な医師に相談してください。

文献
1）多賀峰克：おしっこが出なくなりました－尿閉―導尿・バルーンを入れるときのコツ. medicina 2023；60(4)：196-200.

Link Q39, 40, 41, 42, 45, 46, 47

ハルンバッグ　色素沈着　尿路感染

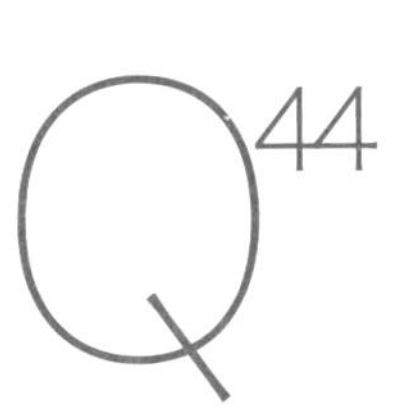

ハルンバッグの色が青色などに変色するのは細菌や、がんが原因と書かれているけれど、なぜ変色するの？

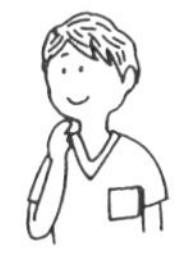

答える人 医師（消化器外科） 西居孝文

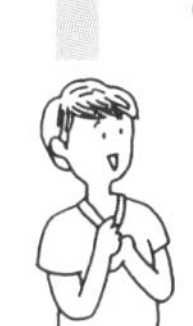

●尿中にあるインジカンという物質が尿路感染を起こした細菌により、青色色素を出すインジゴや、赤色色素を出すインジルビンに分解され、ハルンバッグを変色させます。

ハルンバッグが青紫色に変色するPurple urine bag syndrome（PUBS）という現象があります。腸内細菌叢の異常により必須アミノ酸であるトリプトファンがインドールへ分解され、腸管内から吸収され肝臓へ到達し、肝臓にてグルクロン抱合され、インジカンとなり尿中に排泄されます。尿路感染を起こしている細菌によりインジカンがインジゴやインジルビンとなりハルンバッグを染めます[1)]。

腸内細菌叢の異常をきたす原因として便秘が多く、尿路感染の原因菌としては大腸菌が多いとされています。その他にPUBSに関与する因子には高齢、女性、認知症、寝たきり、アルカリ尿、末期腎疾患などがあります[2)]。

悪性疾患ではありませんが、末期腎疾患の患者さんでは腎不全進行因子の１つになる可能性もあり、PUBSを呈する患者さんの腎機能に対するチェックが必要となります。

文献

1）Dealler SF, Hawkey PM, Millar M. Enzymatic degradation of urinary indoxyl sulfate by Providencia stuartii and Klebsiella pneumoniae causes the purple urine bag syndrome. *J Clin Microbiol* 1988; 26: 2152-2156.

2）Sabanis N, Paschou E, Papanikolaou P, et al. Purple urine bag syndrome: more than eyes can see. *Curr Urol* 2019; 13: 125-132.

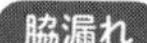

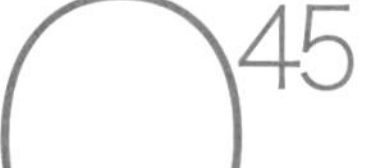

Q45 バルーンカテーテルの膀漏れがあった場合に、バルーン内の蒸留水の量を確かめて、少なかったら蒸留水を足す対応は正しい？

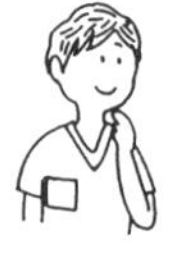

答える人 医師（泌尿器科）羽阪友宏

- まず、膀漏れの原因を検討する必要があります。原因により対応が異なります。
- 蒸留水が少なかったら、カテーテルが抜けかけている可能性があります。カテーテルを十分奥まで挿入後、ゆっくり蒸留水を追加してください。

Link Q39, 40, 41, 42, 43, 46, 47

脇漏れの原因① カテーテルの屈曲・閉塞・位置異常

カテーテルの屈曲がないか、観察しましょう。衣服やベルト部分で屈曲はないでしょうか。背側を通って圧迫されていないでしょうか。男性は外尿道口の潰瘍化を予防するため下腹部に、女性は大腿部に固定します。過度に牽引されて固定されていると、膀胱刺激から不随意収縮が生じる可能性がありますので、適度なゆとりが必要です。この場合、蒸留水を追加する必要はありません。

カテーテル閉塞の可能性はないでしょうか。下腹部の膨隆がないか観察し、可能であればエコーで過剰な尿貯留がないか確認しましょう。尿混濁や血腫による閉塞の場合、カテーテルチップで吸引し、閉塞を解除する必要があります。大きく硬い血腫は、除去が困難な場合があります。専門的な医師による処置が必要な場合がありますので、相談してください。この場合も、蒸留水を追加する必要はありません。

カテーテルの不全抜去の可能性もあります。蒸留水が不足し、バルーンが抜けてきている可能性があります。あるいは過度に牽引された場合でも不全抜去は起こり得ます。ラテックスバルーンの場合、変色の位置から不全抜去を判断できる場合があります。不全抜去の場合、重要なことは、バルーンをいったん虚脱させた後、カテーテルを膀胱内に十分挿入し、再度蒸留水を注入することです。もしも、バルーンが尿道内にある状態で、蒸留水を注入すると、尿道損傷を起こす可能性があるので、注意が必要です。また、バルーンが膨らんでいるにもかかわらず吸引できない場合の対処については、バルーンカテーテルの添付文書に非破裂法、破裂法についての説明が記載されていますので、参考にしてください。

まれですが、カテーテル先端が尿管口に挿入される例もあります。CTなど画像検査で評価のうえ、専門的な医師による対応が必要となります。

脇漏れの原因② 膀胱の不随意収縮

バルーンカテーテルによる膀胱への物理的刺激により、膀胱の不随意収縮が引き起こされる可能性があります。尿路感染による炎症や、過活動膀胱、神経因性膀胱により、不随意収縮が起こり、脇漏れに至ることがあります[1)]。

過活動膀胱に対しては、抗コリン薬やβ3受容体作動薬が考慮されるので、医師に相談してください[2)]。尿路感染は、留置型バルーンカテーテルでは必発であり、バルーン抜去や間歇的自己導尿の導入について検討する必要があります。

文献
1）堀江竜弥, 佐藤和佳子：長期留置カテーテル患者の管理. EB nursing 2009；9(4)：430-438.
2）日本排尿機能学会, 日本泌尿器科学会編：過活動膀胱診療ガイドライン第3版. リッチヒルメディカル, 東京, 2022：43-50.

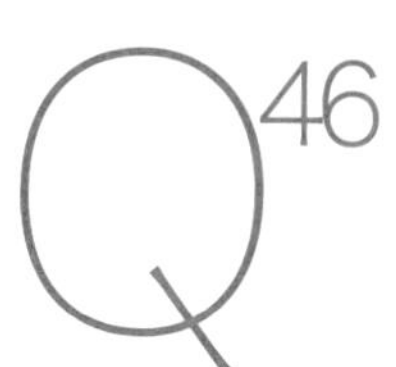

Q46 バルーンカテーテルの不快感はどうしたらいい？鎮痛薬は効果あるの？バルーンカテーテルが入っているのに"おしっこしたい"と言われたら？

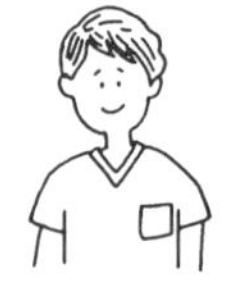

答える人 医師（小児泌尿器科）石井啓一

- まずバルーンカテーテルが屈曲や血塊などで閉塞していないかを確認、修正すべきで、改善しないときの鎮痛薬使用は有効です。
- 術直後の症例と、長期間の留置での対応はやや異なります。
- 対処しても不快感が強く続く場合や、発熱や発赤などの症状がある場合は、医師に相談してください。

尿道留置バルーンカテーテルは、尿が出にくい場合や術後管理で使用される医療器具です。

患者さんが違和感を感じるのはよくあることです。手術後であっても、最近は腹腔鏡などの内視鏡手術の割合が多いため、術後の訴えとして、「創痛」と、いわゆる「尿道カテーテルの痛み・違和感」が同程度みられたとの報告があります[1)]。通常は時間の経過とともに軽減されることが多いのですが増悪することもあります。まずその原因を探り、それに沿って対処方法を考えます。

Link Q39, 40, 41, 42, 43, 45, 47

原因は２つに大別できます。カテーテルの固定位置が正しくない場合や、留置が深すぎることがないか、カテーテル自体が閉塞していないかなどのカテーテル自体の問題と、そうでない場合です。症状がある場合はまず尿流が確保されているかどうかの見きわめが大切です。

カテーテル自体の問題への対処

蓄尿バッグまでの導管の屈曲がないか、固定テープが適切かどうかなどを、寝具を実際開いて確認します。その際に尿流があるか、尿色が赤くないかを視認、また導管をミルキングして尿流を確認してもよいでしょう。蓄尿バッグへの貯留尿量、患者下腹部の膨満の有無があれば、まずそれに対処します。必要があれば生理食塩液などにて膀胱洗浄を実施したり、固定のためのカフ蒸留水の量も確認します。

それ以外の問題への対処

尿流があれば、看護師は「おしっこは管が入っているので大丈夫ですよ。きちんと出ているのでおしっこに行かなくてもよいですよ、時間の経過で楽になることが多いですよ」などの現状の説明をするとよいことが多いです。

鎮痛薬の使用は有効なことがあります。内服薬よりも座薬による鎮痛を図るほうが、すみやかに症状が改善できるようです。直腸から薬物を吸収することにより、薬物が急速に吸収されるためですが、直腸や大腸の手術後や既往がある場合は留意が必要です。点滴薬を使用してもよいですが、眠気、吐き気、アレルギー、血圧低下などの副作用があるので、投与後は特に経過観察が肝要です。

飲食できる状態であれば水分を十分に摂取し、尿がスムーズに流れやすくします。カフェインは尿の量を増やす効果がありますが、膀胱刺激を引き起こすため、摂取量には注意が必要です。また、楽な姿勢をとる工夫や、深呼吸などのリラックス法を行うことでも不快感をやわらげることに効果があります。

長期間カテーテルが留置されている場合

カテーテルは異物であり、その長期の接触反応で尿道や膀胱の炎症、感染、損傷、出血などの問題が発生する可能性があります。定期的なカテーテル洗浄や交換、また可能であれば早期抜去が望ましいです。

MEMO カテーテルの選択

一般的にシリコン製の尿道カテーテルはラテックス製よりも高耐久性でアレルギー反応は少ないのですが、やや硬めです。またサイズが適切かどうかも検討してもよいでしょう。

特殊な、疼痛が軽減しやすい、局所麻酔投与ルーメンを有する尿道カテーテルもあるようです。当院では採用していないので参考文献を添付します[2)]。

文献

1）斉田芳久，榎本俊行，高林一浩，他：外科手術に関する患者アンケート調査－手術に関する身体的苦痛内容の調査．東邦医会誌 2016；63(2)：113-120.

2）福富久乃，井上弘子，齋藤洋子，他：術後患者の回復室における尿意の評価－局所麻酔投与ルーメンを有する尿道カテーテルの有効性．手術医学 2018；39(2)：78-80.

バルーンカテーテル　排尿管理　患者指導

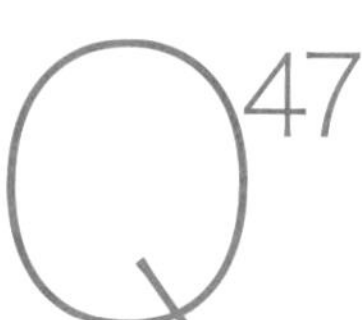

バルーンキャップの指導ってどうするの？

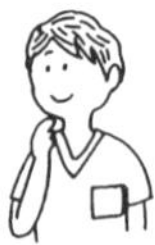

答える人　**看護師**（外来、皮膚・排泄ケア認定看護師）藤原裕子

- DIBキャップを使用することが多いです。
- きれいに手指を洗い清拭してキャップを開け閉めするように指導します。

排尿管理には間欠自己導尿とバルーンカテーテル留置があり、排尿障害がある場合、バルーンカテーテルを留置します。大半はバルーンカテーテルからの離脱が可能ですが、なかには離脱できない患者さんもいます。長期間留置することは尿道感染症発生リスクが高くなり、尿道口裂傷となることもあるため、排尿管理方法の検討が必要です。また、バルーンカテーテル留置の場合は蓄尿袋が必要で、袋を下げて生活することの煩わしさや見ため、活動制限など、ADLの自立している患者さんのQOLは低下します。

そこで、カテーテルの先端にキャップを装着し、定期的や膀胱充満感を自覚した場合にキャップを開け閉めして自己排尿する方法があります。その際にバルーンキャップとして使用されることが多いのが「DIB（ディブ）キャップ」という製品です 図 。畜尿袋の装着が不要となるため、患者さんのQOL向上につながっています。

DIBキャップの例　磁力を使った蓋がついており、手指巧緻性の低下した高齢患者でも比較的容易に開け閉めができるつくりになっている。

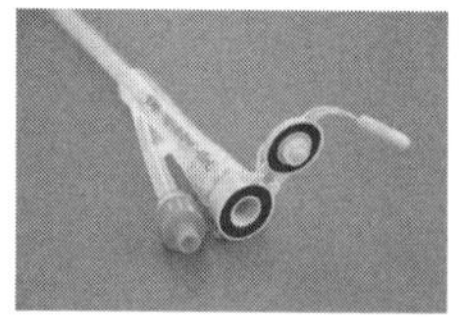

カテーテルの先端にキャップを装着した状態

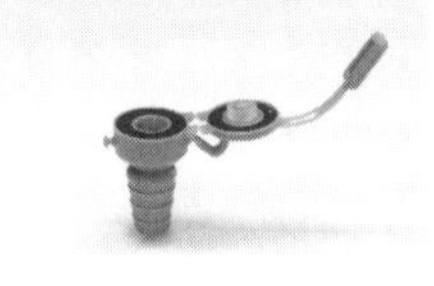

キャップの蓋が開いた状態

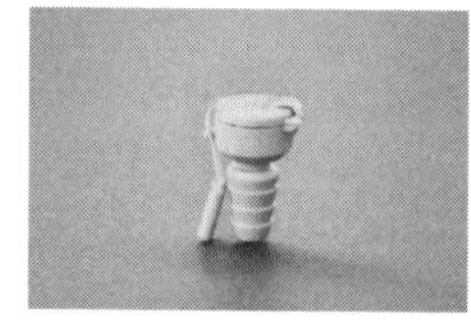

キャップの蓋が閉じた状態

DIBキャップ（写真提供：株式会社ディヴインターナショナル）

Link Q39, 40, 41, 42, 43, 44, 45, 46

DIBキャップ使用適応患者

- ある程度尿意があり※、尿がたまったことを認識し、自己排尿ができる。
- 患者さん自身でDIBキャップ操作が可能で自己管理ができる。

※たとえ尿意がなくても、医師の指示どおりの排尿時間に排尿行為ができる場合は使用可能です。この場合は、睡眠確保のために夜間蓄尿袋への接続が必要となり、それらの取り扱いができるかの判断も必要になります。

DIBキャップの管理方法

DIBキャップ使用が決定すれば、患者さんに管理方法を指導します。

①使用前には石けんで手を洗う。
②排尿の際に蓋を開けて排尿する。
③排尿が終わったらキャップの先端を清浄綿(またはアルコール含有のウェットティッシュ)で清拭する。
④蓋の丸い部分を穴に押し込みキャップを閉じる。
⑤蓄尿袋接続時:DIBキャップを外し、チューブ先端をアルコール含有ウェットティッシュで清拭し接続する。そのとき、接続部には触れないよう注意する。
⑥外したDIBキャップは水洗し蓋部分を下向きにして保存容器に入れ乾燥させる(日中DIBキャップ使用時は保存容器を乾燥させておく)。
⑦蓄尿袋使用の場合は尿廃棄方法を説明する。チューブの先端はビニール袋などで覆い、汚染しないように管理する。

そのほかの注意点

- DIBキャップの基本的な交換期限は4週間ごとになります。ただし、強い汚染などがあればそのつど交換が必要です。使用期間中にキャップの内側に尿カスがたまった場合は綿棒などでとることが可能です。
- バルーンカテーテルがグラグラすると尿道口裂傷の原因になるためテープでの固定や、下着などで押さえるよう説明しましょう。
- 蓋を閉めると完全閉鎖となり入浴は可能です。日ごろから、バルーンカテーテル挿入による感染予防のためにも入浴やシャワー浴を行い、陰部の清潔を心がけるような指導も大切です。

DIBキャップには磁石が入っているためMRI検査は装着のままではできません。
使用開始時にはかならず磁気製品であることの説明をしましょう。また、検査前には医師や看護師に相談するよう説明し、検査時にはDIBキャップを外し蓄尿袋への変更が必要です。

文献

1)日本創傷・オストミー・失禁管理学会編:コンチネンスケアの充実をめざして－排泄ケアガイドブック. 照林社, 東京, 2017:118.

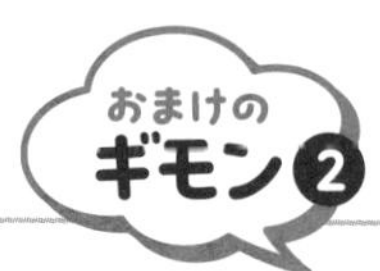

Q 頻回に経鼻胃管を自己抜去する場合は、どう対応したらいい？

（西口幸雄）

経鼻胃管は不快なのでよく抜かれます。その対策は、短時間であれば手の抑制しかありませんが、あまりやりたくありません。

経鼻胃管を入れるのが栄養投与目的なら、早めに胃瘻に変えます。減圧目的で1週間続く場合、腸閉塞が原因なら手術やPTEG（経皮経食道胃管挿入術）、胃瘻に変更したほうがいいと思います。私がまだ若かったころ、どうしても自己抜去するので鼻の下に縫合した患者さんがいましたが、かわいそうな処置をしたと反省しています。それでもすぐに抜かれました。よほど不快なのでしょうね。

A

（久保健太郎）

現場ではチューブをつかめないように固定方法を工夫したりもしていますが、経鼻胃管は非常に不快感が強いため、どうやっても自己抜去は起こってしまいます。胃瘻やPTEGなど経路の変更が一番だと思います。

栄養剤投与中の自己抜去は誤嚥や窒息などを起こし得るため、身体抑制が必要になることもあります。栄養剤投与中だけ行うなど身体抑制は最小限とし、栄養剤を投与していないタイミングでの自己抜去は許容するなど、チームで話し合っておくことも重要です。

また意外に医師は、自己抜去が頻回に起こっていて看護師が困っていることを知らない場合もあるので、医師と共に対策を検討することも重要です。

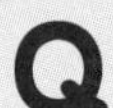

ドレーンの自己抜去を予防するには、どうすればいい？

（久保健太郎）

①しっかりと固定する：2か所以上で固定したり、フィルム材を広範囲に貼付する。固定糸もゆるんだり、外れたりしていないかを確認する。

②物理的に触れないようにする：腹帯やつなぎ服にして足元からチューブを出す。

③せん妄を予防する。

④ドレーンの早期抜去を検討する。

⑤患者さんにドレーンの必要性の説明や、移動時の注意点を説明する。

看護師だけで頑張るのではなく、医師と情報共有を行い、医師と共に対策を検討するのが重要だと思います。

Q 膀胱洗浄は生食? 蒸留水?

A （久保健太郎）

膀胱洗浄には滅菌生理食塩液を用いることが一般的です。理論的には低浸透圧である蒸留水を用いると、膀胱の上皮細胞内に水が流入するため細胞が膨らみ、細胞膜が破壊、細胞が死に至る可能性があります。また経尿道的手術中や手術後には、尿道の切除した部分から蒸留水が血管内に流入し、血液が希釈され低Na血症をきたします（TUR症候群といわれています）。しかし実際には滅菌蒸留水を用いている施設もあるようなので、このような問題が発生する可能性は低いかもしれませんが、生食が望ましいといえるでしょう。

Q CVポートの点滴が滴下しない。どうすればいい?

A （西口幸雄）

① 逆血を確認する。

② 小さな注射器で生理食塩水を勢いよく注入する。

③ それでもだめなら抜去する。

私はこういう手順で対応していました。

Q バルーンが1回でうまく入らなかった場合、そのカテーテルはもう1回使用してもいいの?

A （久保健太郎）

誤って腟に挿入するなど1回でうまく入らなかった場合は、尿路感染防止のため新しいカテーテルを使用する必要があります。高齢の女性では腟が萎縮して外尿道口が見えないことも少なくなりません。Q41にそんな場合の挿入方法が書かれています。

Q 胃瘻からの薬注入後は白湯でフラッシュ? 空気のフラッシュ?

（西口幸雄）

白湯でしょう。薬液がカテーテル壁に付着していたりした場合、それを流すのは空気よりも白湯のほうが、物理的に圧力がかかるのでいいと思います。水分の補給にもなります。

Q 中心静脈カテーテルは定期的に入れ替える必要があるの?

（西口幸雄）

定期的に入れ替える必要はありません。当院でも重症患者を扱う部署で1週間毎に定期でカテーテル交換されていましたが、私がNST委員長のときにやめてもらいました。熱も出ていないのに古いという理由だけでカテーテル交換が行われていました。「長期留置例にカテーテル感染が多い」のが理由でしょう。それを定期交換で防げるかは別問題です。そのたびにカテーテル感染の機会が増えます。

5章

薬剤のギモン

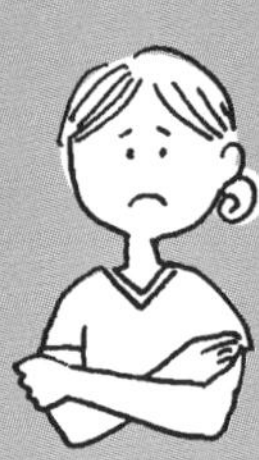

当院の看護師およそ1200名に“看護に関する疑問”を募ったところ、薬剤に関する疑問がダントツで多かったです。

看護師は薬剤の最終投与者になることが多く、薬の効果や副作用の観察をする役割も求められています。そのため看護師にとって薬の知識は必要不可欠といえます。

与薬の間違いは患者さんへの影響も大きいため、ここで少しでも疑問を解消しておきましょう。（久保健太郎）

ヘパリンロック　生食ロック
ヘパリン起因性血小板減少症（HIT）

Q48 ヘパリンロックと生食ロックはどう使い分けているの? ヘパリンロックの10単位/mLと100単位/mLの使い分けは?

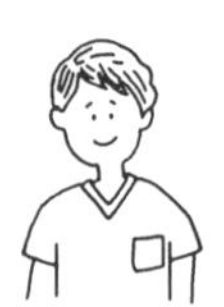

答える人 看護師（医療安全管理部）久保健太郎

- **末梢は生食ロック、CVはヘパリンロックが基本です。**
- **ヘパリンロック10単位/mLは6時間まで、100単位/mLは12～24時間まで、とされています。**
- **ルート確保が難しい、よく閉塞するような場合は、末梢でもヘパリンロックを検討します。**

※大前提として、ヘパリンロックも生食ロックも医師の指示で行う必要があります。

PVCとCVCで使い分ける

以前は、末梢静脈カテーテル（PVC）のロックにはヘパリンロックが用いられていましたが、1996年にCDCガイドラインで「生食ロックはPVCの開存と静脈炎予防にヘパリンロックと同等の効果がある[1)]」と記載がされたことによって、日本でも生食ロックが使用されることが多くなりました。しかし2002年以降のCDCガイドラインではその記載はなくなっています。これは1998年に「10単位/mLのヘパリンロックでは生食ロックと差はないが、100単位/mLのヘパリンロックでは生食ロックよりも有意に開存率が高い[2)]」という論文が発表されたためではないかと考えられています。

日本で販売されているヘパリンロックには10単位/mLと100単位/mLのものがあります。使い分けとしては「10単位/mLは6時間まで、100単位/mLは12〜24時間まで使用できる[3)]」と添付文書に記載されています。

HITが起こるリスクを防ぐことを優先して

ヘパリンロックの一番の問題は、まれではありますがHIT(ヘパリン起因性血小板減少症)という重篤な副作用を起こす可能性があるということです。HITは血小板が急激に減少し、それだけでなく血小板が活性化されて血栓塞栓症を起こしやすくなり、心筋梗塞、脳梗塞、肺塞栓などを合併して、死亡率は10〜20%とされています。PVCはたとえ閉塞したとしても、入れ替えが比較的容易であることを考えると、万が一HITが起こったときのデメリットのほうが大きく、基本的には生食ロックでよいと思います。ただしルート確保が難しい患者さんやよく閉塞するような患者さんにはヘパリンロックを検討してもよいでしょう。

中心静脈カテーテル(CVC)の場合は、最近の論文でも「ヘパリンロックのほうが生食ロックよりも開存率が高い[4)]」という結果になっており、閉塞した場合のデメリット(入れ替えのリスクなど)も大きいため、ヘパリンロックを使用するべきです。

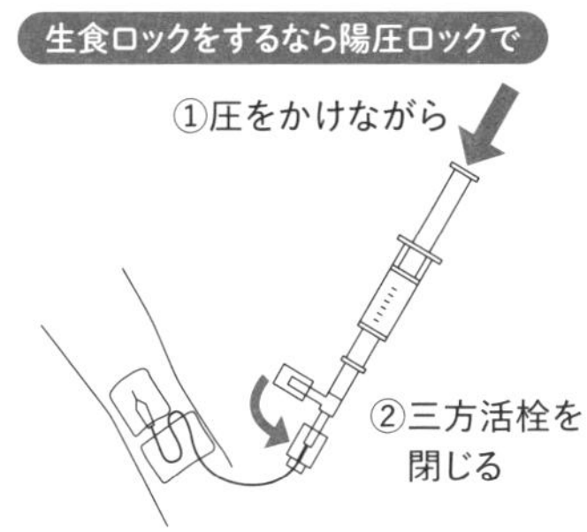

文献

1) Pearson, ML. Guideline for prevention of intravascular device-related infections. Part I. Intravascular device-related infections: an overview. The Hospital Infection Control Practices Advisory Committee. *Am J Infect Control* 1996; 24: 262-277.

2) Randolph AG, Cook DJ, Gonzales CA, et al. Benefit of heparin in peripheral venous and arterial catheters: systematic review and meta-analysis of randomised controlled trials. *BMJ* 1998; 316: 969-975.

3) ヘパリンNaロック用シリンジ 添付文書

4) López-Briz, E, Garcia VR, Cabello JB, et al. Heparin versus 0.9% sodium chloride locking for prevention of occlusion in central venous catheters in adults. *Cochrane Database Syst Rev* 2018; 7: CD008462.

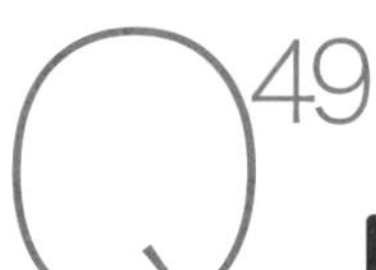

Q49 KCL(生食500mLに混注している場合)は自然滴下で投与してはいけない? 輸液ポンプで投与すべき?

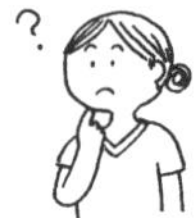

答える人 看護師(医療安全管理部) 久保健太郎

- 添付文書どおりの濃度(40mEq/L以下)で希釈している場合は、必ずしも輸液ポンプを使用する必要はありませんが、点滴速度には注意しましょう。

※自施設の決まりに従ってください。

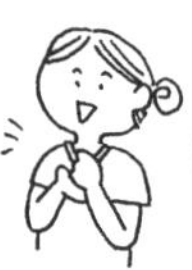

静注用カリウム製剤の急速投与はキケン!

KCLなどの静注用カリウム製剤は急速静注をすると、不整脈や心停止を起こす恐れがあります。2000年代初頭に静注用カリウム製剤を点滴ボトル内に混注すべきところを誤って原液のまま側管から静注し、患者さんが死亡した医療事故が6件報道されました[1)]。これ以降、厚生労働省や日本看護協会などから多くの注意喚起がなされたり、三方活栓には直接接続できないキット製剤が開発されるなど、重点的な対策がとられてきました。ただ、その後も原液のまま投与してしまった事例

 Link Q57

が7件報告されており、うち1件は死亡しています[2)]。死亡事例はすべて希釈せずに原液で投与してしまった事例です。

静注用カリウム製剤の添付文書[3)]には、以下のように記載されています。

- 「40mEq/L以下に希釈すること」
  （例えばKCL注20mEqキット20mLの場合、500mLの輸液製剤で希釈する）
- 「投与速度は20mEq/時を超えないこと」
  （生食500mL+KCL注20mEqの場合、1時間以上かけて投与する）

ここで注意しなければいけないのは、すでにカリウムが入っている輸液製剤があるということです。例えばソルデム3A輸液500mLには10mEqのカリウムが入っていますし、高カロリー輸液のフルカリック1号輸液1袋（903mL）には30mEqのカリウムが入っています。つまりソルデム3A輸液500mLにKCL注20mEqを入れるとカリウム濃度は30mEq/500mL＝60mEq/Lになり濃度が濃すぎることになります。

輸液ポンプだから安全とは言いきれない

静注用カリウム製剤を投与する場合、輸液ポンプを使用するルールとしている施設もあると思います。正確な流量で投与するために輸液ポンプを使用しますが、使い方を誤って急速投与となってしまう医療事故も多数報告されています[4)]。

例えば「流量80（mL/時）」、「予定量500（mL）」とするところを、流量と予定量を反対に設定してしまうというケースや、小数点以下を設定できる輸液ポンプで「流量80.0（mL）」とするところを誤って「流量800.0（mL）」と設定してしまったなどのケースも考えられるため、輸液ポンプを使用することが必ずしも安全とは限りません。そもそも添付文書どおりの濃度で希釈している場合は、ソルデム3Aやフルカリックよりも少し濃い程度の濃度であり、それほど危険性が高いものではありません。

何よりも大事なのは添付文書どおりに希釈すること、投与中は点滴速度を含めて十分に観察することです。

文献

1）日本看護協会：「高濃度塩化カリウム製剤」に関する注意!! 2004.
https://www.nurse.or.jp/nursing/practice/anzen/improve/pdf/20040628.pdf（2023.4.20アクセス）

2）医療機能評価機構：カリウム製剤の急速静注に関連した事例．医療事故情報収集等事業 第40回報告書，2014：127-142.
https://www.med-safe.jp/pdf/report_40.pdf（2023.4.20アクセス）

3）KCL 添付文書

4）医療機能評価機構：輸液ポンプ・シリンジポンプの設定に関連した事例．医療事故情報収集等事業 第61回報告書，2020：48-61.
https://www.med-safe.jp/pdf/report_61.pdf（2023.4.20アクセス）

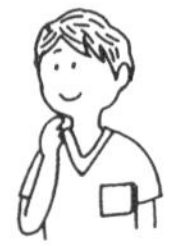

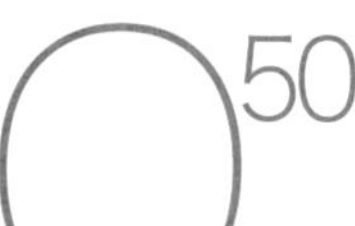

Q50 抗生剤は同じ時刻に複数種類ある場合は、同時に投与してはダメ?

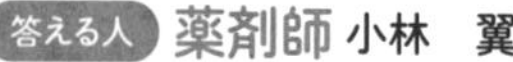

答える人 薬剤師 小林　翼

- 原則は単独投与です。
- 薬剤によっては同時投与が可能です。
- 輸液に注意が必要な抗生剤もあります。

薬剤どうしが混ざり合うことで、白濁や結晶化、薬力価の低下など配合変化が起こる可能性があります。

抗生剤どうしの配合変化

例としてセファゾリンとバンコマイシンがあり、配合直後から白色の懸濁液となります 表。しかし、タゾバクタム/ピペラシリン(ゾシン®)とバンコマイシンのように、配合変化に問題がないため、同時投与ができる抗生剤もあります。

Link Q51, 52, 65, 66, 70

バンコマイシン点滴静注用の配合変化

配合薬剤（メーカー名）	配合薬量	配合方法	試験項目	測定時点			
				配合直後	3時間後	6時間後	24時間後
セファメジンα注射用1g（LTLファーマ）	1g（力価）	④注1)	外観	白色の懸濁液	無色透明の液 白色の沈殿物	同左	同左
			pH	4.32	4.37	4.4	4.63
			残存率（%）注2)	100.0	98.7	98.3	99.8

注1）本剤1バイアルを注射用水5mLで溶解後、配合薬剤に生理食塩液を適当量加えて溶解した液と混合し、生理食塩液で全量を100mLにし、検体とした。
注2）配合直後の含量を100.0%として、各測定時点の残存率を算出した。

タゾバクタム／ピペラシリンの配合変化

配合製剤		配合方法	試験項目		保存期間			
製剤名	配合量				開始時	3時間	6時間	24時間
塩酸バンコマイシン点滴静注用0.5g	100mL注1)	2注2)	性状		無色澄明	変化無し	変化無し	変化無し
			pH		5.2	5.1	5.1	4.9
			定量試験（%）注3)	TAZ	100	98.9	100.4	99.1
				PIPC	100	98.9	100.1	98.5

注1）表示量の生理食塩液に溶解し、試験製剤と混合した。
注2）試験製剤1バイアルを注射用水20mLに溶解し、各配合製剤と混合した。
注3）開始時を100とした残存率で示した。

抗生剤と輸液の配合変化

ほかにも抗生剤と輸液の配合変化としては、メロペネムとL-システイン含有のアミノ酸輸液では、外観に変化がないにもかかわらず、メロペネムの残存率が低下することが報告されています。

また、カルシウム含有の輸液などとセフトリアキソンNaで結晶化する可能性があり、ルート閉塞が起こります。

配合変化は外観でわかるものだけでないため、困ったときは薬剤師に相談しましょう。

文献
1）バンコマイシン点滴静注用 0.5g「トーワ」の配合変化に関する資料
2）タゾピペ配合静注用「SN」の配合変化に関する資料
3）石井伊都子監修, 注射薬調剤監査マニュアル編集委員会編：注射薬調剤監査マニュアル2023. エルゼビア・ジャパン, 東京, 2022.
4）各薬剤配合変化表・インタビューフォーム

抗生剤 投与間隔 最小発育阻止濃度(MIC)

Q51 抗生剤(例えばセファゾリン)を1日2回の指示で具体的な時間がないときは、12時間ごとに投与すべき? 6時間空ければいいと聞いたこともあり、10時・16時でもいいの?

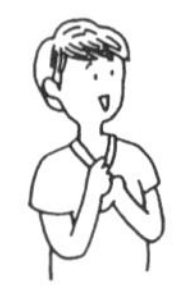

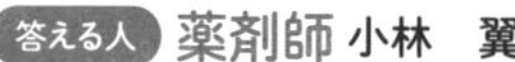

答える人 薬剤師 小林 翼

- 抗生剤は治療効果や副作用のリスクから、正しい投与間隔で投与することが重要です。

Link Q50, 52

抗生剤の治療効果は、それぞれの特長によって時間依存性と濃度依存性に分けられます。

濃度依存性

- 血液中の薬物濃度が高ければ高いほど強い治療効果が得られます。
- アミノグリコシド系・ニューキノロン系
- 適切な投与方法：1回の投与量を多くするほうが臨床効果は高くなります。

時間依存性

- 濃度を上げるよりも、最小発育阻止濃度(MIC)以上の血中濃度を維持させることで最大の治療効果が得られます。
- βラクタム薬・マクロライド系(一部除く)、テトラサイクリン系
- 適切な投与方法：数回に分けて一定の間隔で投与したほうが臨床効果は高くなります。

濃度依存性の抗生剤は間隔を空けずに投与すると、副作用の出現リスクを上げてしまいます。また、図 をみると、時間依存性の抗生剤であるセファゾリンを6時間開けて投与した場合と比べて、12時間ごとに投与した場合のほうがMIC以上の血中濃度を維持できていることがわかります。

セファゾリンの血中濃度

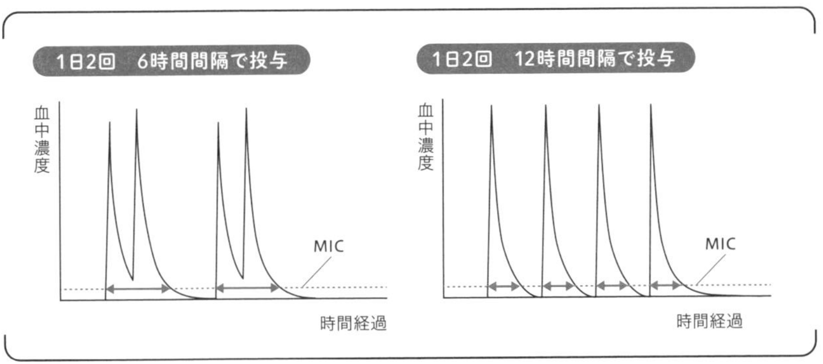

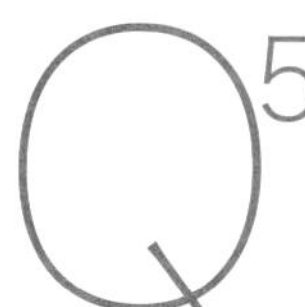

Q52 抗生剤の作り置きはOK?

答える人 薬剤師 小林 翼

●原則、作り置きはせず、投与直前に調製しましょう。

※自施設の決まりに従ってください。

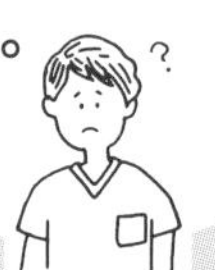

抗生剤だけでなく、薬剤の調製は直前が望ましいですが、業務上難しいのが現実です。しかし、点滴や注射剤など無菌的な処理を必要とする薬剤は、溶解後の安定性や細菌汚染のリスクから原則、溶解後すみやかに使用することが必要です。

やむを得ず保存しなければならない場合、冷所管理などで安定性が保証されている薬剤もあるため、薬剤師に相談しましょう。

例えば、メロペネムは5％ブドウ糖輸液に溶解後、25℃で6時間後には残存率が90％を下回るため、力価が保証されている3時間以内に投与終了は必要です。しかし、5℃以下で保存した場合、6時間後でも力価は95.5％と使用可能と考えられます。

セファゾリン、セフメタゾール、セフトリアキソン、セフェピム、スルバクタム／アンピシリン、タゾバクタム／ピペラシリン、バンコマイシンは、生理食塩液で溶解後、25℃で24時間後の残存率は90％を上回るため、使用可能と考えられます。

溶解後の安定性

製剤	溶解液	温度	試験項目	測定時間(時間)			
				0	3	6	24
メロペン®点滴用バイアル0.5g 1バイアル	5% ブドウ糖液 100mL	25℃	力価	100	91.5	84.9	59.5
			外観	無色	無色	無色	無色
			pH	8.0	–	–	8.0
		5℃	力価	100	99.2	95.5	82.5
			外観	微黄色	淡黄色	淡黄色	淡黄色
			pH	7.86	7.81	7.79	7.79

力価：残存率(%)

住友ファーマ株式会社 メロペン インタビューフォームより引用

文献
各薬剤添付文書・インタビューフォーム

Link Q50, 51

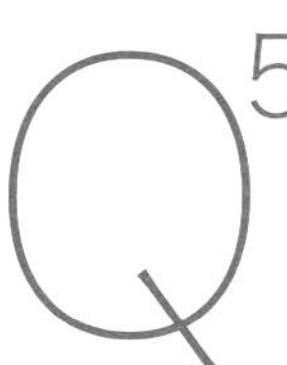

Q53 ビーフリード®、パレプラス®の遮光は必要? なぜ遮光するの?

答える人 薬剤師 佐々木 剛

- ビーフリード®は、室内散乱光下では遮光は必要ありません。
- パレプラス®は、光に不安定なビタミンが含まれているため、遮光カバーをつけて投与します。ビタミンの分解を抑制するためです。

ビーフリード®輸液は、ビタミンはB1のみ配合されています。ビタミンB1は短時間では光分解は起こりにくいため、通常の室内散乱光下(窓際とかでない、通常の蛍光灯下などでの室内の明るさ)にて投与する場合は、遮光カバーをつける必要はありません。しかし、直射日光など光が強く当たる場合や、光分解されやすいビタミン剤などを混合した場合には、遮光カバーが必要となります。

パレプラス®輸液は水溶性ビタミンが9種類含まれており、特に分解が起こりやすいビタミンC、ビタミンB12が含まれているため、遮光カバーを付けての投与が必要です。

輸液剤の安定性データ[1, 2]

	保存条件	安定性
ビーフリード®輸液(500mL)	外袋開封後(隔壁開通後) 室温、散光下(約500lx)	混合7日後の含量は、いずれの試験項目も表示量の95%以上であった
パレプラス®輸液(500ml、1000mL)	隔壁開通後、遮光カバー存在下 室温、室内散乱光下	24時間安定

文献
1)大塚製薬工場医療関係者向け情報サイト:ビーフリード輸液の製品Q&A
https://www.otsukakj.jp/med_nutrition/qa/dikj/product/000271.php(2023.6.20アクセス)
2)パレプラス輸液 医薬品インタビューフォーム

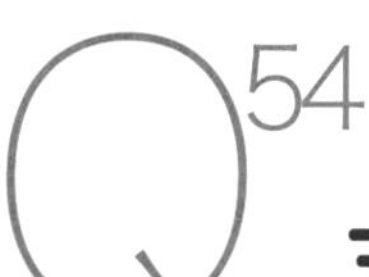

Q54 末梢から高カロリー輸液を投与してしまったら、どうなるの?

答える人 薬剤師 佐々木　剛

●血管痛、血管炎が起こる可能性があります。

高カロリー輸液は、末梢から投与する輸液に比べ3～6倍も高濃度であるため浸透圧比が高く、末梢静脈から投与すると血管痛や静脈炎を起こし、やがて血管が閉塞します。

高カロリー輸液は浸透圧比が高いため、必ず中心静脈ラインから投与する必要があります。

浸透圧比とは

浸透圧比とは、製剤の浸透圧と血液（＝生理食塩液）の浸透圧との比のことです。浸透圧比が1であれば、血液と同じ程度の浸透圧です。高カロリー輸液は長期間経口摂取ができない患者さんの栄養を補充するため高カロリーで設計されており、糖分も高濃度で含まれています。そのため浸透圧が高くなっています。

ヒトは細胞内液、組織間液、循環血漿の3分画は、それぞれの浸透圧を一定に保つことで液量を一定に保っていますが、高張液を投与することによって、水分の移動が起こります。高張液は水分を引っ張り、濃度をまわりに合わせようとします。血管内に高張液が入った場合、まわりの水分を引き寄せます。持続的に投与される場合は、血管内の水分が引き寄せられ、それでも足りない場合は、血管内に細胞外液を引き込もうとします。

高カロリー輸液のような浸透圧の高い溶液が血管内に入ると、細胞外液を引き込む際に血管内皮細胞を通り血管内へ水分が移動し内皮細胞が縮小します。しかし、内皮細胞の縮小に対して、結合組織は縮小しないため、内皮細胞が剥離し静脈炎が生じ、痛みや腫脹を発生させます。

Link Q53, 56, 57

傷ついた血管は、血管内皮細胞を治そうとしてフィブリンが集まってきます。フィブリンが集まれば、血塊ができ、やがて血栓ができる可能性があり、血栓症を発症するリスクも高くなります。また傷ついた血管は漏れやすくなったり、狭窄したり、詰まったりすることがあります。そうなると、その傷ついた血管によって血液が供給されていた組織への血流が途絶えます。血流が途絶えた組織（虚血領域）は、永続的な損傷を受けたり、壊死したりすることがあります。

一般的に末梢静脈から点滴可能な輸液は浸透圧比約3（800～1000mOsm/kg）までといわれており、パレプラス®やビーフリード®で浸透圧比3となっています。エルネオパ®であれば、1号液で浸透圧比約4、2号液で浸透圧比約6となります。

心臓に近い上大静脈は太くて血流が多く、高濃度の高カロリー輸液を投与しても瞬時に多量の血液で薄められ、血管や血球に対する影響が少なくなります。

代表的な輸液製剤の浸透圧比

	製品名	浸透圧比
末梢静脈栄養輸液	ビーフリード®輸液	約3
	パレプラス®輸液	約3
	プラスアミノ®輸液	約3
	ツインパル®輸液	約3
	パレセーフ®輸液	約3
	エネフリード®輸液	約3
中心静脈栄養輸液	エルネオパ®NF輸液（1号・2号）	1号：約4、2号：約6
	フルカリック®輸液（1号・2号・3号）	1号：約4、2号：約5、3号：約6
	ハイカリック液（1号・2号・3号）	1号：約4、2号：約6、3号：約8
	ハイカリックRF輸液	約11
	リハビックス®-K輸液（1号・2号）	1号：約4、2号：約5
	ピーエヌツイン®輸液（1号・2号・3号）	1号：約4、2号：約5、3号：約7
	ネオパレン®輸液（1号・2号）	1号：約4、2号：約6
	ワンパル®輸液（1号・2号）	1号：約4.8、2号：約6.7
	ミキシッド®輸液（L注・H注）	L：約4、H：約5
	ブドウ糖注射液50%など（12%以上）	50%：約12、70%：約15

高カロリー輸液製剤には、写真のように「中心静脈点滴専用」と明記されているので、投与前に確認してください。

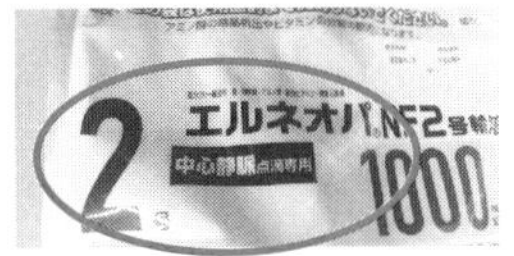

文献
1）大塚製薬工場：輸液と栄養 Q&A
https://www.otsukakj.jp/healthcare/iv/（2023.6.20アクセス）
2）Villa-Forte A：血管炎の概要．MSDマニュアル家庭版．2020.

同時投与　脂肪乳剤　高カロリー輸液

Q55 イントラリポス®は単独で投与すべき？ 側管から投与してはいけないの？

答える人　薬剤師 佐々木　剛

- 基本は単独投与です。どうしても別ルートを取ることができない場合には、輸液ルートの側管から脂肪乳剤を同時に投与することは可能です。

イントラリポス®輸液とは、三大栄養の1つである脂肪を静脈内に投与できる唯一の製剤で、水に不溶な大豆油の中性脂肪を、卵黄レシチンを生成した卵黄リン脂質で乳化して可溶化したものです[1]。

脂肪乳剤とTPN輸液を混合すると、時間経過とともに脂肪粒子が凝集して粗大化を起こし、肺血栓などの問題が起こるとされているため、直接の混合はできませんが、基本のTPN製剤（エルネオパ®NF1号、2号など）や、末梢栄養輸液製剤（ビーフリード®）の側管からの同時投与では可能です。側注で同時投与した場合は、両者はほぼ分離して流れ、接触時間も短いため、問題ないとされています。

ただし中心静脈栄養用ルートに付いている輸液フィルターは、目詰まりを起こすため、フィルターより患者さん側の側管から投与する必要があります。また輸液にインスリンやその他の電解質、ガスターなど他の薬剤が混合されている場合は、配合変化のデータがないため、同時投与は避けたほうがよいでしょう。

ミキシッド®やエネフリード®の脂肪乳剤含有の製剤も発売されています。ミキシッド®については高カロリー輸液用総合ビタミン剤と高カロリー輸液用微量元素（アセレンドも含む）および電解質製剤（ナトリウム製剤、カリウム製剤のみ）ののみしか混合できず、投与ラインは完全閉鎖ルートにし[2]、その製剤の輸液ルートからの側注はできません。エネフリード®については、混注不可で、単独投与のみで側管からの抗生剤などの投与もできないので注意が必要です。

文献

1）井上善文：脂肪乳剤ナビゲータ．フジメディカル出版，大阪，2023：32．
2）日本静脈経腸栄養学会編：静脈経腸栄養ガイドライン 第3版．照林社，東京，2013：41-42．
3）日本在宅医療連合学会監修：静注用脂肪乳剤ご使用の手引き．大塚製薬工場，2020．
https://www.otsukakj.jp/healthcare/home_nutrition/iv_fat_emulsion.pdf（2023.6.20アクセス）

Link Q56, 65, 68

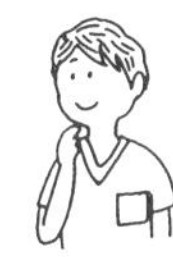

Q56 なぜTPNで肝機能が悪化するの？

答える人 医師（消化器外科）櫻井克宣

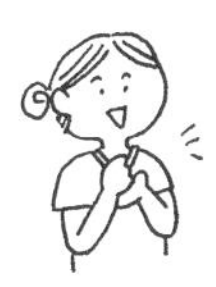

- **点滴開始の初期に高カロリー輸液を急速・過剰に投与すると、肝機能障害が起こりやすくなります。**
- **絶食を伴う長期のTPN（中心静脈栄養）や必須脂肪酸の欠乏によっても、肝機能障害が起こる可能性があります。**

TPNに伴う合併症に肝機能障害があります。原因としては、①グルコースの急速・過剰投与、②必須脂肪酸の欠乏、③胆汁うっ滞などが挙げられます[1, 2]。

原因① グルコース主体の高カロリー輸液を過剰に投与すると、血糖値が高くなり、高インスリン血症になります。門脈中のインスリンが高いと、インスリンの脂肪合成作用によって、肝臓に脂肪が蓄積され、肝機能障害を引き起こすことがあります。また、高カロリー輸液によって、グルコースを過剰に投与すると、トリグリセリドが産生され、肝臓に脂肪として蓄積され、脂肪肝を引き起こし、肝機能が障害されます。

原因② 脂肪酸を含まない高カロリー輸液を長期間続けていると、必須脂肪酸欠乏症が発症し、肝臓で細胞膜障害が起こり、中性脂肪の排出が抑制され、脂肪肝になり、肝機能が障害されます。

原因③ 長期間の絶飲食の下、高カロリー輸液が長期間続くと、肝臓の脂肪変性、脂肪肝、胆汁うっ滞が起こることがあります。重症化すると、慢性不可逆性胆汁うっ滞に至り、肝不全という重篤な臓器障害に陥ることもあります。

肝機能を注意深くモニタリングすれば、早期に肝機能障害を診断することが可能なので、TPNの組成や投与量を変更することにより、多くの場合、肝機能は改善します。

文献

1）田中芳明，八木実：TPNに伴う肝障害の病因・病態．医学のあゆみ 2006；218（5）：409-412．
2）日本静脈経腸栄養学会編：静脈経腸栄養ガイドライン 第3版．照林社，東京，2013：153-170．

Link Q55, 57

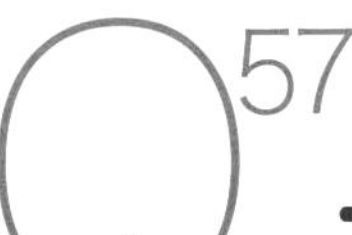

Q57 TPNは輸液ポンプを使用すべき？インスリンが入っていたらどうする？

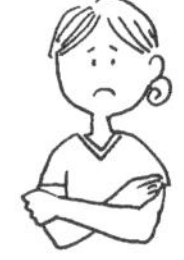

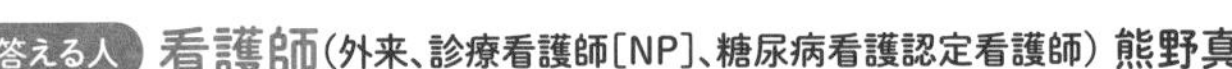

答える人 看護師（外来、診療看護師［NP］、糖尿病看護認定看護師） 熊野真美

- **TPNでは必須ではありませんが、輸液バッグ内へのインスリン混注の有無にかかわらず、投与速度を一定に保つ必要があるため輸液ポンプの使用が推奨されます。**

中心静脈栄養法（total parenteral nutrition：TPN）を選択される患者さんは重症例や低栄養状態となっていることが多く、またTPNでは高濃度・高浸透圧の輸液を投与するため、代謝性合併症を発症するリスクが高いといえます。代謝性合併症には高血糖や低血糖、リフィーディング（Refeeding）症候群などがあります。

高血糖

術後や炎症性疾患などの侵襲時は、ストレスホルモンの分泌が増加し、インスリンが効きにくい状態となるため、通常より血糖値が上昇しやすくなっています。加えてTPNで使用される高カロリー輸液はグルコースを20％程度（15～50％）含有しており、グルコースの投与速度が5 mg/kg/分を超えると高血糖になりやすいといわれています。高カロリー輸液投与時は、高血糖が続くことにより高浸透圧高

Link Q49

血糖状態や、カテーテル関連血流感染症(catheter-related blood stream infection：CRBSI)など重篤な合併症を引き起こす可能性が高いため、血糖値が100〜200mg/dLとなるようにこまめな血糖測定や投与速度の調整が必要です。グルコース投与速度が適切にもかかわらず高血糖となっている場合は、輸液中のグルコース10g(5〜10g)あたり1単位の速効型インスリンを輸液バッグ内に混注し血糖管理を行います。

低血糖

インスリン投与中、患者さんの状態の変化や輸液内容の変更により低血糖となる場合もありますので、継続した血糖測定や投与速度の調整は必要です。また高カロリー輸液を急に中止させると、グルコースの投与は止まりますが、身体はインスリン分泌が亢進した状態が続いているため、低血糖を起こすことがあります。輸液を中止する場合は30分〜1時間は輸液速度を半分程度に落として低血糖を予防します。

Refeeding症候群

長期間低栄養状態にある患者さんに対し、急速にグルコースを投与することにより、低リン血症などの電解質異常を引き起こし、意識障害や心不全、不整脈、呼吸不全などの重篤な状態となります。Refeeding症候群予防のために、投与エネルギーを低め(10kcal/kg体重/日)から開始し徐々に上げていくことが推奨されています。

その他、高カロリー輸液の急速投与では、高齢者や腎障害、心肺機能低下症例では、浮腫や心不全、肺水腫などを併発する場合があります。さらに末梢挿入式中心静脈カテーテル(peripherally inserted central catheter：PICC)が肘から挿入されている場合は、肘の屈曲により滴下が変動することがあり、頻回に投与速度の確認が必要です。そのため、輸液ポンプの使用は必須ではありませんが、より安全にTPNを管理するためには輸液ポンプの使用が推奨されます。

文献

1)吉川正人：投与経路の作成：CVポートの留置と管理(前胸部ポート：chest port). 井上善文編, 静脈経腸栄養ナビゲーター－エビデンスに基づいた栄養管理, 照林社, 東京, 2021：217-227.

2)吉川正人：中心静脈栄養法(TPN)の管理方法. 井上善文編, 静脈経腸栄養ナビゲーター－エビデンスに基づいた栄養管理, 照林社, 東京, 2021：259-274.

2)鍋谷圭宏：静脈栄養法の管理. 日本臨床栄養代謝学会編, 日本臨床栄養代謝学会JSPENテキストブック, 南江堂, 東京, 2021：295-309.

3)鍋谷圭宏：静脈栄養法の合併症と対策－静脈栄養法におけるリスクマネジメント. 日本臨床栄養代謝学会編, 日本臨床栄養代謝学会JSPENテキストブック, 南江堂, 東京, 2022：337-345.

4)日本静脈経腸栄養学会編：PARTⅡ 栄養療法の進め方と評価, 合併症予防のためのモニタリングと対策. 静脈経腸栄養ガイドライン 第3版. 照林社, 東京, 2013：153-170.

5)日本糖尿病学会編著：経静脈栄養療法. 糖尿病専門医研修ガイドブック 改訂第8版－日本糖尿病学会専門医取得のための研修必携ガイド. 診断と治療社, 東京, 2021.

6)戸邉一之, 薄井勲, 浦風雅春, 他：周術期およびICUでのインスリン使用法. 薄井勲, 戸邉一之編著, インスリン療法マニュアル 第5版, 文光堂, 東京, 2019：130-133.

7)東口高志, 五嶋博道, 根本明喜, 他：中心静脈栄養法(TPN)のformula. 臨床外科 2003；58(5)：619-627.

8)井上善文：栄養輸液・輸液管理とその実際. 中心静脈栄養法と末梢静脈栄養法. 診断と治療 2021；109(3)：357-366.

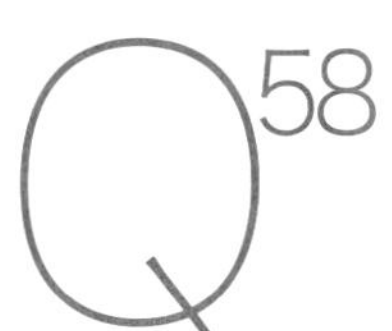

Q58 薬剤を生食100mLなどで溶解するときと、ショットでいく場合があるのはなぜ? 添付文書に「溶解」と書いていないものでも溶解することが多いけれど、よいの?

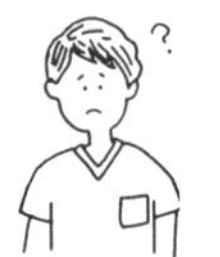

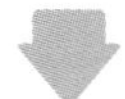

答える人 薬剤師 井口勝弘

● 水分量を減らしたい場合や小さい子供などの長時間じっとできない患者さんであれば、点滴静注よりも静脈内注射(いわゆるショット)が適しています。

添付文書の「用法及び用量」の項目に「静脈内注射又は点滴静注する」と記載のある薬剤について、メーカーからの回答では、静脈内注射でも「緩徐に」と記載のある場合もあり、そのときは2～3分程度で、「極めて緩徐」には5分程度かけての投与が一般的とされています。

同じ薬剤でも投与方法が静注や筋注、皮下注などの違いによって、溶解液そのものや溶解量が変わってくる場合があります。等張とならないため溶解液に注射用水を用いない薬剤や、組織・神経などへの影響を避けるために注射用水を使用する薬剤もあるので、注意が必要です。

また、溶解液は添付されてはいませんが溶解量が決められている薬剤や、塩析を避けるためにいったん注射用水で溶解後に指定の輸液で希釈して投与する、というように2段階希釈が必要な薬剤もあります。

シリンジポンプを利用して、微量の薬液を一定の速度で長時間にわたって正確に投与する必要がある薬剤は、希釈して使用します。

Q59 ヨード造影剤アレルギーの人は、ポビドンヨードも消毒で使用してはダメ？

答える人 薬剤師 井口勝弘

● ヨード造影剤の使用時にアレルギー症状を起こした人が、外用のポビドンヨードで同じ症状を起こすとは限りませんが、医師にアレルギー歴を伝える必要があります。

ポビドンヨードは、結核菌、ウイルス、真菌、一般細菌、酵母様真菌および腟トリコモナスなどに効力を示す殺菌消毒剤の有効成分の１つです。主に正常皮膚、粘膜および創傷などの消毒に使用されます。これらの部位へ頻回または広範囲に使用すると、血中ヨウ素濃度が上昇して甲状腺機能異常、代謝性アシドーシスおよび腎不全などが生じる可能性があります[1)]。

ポビドンヨードを含む消毒剤は使用部位によってさまざまな剤形があり、用途によって使い分けされています。

咽頭・口腔内や皮膚・粘膜の創傷部位、熱傷皮膚面の消毒、褥瘡・皮膚潰瘍、分娩時、産婦の外陰部および外陰部周囲ならびに腟の消毒などのように吸収されやすい部位に使用する場合のポビドンヨードは、添付文書の「禁忌」の項目に「本剤又はヨウ素に対し過敏症の既往歴のある患者、甲状腺機能に異常のある患者」と記載があります。手指・皮膚の消毒など、比較的吸収されにくい部位に使用する場合のポビドンヨードは、添付文書上では「禁忌」ではなく、「慎重投与」の項目に同じ内容が記載されています。

MEMO ヨード造影剤

造影剤はCTや血管造影などの際に使用される検査薬で、体中の血管や臓器に広がり、血流や臓器、病気の形態を詳しく見ることができます。検査で使用される造影剤の多くはヨード系造影剤であり、それらはすべて有機ヨード化合物でできています。軽度な副作用として、吐き気、かゆみ、発疹などがあり、まれに血圧低下、呼吸困難、意識障害、腎不全、けいれんなどが起こる可能性があると報告されています。

文献

1）健栄製薬ホームページ　https://www.kenei-pharm.com（2023.6.30アクセス）

Link Q13

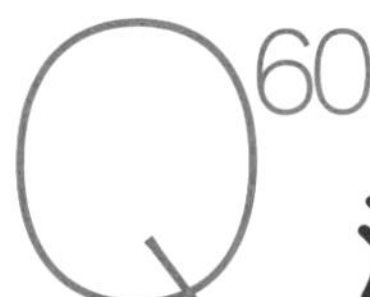

深夜2時や3時に睡眠薬がほしいと言われたらどうしたらいい？追加の睡眠薬は1回しかダメ？何時まで追加していい？

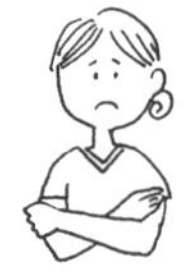

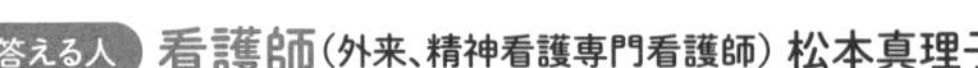

- **レンボレキサント（デエビゴ®）を第一選択とし、遅くとも3時までに与薬しましょう**（ただし重度肝機能障害には禁忌）。
- **デエビゴ®は10mg/日まで投与可能です。**

追加する場合は、1～1.5時間は間隔をあけましょう。

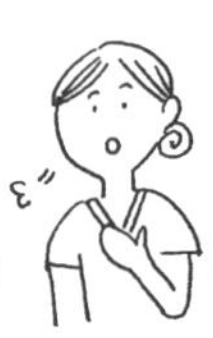

入院中の不眠はせん妄の促進因子であるため、積極的に睡眠薬を使用し睡眠を確保することが望まれます。ただし、薬剤性せん妄や転倒のリスクを考慮した薬剤選択が必須です 表 。また、日中の持ち越しを考慮した投与量や与薬時間などの判断も必要となります。

睡眠薬の特徴と注意点

オレキシン受容体拮抗薬であるレンボレキサント（デエビゴ®）は、筋弛緩作用や依存性がほとんどないため、第一選択となります。デエビゴ®は、投与後1～1.5時間で血漿中濃度は最高となり、投与後3時間には半分程度、8時間後には4分の1程度の濃度に低下します。すみやかな入眠効果と持ち越すリスクの低さから、頓用

Link Q61

薬としても使用しやすい薬剤です。1日10mgまで投与可能で、2.5mg錠、5 mg錠、10mg錠とあり、投与量の調整もしやすいといえます。基本的に睡眠薬の頓用は起床時間の6～7時間前までの与薬が望ましい[1]ですが、2時～3時に睡眠薬を希望された場合にはせん妄予防を念頭に、デエビゴ®の最小量である2.5mg錠を与薬する、というのも一手でしょう。睡眠薬を与薬したら与薬時間を記録しておき、効果と副作用、翌日の食事や離床などに支障がないかを観察します。これらの情報をもとに、個々に応じた翌日以降の与薬時間や投与量の検討をしていきましょう。

一方、ベンゾジアゼピン受容体作動薬（トリアゾラム：ハルシオン®、ブロチゾラム：レンドルミン®、ゾルピデム：マイスリー®、ゾピクロン：アモバン®など）は、薬剤性せん妄を惹起し、筋弛緩作用による転倒のリスクや依存性などがあるため推奨しません。医師が事前に不眠時指示を出している場合でも、最終的な与薬の判断は看護師が行うことになります。薬剤の特徴をふまえ、医師に確認を行いましょう。

睡眠には心身の苦痛や環境、もともとの生活習慣などが影響します。加えて、睡眠薬の効果も個人差が大きいため、薬物のみに頼らない睡眠衛生指導、苦痛の緩和、環境調整、個別性に配慮したケアなど、患者さんに寄り添った対応が重要です。

不眠に使用される薬剤の分類と特徴

オレキシン受容体拮抗薬	
・スボレキサント（ベルソムラ®） ・レンボレキサント（デエビゴ®）	覚醒スイッチを切るはたらき 筋弛緩作用が少ない　せん妄を惹起しない 使用禁忌薬剤に注意　副作用に悪夢がある
メラトニン受容体作動薬	
・ラメルテオン（ロゼレム®）	体内時計を補正するはたらき 筋弛緩作用が少ない　せん妄を惹起しない 1週間以上内服で効果発現する
鎮静系抗うつ薬	
・トラゾドン塩酸塩（レスリン®・デジレル®） ・ミアンセリン塩酸塩（テトラミド®）	抗うつ作用は少なく睡眠深度を深める 筋弛緩作用が少ない　せん妄を惹起しない 半減期が短く持ち越しが少ない
ベンゾジアゼピン受容体作動薬	
ベンゾジアゼピン系 ・トリアゾラム（ハルシオン®） ・エチゾラム（デパス®） ・ブロチゾラム（レンドルミン®） ・フルニトラゼパム（サイレース®） ・エスタゾラム（ユーロジン®） 非ベンゾジアゼピン系 ・ゾルピデム酒石酸塩（マイスリー®） ・ゾピクロン（アモバン®） ・エスゾピクロン（ルネスタ®）	薬剤によって作用時間が異なる （超短時間・短時間・中間・長時間） 筋弛緩作用がある せん妄を惹起する 依存性がある 急な中止で離脱症状が起こる可能性がある 抗不安作用がある

文献
1）三島和夫編：睡眠薬の適正使用・休薬ガイドライン．じほう，東京，2016：68.
2）レンボレキサント（デエビゴ®）添付文書、インタビューフォーム
3）井上真一郎：外来・病棟で役立つ！不眠診療ミニマムエッセンス．中外医学社，東京，2023.

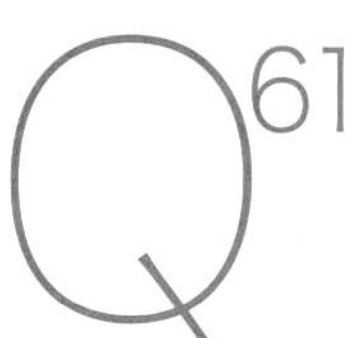

不眠・不穏時セレネース®を投与中に眠ったら、そこでセレネース®は止めるべき?

答える人 **看護師**（外来、精神看護専門看護師）松本真理子

●止めるべきです。

・副作用の錐体外路症状やQT延長のリスクを最小限にするため
・不眠やせん妄への使用は適応外のため

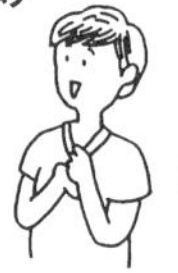

セレネース®（ハロペリドール）の副作用には、錐体外路症状やQT延長などがあり、副作用を最小限とする観点から、使用目的に応じた効果が得られれば投与を中止します。特に高齢者では、薬物代謝能や腎排泄の低下などの影響から有害事象が生じやすく作用時間も延長します。副作用のリスクを最小化し生活リズムを乱さないためにも、投与量は必要最小量とします。

セレネース®（ハロペリドール）はブチロフェノン系の抗精神病薬で、不眠やせん妄の治療薬ではありません。本来は統合失調症や躁病などの治療に使用され、興奮や幻覚妄想に効果を発揮します。興奮が軽減されることで副次的に睡眠が得られることもありますが、不眠のみにセレネース®を使用するのは適応外でもあり、効果や副作用の観点からも推奨されません。薬剤の投与経路が静脈しかなく不眠を訴えられる場合には、アタラックス®P（ヒドロキシジン塩酸塩）など抗精神病薬以外の薬剤を選択するのがよいでしょう。

厚生労働省が2011年にセロクエル®（クエチアピンフマル酸塩）、リスパダール®（リスペリドン）、セレネース®（ハロペリドール）、ルーラン®（ペロスピロン塩酸塩）について、「器質性疾患に伴うせん妄・精神運動興奮状態・易怒性に対して処方した場合、当該使用事例を審査上認める」という通知を出していますが、適応外使用であることに変わりありません。せん妄に対しては非薬物療法が第一選択であり、抗精神病薬の使用は症状が改善すればすみやかに漸減、中止が望まれます。

文献
1）日本総合病院精神医学会 せん妄指針改訂班編（統括：八田耕太郎）：せん妄の臨床指針〔せん妄の治療指針 第2版〕．星和書店，東京，2015．
2）日本老年医学会 日本医療研究開発機構研究費・高齢者の薬物治療の安全性に関する研究班編：高齢者の安全な薬物療法ガイドライン2015．メジカルビュー社，東京，2015．

Link Q60

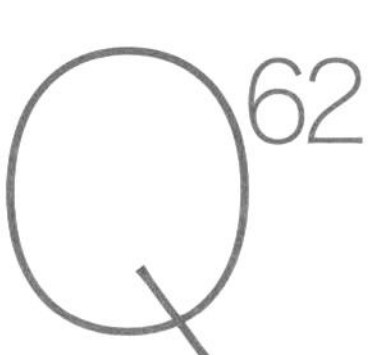

Q62 患者さんが「お薬手帳」と違う用法・用量で服用していたらどうする?

答える人 薬剤師 井口勝弘

●処方医に報告してください。

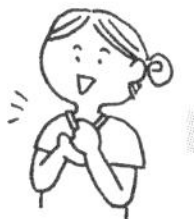

添付文書の「用法及び用量」は、薬剤が市場に出る前に、最初に細胞や動物を用いた実験を経て、次にヒトによる治験を実施した結果をふまえて、効果・安全性・薬物動態などを確認したうえで決められています。服用する量や回数を増やせば副作用が起きやすくなり、逆に回数を減らすと期待する効果が得られない可能性があります。

例として、便秘や疼痛の改善目的などで処方されている薬剤であれば、患者さん自身の症状に合わせて「自己調節してもよい」と医師の指示を受けている可能性がありますが、もし自己判断で手帳や薬剤情報提供文書等に記載されている用法・用量と逸脱して服用している薬剤があれば、本人に確認する必要があります。本人に確認のうえで、処方医にも報告するべきであると考えます。処方医は、患者さんが現在の薬を処方どおりに服用した結果、今の症状や検査結果が出ていると認識しています。

病棟で見つけたときは…

対応として特に決まりはなく、場合によります。

当院や他院の自科の薬剤であれば、医師に確認後、薬剤師に報告でよいと思いますが、当院や他院の他科の薬剤であれば、医師はその診療科の薬剤に精通していない可能性があるので、最初に薬剤師に相談してもよいでしょう。

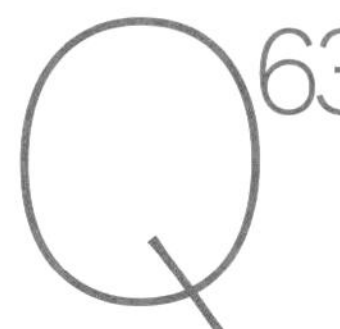

Q63 貼付剤がはがれたらどう対応したらいい？フェンタニル、ホクナリン®、ビソノ®テープなど薬剤によって対応は違う？

答える人　薬剤師　井口勝弘

●まずは薬剤師に相談してください。薬剤によって対応が異なり、メーカーに確認が必要です。

- 貼付剤は、はがれた時間が貼付後からどれくらい経っているかで対応が違う薬剤があります。
- 絆創膏などで剥離部を固定してもよいもの、逆にいけない薬剤もあります。
- はがれた後、貼りかえる・貼りかえない薬剤があります。

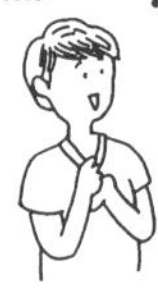

Link Q147

フェンタニル3日用テープ(一般名:フェンタニル)

添付文書の「適応上の注意」の項目で、「本剤が皮膚から一部剥離した場合は、再度手で押しつけて剥離部を固定するが、粘着力が弱くなった場合は本剤を剥離し、直ちに同用量の新たな本剤に貼り替えて3日間貼付すること。」と記載があります。なお、メーカーからの回答では、医師の判断で、はがれやすい場合は絆創膏などで剥離部を固定してもよい、となっています。

フェンタニル1日用テープ(一般名:フェンタニル)

添付文書の「適応上の注意」の項目で、「本剤が皮膚から一部剥離した場合は、再度手で押しつけて剥離部を固定するが、粘着力が弱くなった場合は本剤を剥離し、直ちに同用量の新たな本剤に貼り替えて、はがれた製剤の貼り替え予定であった時間まで貼付すること。なお、貼り替え後血清中フェンタニル濃度が一過性に上昇することがあるので注意すること。」と記載があります。

ホクナリン®テープ(一般名:ツロブテロール)

薬剤成分の貼付後の皮膚への移行は、12時間後に74%、24時間後には82〜90%と考えられています。よって、はがれたときが貼付後12時間以上経ち、かつ症状が安定している場合は、新しい薬剤を貼らずに次の貼る時間に新しい薬剤を貼ります。はがれたときが貼付後12時間以内や12時間以上経ち、かつ症状が安定していない場合は、新しい薬剤を貼ります。その場合は、次の貼る時間に新しい薬剤を貼るかどうかは医師の判断となっています。メーカーからの回答では、「はがれそうな場合は絆創膏などで剥離部を固定してはいけません」となっています。

ビソノ®テープ(一般名:ビソプロロール)

添付文書の「適応上の注意」の項目で、「本剤が皮膚から一部剥離した場合は、絆創膏等で剥離部を固定すること。」となっています。どうしても再貼付ができない場合であっても新しい薬剤を貼ってはいけません。理由として、24時間後のAUCを100%とすると、4時間後と12時間後のAUCはそれぞれ68.4%と98.6%で、半減期も20時間(8mg製剤)のため、もしはがれてもその時点で薬剤成分はかなり体内に吸収されており、すぐに血中濃度は下がらないと考えられるためです。

文献

各薬剤添付文書

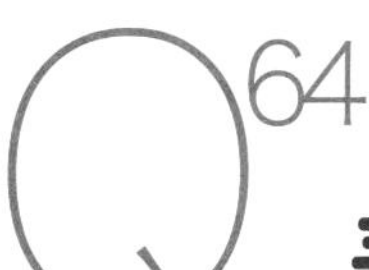

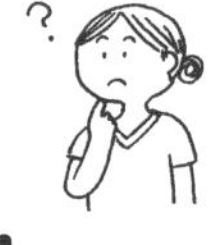

看護師が投与してはいけない薬剤には、どのようなものがある?

答える人 看護師(医療安全管理部) 久保健太郎

●「麻酔薬」です。

日本看護協会による「静脈注射の実施に関する指針」[1)]では、看護師が実施してはいけないものに「麻酔薬の投与」が挙げられています。

昔は看護師の静脈注射自体が禁止されていた

現在、静脈注射や薬剤投与は看護師が行っている施設がほとんどだと思いますが、2003年以前は看護師の静脈注射自体が禁じられていました。しかし禁じられていたとはいうものの、実際の現場では看護師が静脈注射や薬剤投与を行っていたという実情があったため、2003年に厚生労働省から「静脈注射は看護師が行える診療の補助の範疇とする」という通知が出され、看護師の静脈注射が公に可能となりました。

看護師が投与していい薬剤、いけない薬剤はガイドラインに記載されている

これを機に日本看護協会から「静脈注射の実施に関する指針」というガイドラインが出され、看護師が投与してもいい薬剤、投与してはいけない薬剤が記載されています。

看護師の静脈注射の実施範囲

レベル1　臨時応急の手当として看護師が実施することができる
- 緊急時の末梢からの血管確保
- 異常時の中止、注射針(末梢静脈)の抜去

レベル2　医師の指示に基づき、看護師が実施することができる
- 水・電解質製剤の点滴および静脈注射
- 糖質・アミノ酸・脂肪製剤の点滴および静脈注射
- 抗生物質の点滴および静脈注射
- 輸液ボトルの交換・輸液ラインの管理
- ヘパリンロック、生食ロック
- 中心静脈カテーテル挿入中の患者の輸液バッグ交換、輸液ラインの管理
- 中心静脈カテーテルラインからの上述薬剤の混注

レベル3　医師の指示に基づき、一定以上の臨床経験を有し、かつ、専門の教育を受けた看護師のみが実施できる
- 末梢静脈カテーテルの挿入
- 抗がん剤等、細胞毒性の強い薬物の点滴および静脈注射
- 循環動態への影響が大きい薬物の点滴および静脈注射
- 麻薬の点滴および静脈注射

レベル4　看護師は実施しない
- 切開、縫合を伴う血管確保および、そのカテーテル抜去
- 中心静脈カテーテルの挿入、抜去
- 薬剤過敏症テスト(皮内反応を含む)
- 麻酔薬の投与

日本看護協会:静脈注射の実施に関する指針. 2003. より引用

上記以外の薬剤に関しては、「各施設で検討し、施設内の基準を作成すること」と記載されているため、施設基準に準ずることになります。また2015年から特定行為研修制度が始まり、特定行為研修を修了した看護師は、レベル4のPICC(末梢挿入式中心静脈カテーテル)の挿入や中心静脈カテーテルの抜去が可能になっています。

文献

1)日本看護協会:静脈注射の実施に関する指針. 2003.

同時投与　配合変化　カテコラミン

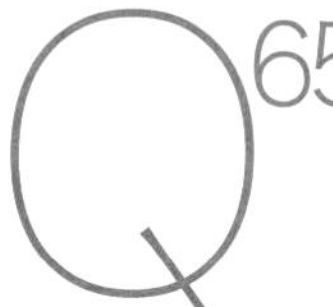

Q65 メインと側管からの点滴は、同時に落としていいの？片方ずつがいいの？（側管が多ければメインが止まる時間が長くなるので）

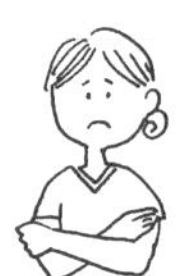

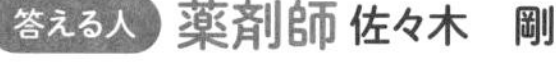

答える人 薬剤師 佐々木　剛

- 一定の速度で正確な投与が必要でなく、配合変化が起こらない薬剤は同時投与可能です。

Link Q50, 55, 66, 68

注射薬は、基本は単独で安定性が維持できるように製剤設計されていますが、実際の臨床の現場においては、ルート確保の問題や投与時間の短縮などで多剤を混合して使用する場合が多いです。

ルートがない場合は、同時投与せざるを得ない場合も

流量変化などで投与量に影響を受けやすいカテコラミンやインスリン、麻薬類、pHの違いなどで混合すると白濁や結晶を形成する薬剤、乳化剤など配合禁忌のある薬剤は、メインのルートの薬剤は止めて、フラッシュ後に単独投与する必要があります。

TPN（中心静脈栄養法）患者でよく使用されるイントラリポス®は、基本は単独ルートでの投与となっていますが、治療薬が混合されていない栄養輸液の側管から同時投与可能です。イントラリポス®は投与速度が重要で、決まった投与速度以上で投与すると、さまざまな影響が出ます。投与に時間がかかりますが、メインの栄養輸液を止めると投与カロリーに大きく影響するため、同時投与できる投与設計とすることが望ましいです。

流量変化に伴う薬効変化があるカテコラミンやインスリン、配合変化上どうしても単独ルートでの投与の薬剤は同時投与不可ですが（複数の内腔をもつ中心静脈ルートを除く）、麻薬については、管理上の理由で原則単独ルートでの投与となっていますが、微量の持続投与のため、ルート閉塞予防や投与ルートがないなどの問題で側管から同時投与する場合もあります。

アンペック®注（モルヒネ塩酸塩）は比較的配合変化は少ないといわれていますが、フェンタニル注射液（フェンタニルクエン酸塩）はアルカリ性の薬剤との混合で失活し、効果が減弱する可能性があります。また濃度によっても配合変化か変わり、配合変化のデータも限られているため、同時投与の場合は、白濁や析出など異常がないか注意して観察する必要はあるでしょう。

迷ったときは薬剤師に相談してください。

ヘパリンNa　抗菌薬　持続投与

Q66 ヘパリン持続静注ルート側管からの抗生剤投与はOK?　ダメ?

答える人 薬剤師 井口勝弘

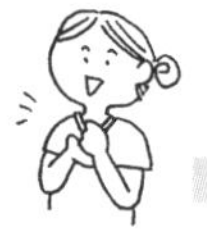

● **基本的にはお勧めできません。**

メーカーからの回答によりますと、ヘパリンNa注を持続投与中に側管から他の薬剤を投与する例は比較的多くあるようですが、ヘパリンNa注は一定の濃度で持続投与をすることで血栓の形成を予防するので、投与中に側管からの他の薬剤（抗生剤を含む）の投与はお勧めできません。

配合変化に注意

ヘパリンNa注の規格pHは5.5～8.0で、pH変動試験では1.9～12.4と比較的広範囲でありますが、配合する相手の薬剤によっては直後に混濁・沈殿・着色を起こす試験結果も報告されています。

特にゲンタシン®注（ゲンタマイシン硫酸塩）との配合では、ゲンタシン®注の規格pHは4.0～6.0で、pH変動試験では1.51～12.02でありますが、配合直後に白濁するとの結果もあります[1)]。事前に配合変化を起こさないか調べておく必要があります。

文献

1）石井伊都子監修, 注射薬調剤監査マニュアル編集委員会編：注射薬調剤監査マニュアル2023. エルゼビア・ジャパン, 東京, 2022.

Link Q50, 65

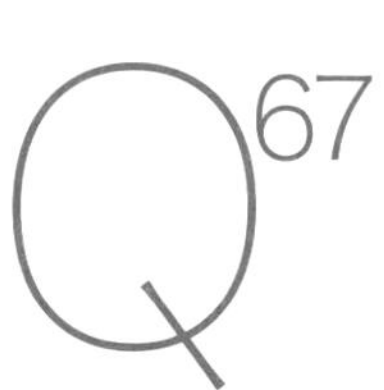

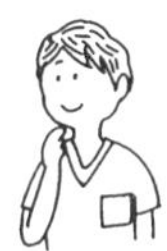

Q67 シリンジポンプで微量で薬をいく場合、時間何mLまでならメインの点滴なくていい？

答える人　臨床工学技士 田村匡弘　医師（小児救命救急センター）石川順一

●**厳密な決まりはありません。**

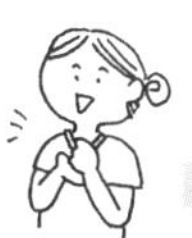

シリンジポンプは、安定した薬液の連続注入を目的とした微量持続注入ポンプ[1)]であり、1 mL/時以下で注入することも少なくありません。微量で注入する場合、閉塞リスクを考慮したメイン点滴が必要か否かの判断は、個々の医師・各施設の考え方によって変わります。

また、メイン点滴で後押しすることにより安定した薬剤量を投与できたり、末梢静脈留置針（PICC・CVCは除く）が漏れていた場合においても早期発見できたりするなどのメリットもあります。

当院ICUでは…

循環作動薬などの半減期が長く重要な薬剤を投与する際は、シリンジポンプ流量が1 mL/時以上になるように薬剤を希釈し調整しています。シリンジポンプを使用するルートが1 mL/時未満になる場合は、メイン点滴で後押しすることでルートの総投与量が1 mL/時以上になるように調整しています。

文献
1）テルフュージョン® シリンジポンプ35型 取扱説明書

Link Q68

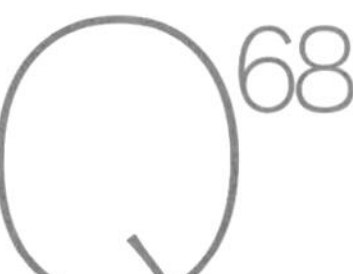

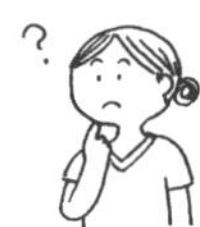

メインの側管からいってもよいシリンジポンプの薬は?

答える人　薬剤師 佐々木　剛

●投与速度により効果が変わらず、配合変化が起こらない薬剤は投与可能です。

流量変化などで投与量に影響を受けやすいカテコラミンやインスリン、麻薬類、pHの違いなどで混合すると白濁や結晶を形成する薬剤、乳化剤などで配合禁忌のある薬剤で、シリンジポンプを使用する場合は単独でラインでの投与が必要です。

それらの条件から外れる薬剤で、メインの点滴と配合変化の問題がなければ、投与可能と考えられます。

- **麻薬類**：管理の問題で単独ルートがよいと思いますが、実際は微量で持続投与するため、ルート閉塞の予防や投与ルートがないなどの問題のために同時投与も考えられます。
- **ヘパリンナトリウム注(ヘパリンナトリウム)**：配合変化で問題なければ、側管から投与可能です。
- **ミリスロール®注(ニトログリセリン)、シグマート®注(ニコランジル)**：配合変化がクリアできれば、側管から同時投与可能です。
- **ハンプ®(カルペリチド)**：配合変化が多いですが、一部の薬剤とは配合可能ですので、それらの薬剤とは側管から同時投与可能です。配合変化の表を参考にし

Link Q65, 67, 70

て投与するのがよいと思います。

- **プレセデックス®静注液(デクスメデトミジン塩酸塩)、ドルミカム®注射液(ミダゾラム)**：配合変化の問題がなければ、同時投与可能です。
- **プロポフォール静注、ディプリバン®注(プロポフォール)**：配合変化一覧がありますので、それを参考に配合変化の確認を行い、ルートがない場合は側管から同時投与する場合があります。ただし脂肪乳剤になりますので同時投与する側の輸液や薬剤の添付文書も確認する必要があります。
- **脂肪乳剤**：基本は単独投与ですが、基本のTPN製剤(エルネオパ®1号、2号など)や、末梢栄養輸液製剤(ビーフリード®、パレプラス®)の場合は側管からの同時投与では可能です。ただし中心静脈栄養用ルートについている輸液フィルターは、目詰まりを起こすため、フィルターより患者さん側の側管から投与する必要があります。

側管から薬剤を投与する場合は、配合変化を確認し、投与速度で薬効が影響する薬剤でないか確認する必要があります。

脂肪乳剤の投与ルート例

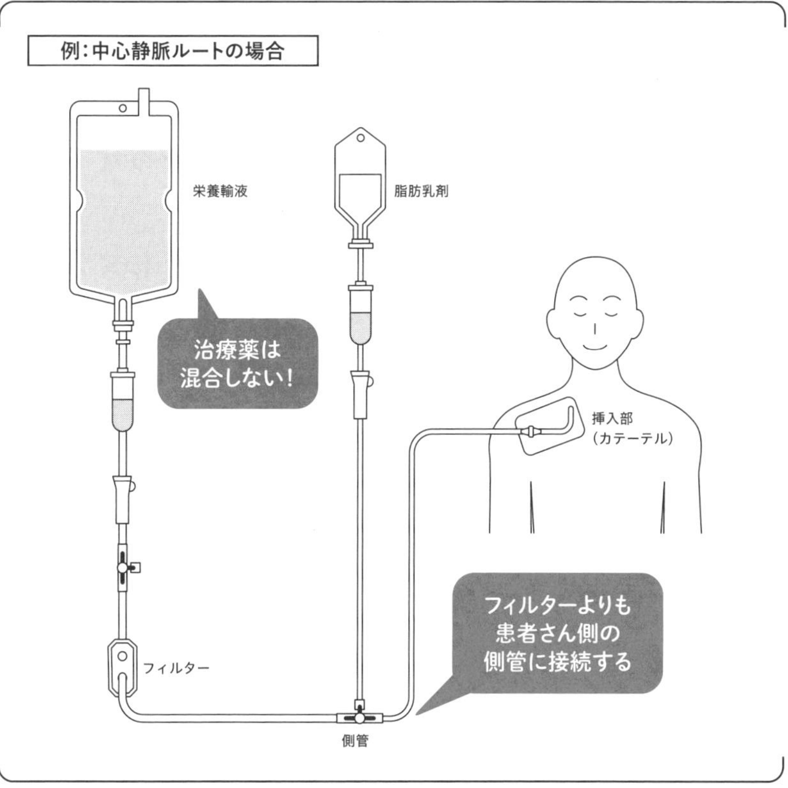

文献
各社添付文書、インタビューフォーム、各社提供配合変化表より

Q69 持続点滴は20滴/mLのルートではダメ？60滴/mLのルートにすべき？

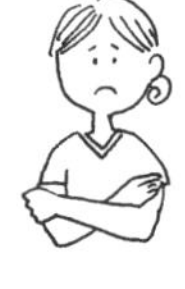

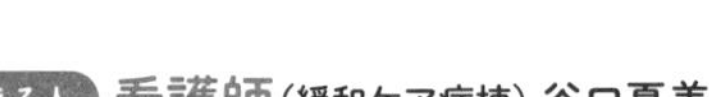
答える人 看護師（緩和ケア病棟）谷口夏美

- 投与速度・投与する薬剤・対象患者に合わせて20滴・60滴を選択します。
- 20滴ルート・60滴ルートの選択基準として滴下調整のしやすさも基準となります。

現在国内で使用されている輸液セットは薬事法に基づき製造され、１mLあたり20滴と１mLあたり60滴の輸液セットの２規格に統一されています。

１mLあたり60滴の輸液セットは微量投与ルートとも呼ばれ、小児患者に対して点滴投与を行う際や、呼吸・循環などの全身状態に変動をきたしやすい薬液の点滴投与の際に選択されます。その理由としては微量投与の指示に対して投与量の調整がしやすいことや、調整していた滴下速度よりも予想外に速く滴下されてしまった場合に、加速度を20滴ルートよりも抑えられる可能性が高いことが挙げられます。

輸液セットの滴下数の計算方法

1mLあたり20滴の場合

1分間の滴下数=【前輸液量÷投与時間(分)】×20

例:500mLの輸液を8時間かけて投与

【500÷480】×20=20.833333… 1分間に約20滴

1mLあたり60滴の場合

1分間の滴下数=【前輸液量÷投与時間(分)】×60

例:500mLの輸液を8時間かけて投与

【500÷480】×60=62.5　　1分間に約60滴

滴下数の早見表

滴下速度(mL/時)	20	40	60	80	100	120
20滴ルート(滴下数)	9秒に1滴	9秒に2滴	3秒に1滴	3秒に1～2滴	2秒に1～2滴	3秒に2滴
60滴ルート(滴下数)	3秒に1滴	3秒に2滴	1秒に1滴	3秒に4滴	3秒に5滴	1秒に2滴

早見表からわかるように60mL/h以下で輸液を投与する場合、1mLあたり60滴の輸液セットのほうが滴下速度を調整しやすく、60mL/h以上で輸液を投与する場合は1mLあたり20滴の輸液セットで投与するほうが滴下速度を調整しやすいです。

ただし前述した滴下速度にしっかり調節してもルートキープされた部位によって、または患者さんの体動や体勢にともなって、滴下速度が変動することは多々あるため定期的に観察と再調整を行う必要があります。

また、臨床で使用されるさまざまな薬液は比重や表面張力がそれぞれ異なるため、厳密には1滴あたりのしずくの大きさは一定ではありません。2規格それぞれの輸液セットの包装には1±0.1mL=20滴、1±0.1mL=60滴と記載されており、500mLになおすと±50mLの誤差が生じる可能性があることになります。そのため点滴投与の際は前述した計算式や早見表の滴下数をめやすとして調整し、定期的に点滴ボトル内の残量確認を行い、つど滴下速度を調整していくことが望ましいです。

文献
1)ナーシングスキル:輸液管理
2)ニプロ輸液セット 添付文書
3)医療情報科学研究所編:看護が見えるvol.2 臨床看護技術. メディックメディア, 東京, 2018.
4)大川美千代監修:看護技術のなぜ?ガイドブック. サイオ出版, 東京, 2016.

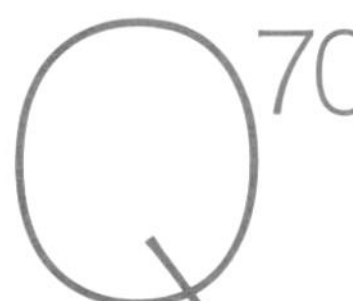

単独ルートでいかないといけない薬剤は?

答える人　薬剤師 佐々木　剛

主に以下の薬剤は単独ルートでの投与が必要です。

- **配合変化を起こしやすい**
- **正確な投与量、流量を守る必要がある（カテコラミンやインスリン）**
- **麻薬管理上単独投与が必要（フェンタニルやモルヒネなど）**
- **血液製剤も基本は単独ルートで投与**

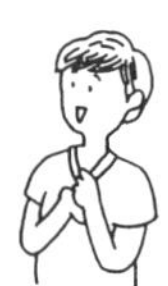

①配合変化を起こしやすい薬剤

強酸性やアルカリ性など、他剤混合で配合変化を起こしやすい薬剤のアレビアチン®（フェニトインナトリウム）、タケプロン®（ランソプラゾール）、オメプラール®（オメプラゾール）、フェジン®（含糖酸化鉄）、ラシックス®（フロセミド）などは、単独投与が推奨されます。

抗がん剤や希少疾患の薬など、特殊な薬剤は、配合変化を検討していない場合が多く、基本は単独ルートで投与する薬剤が多いと思います。また投与にフィルターがいる薬剤も増えてきているので、投与前に添付文書を確認するか、薬剤師に確認するとよいでしょう。実際検証されていない配合での投与になることも多く、その際にはまず薬剤師に相談してください。

 Link Q65, 68

基本的に配合における重要事項は添付文書に書かれている場合が多く、添付文書を確認することも重要です。

注射薬には、主成分の薬剤だけでなく、溶けやすくしたり、成分が安定するようにさまざまな添加物が含まれており、単純にpHの問題だけでは解決しない場合が多く、それが一層配合変化の予想を難しくしています。

また最近は後発医薬品の充実により、同じ薬剤でも多くの製薬会社が発売する注射薬があり、主薬が一緒でも添加物は製薬会社によって少し異なる場合があり、注意が必要です。

②正確な投与量、流量を守る必要がある薬剤

投与速度が変わると薬効に影響するカテコラミンや血管拡張薬など、循環動態に大きく影響する薬剤は単独ルートでの投与が必要です。何らかのトラブルで輸液が過少・過剰投与されることで、容易に血圧や脈拍に変調をきたし、生命の危機を及ぼすこともあるため、適切な輸液管理が必要とされます。

TPN患者さんでよく使用されるイントラリポス®は、基本は単独ルートでの投与となっていますが、治療薬が混合されていない一部の栄養輸液の側管から同時投与可能(フィルターよりも患者さん側の側管から投与が必要)です。イントラリポス®は投与速度が重要で、決まった投与速度以上で投与すると、さまざまな影響が出るため、投与に時間がかかりますが、メインの栄養輸液を止めると投与カロリーに大きく影響するため、同時投与できる投与設計とすることが望ましいです。

③麻薬

麻薬については、麻薬の管理上単独ルートでの投与が望ましいですが、実際はルート管理上やむなく同時投与する場合もあります。モルヒネは比較的配合変化は少ないといわれていますが、フェンタニルはアルカリ性の薬剤との混合で失活し、効果が減弱する可能性があります。また濃度によっても配合変化が変わり、配合変化のデータも限られているため、同時投与の場合は、白濁や析出など異常がないか注意して観察する必要はあるでしょう。

④血液製剤

アルブミンやグロブリンなどの血液製剤は、成分がタンパク質です。そのため、他の薬剤と混合してしまうと、吸着や凝集などが起こる可能性があるので単独投与します。基本は同時投与できるのは生理食塩液のみです。ただし血液製剤によっては配合変化のデータがあるものもあるため、製薬メーカーに確認するとよいでしょう。

文献

1)熊谷岳文, 木平孝高, 藤村よしの, 他:中心静脈栄養用輸液に混注されたインスリンの含量変化に関する検討. YAKUGAKU ZASSHI 2020;140(4):577-584.
2)各社添付文書

ソセゴン® アタラックス®P 薬剤併用

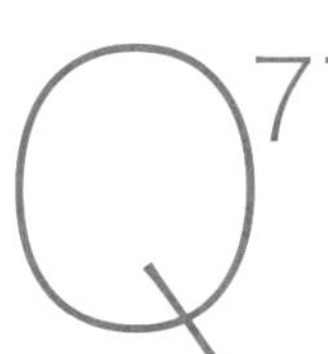

なぜソセアタ（ソセゴン®とアタラックス®P）を併用するの？

答える人 薬剤師 井口勝弘

●ソセゴン®の副作用である悪心・嘔吐を予防するために、アタラックス®Pを併用します。

ソセゴン®は鎮痛のために、アタラックス®Pは疼痛による不安・緊張・抑うつに対する効果と悪心・嘔吐予防のために使用しています。ソセゴン®とアタラックス®Pはしばしば併用されます（いわゆるソセアタ）。これは主にソセゴン®の副作用である悪心・嘔吐を予防するためだと思います。

ソセゴン®の特徴

ソセゴン®（ペンタゾシン）は非麻薬性の鎮痛剤に分類され、各種がん、術後、心筋梗塞、胃・十二指腸潰瘍、腎・尿路結石、閉塞性動脈炎、胃・尿管・膀胱検査器具使用時の鎮痛目的や麻酔前投薬および麻酔補助に使用されます。筋肉内投与したときは約30分で最高血中濃度に達し、その後、10時間程度は効果が持続されます。

報告されている副作用としては、消化器症状として5％以上に悪心・嘔吐があります。投与後は、眠気、めまい、ふらつきなどが現れることがあるので、自動車の運転等危険を伴う機械の操作には従事しないよう注意が必要です。

アタラックス®Pの特徴

アタラックス®P（ヒドロキシジン塩酸塩）は抗アレルギー性緩和精神安定剤に分類されており、疼痛による不安・緊張・抑うつに対する効果と麻酔前投薬、術前・術後やソセゴン®の副作用である悪心・嘔吐を予防する効果が期待されます。

ソセゴン®と同様に眠気を催すことがあるので、自動車の運転等危険を伴う機械類の操作には従事しないよう注意が必要です。「妊婦又は妊娠している可能性のある女性」には、禁忌となっています。

文献
1）ソセゴン®、アタラックス®P添付文書およびインタビューフォーム

 Link Q117

Q72 喘息の既往がある患者さんにはNSAIDsは使わないほうがいい？

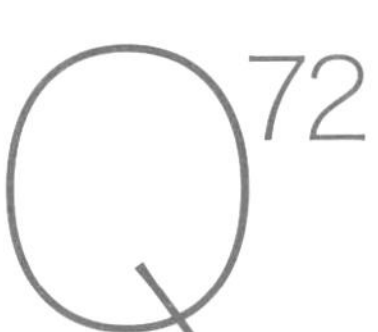

答える人 薬剤師 小林　翼

●NSAIDsは「アスピリン喘息（非ステロイド性抗炎症薬による喘息発作の誘発）又はその既往歴のある患者には禁忌」となっています。

喘息の中には、NSAIDs（非ステロイド性抗炎症薬）を投与されることにより、喘息発作を主体とする激しい過敏反応が誘発されるアスピリン喘息というものがあります。症状としては原因となるNSAIDsを服用後、1時間以内に鼻閉や喘息発作、咳、息苦しさなどが出現します。

アスピリン喘息は、思春期以降発症喘息の5～10％を占め、男女比は1：2で女性に多いです。そのため、喘息患者にNSAIDsを投与する場合は注意が必要ですが、10歳以下ではまれであるため、既往がなければ投与は問題ないでしょう[1)]。

喘息の既往がある患者さんにどのような解熱鎮痛薬を使用すればよい？

アセトアミノフェン、チアラミド、セレコキシブなどが比較的安全に使用できます。チアラミド・セレコキシブはNSAIDsではありますが、作用機序が少し異なるため、アスピリン喘息は起きにくいとされています。

そのため、喘息の既往をもつ子どもには、アセトアミノフェンを使うことが無難という答えになります[2)]。

しかし、上記薬剤は添付文書上「アスピリン喘息（非ステロイド性消炎鎮痛剤による喘息発作の誘発）又はその既往歴のある患者」は禁忌なため、安易な使用は控えるべきです。

文献

1）厚生労働省：重篤副作用疾患別対応マニュアル　非ステロイド性抗炎症薬による喘息発作（アスピリン喘息，解熱鎮痛薬喘息，アスピリン不耐喘息，NSAIDs過敏喘息），平成18年11月
https://www.mhlw.go.jp/topics/2006/11/dl/tp1122-1b29.pdf（2023.7.6アクセス）

2）Sakulchit T, Goldman RD. Acetaminophen use and asthma in children. *Can Fam Physician* 2017; 63: 211-213.2

経腸栄養 追加水 薬剤投与

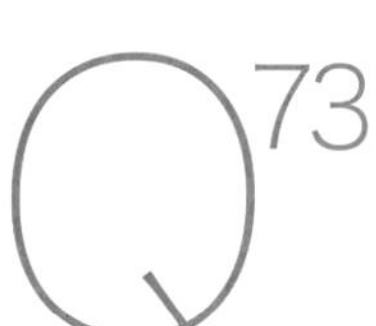

経腸栄養で追加水のタイミング、薬を注入するタイミングが知りたい

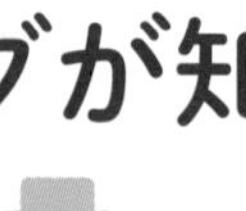

答える人 看護師（放射線外来）徳野実和

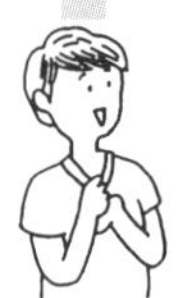

- 原則として追加水は栄養剤投与の約30分前に行います。
- 薬剤は基本的に、医師の指示どおりに投与します。

経腸栄養時の追加水のタイミング（チューブ先端が胃内の場合）

安全かつ確実に投与可能であれば、水分投与のタイミングに決まりはありません。患者さんごとに適切な投与方法を検討することが基本ルールです。

経腸栄養剤100mL中の水分は100mLではなく、1.0kcal/mLの栄養剤の場合で約80～85％です。高濃度栄養剤ではさらに水分含有量が少なくなるため、設定された必要水分量を充足するために追加水が必要となることがあります。目的は水分を補うことですから、安全安楽に投与できれば、基本的にタイミングは注入前後どちらでも大丈夫です。また、投与水分量には、薬剤投与や経腸ライン内をフラッシュする際の水を含めます。

栄養剤投与の30分前に水分を投与する、前投与が推奨されています[1)]。水は栄養剤と比較して胃排出時間が早く、健常成人10名を対象とした研究で水道水100mLは平均18分で胃内から排出されたとの報告[2)]があります。脂肪や食物繊維を含む栄養剤は胃内での停滞時間が長いため、胃内のクリアランスが高い水分を栄養剤前に投与することで胃内容量増加による胃食道逆流リスクを低下させる、また先に水を投与することで胃蠕動運動を促す効果があるという考え方です。

栄養剤を持続投与中であれば、経腸バッグ・経腸ライン交換や薬剤投与時が水分投与しやすいタイミングです。追加水の量にもよりますが、用手でのシリンジ注入・経腸バッグを利用しての自然滴下やポンプにより持続投与する場合があります。消化管の機能や胃食道逆流リスク、胃排出遅延の有無など諸条件を考慮して、その患者さんにとって最適な水分投与の方法を検討します。なお、細菌汚染の原因となるため栄養剤に直接水を混入することは避けましょう[1)]。

Link Q74, 75, 76, 77, 116

半固形経腸栄養剤の場合

半固形経腸栄養剤や粘度調整食品では、水分投与のタイミングに注意が必要です。半固形経腸栄養剤の場合、水と栄養剤が混ざることで粘度を低下させてしまうため、栄養剤投与前後とも時間をあける必要があります。ラコール®NF配合経腸用半固形剤の場合、水分投与は栄養剤投与30分前もしくは投与終了２時間後、粘度調整食品であるREFP-1®の場合では投与30分前もしくは投与終了１時間後が推奨されています。添付文書等で使用方法を確認しましょう。

経腸栄養時の薬剤投与のタイミング

一律にタイミングを決めるのではなく、用法の根拠を理解したうえで、患者さんごと薬剤ごとにアセスメントすることが理想です[3)]。

薬剤には、栄養剤（食物）や他の薬剤の影響を受けるものがあります。薬剤の用法は薬効や安全性を考慮しているため、食前薬であれば栄養剤投与30分前に、食後薬であれば栄養剤投与後に与薬することが望ましいと考えられます。栄養剤の影響を受ける薬剤の場合、直前投与を行うとすぐに胃内で栄養剤と混ざってしまいます。栄養剤を持続投与している場合、胃内に栄養剤がある状態なので、空腹時投与が難しくなります。また、粘膜障害性をもつNSAIDsや低用量アスピリン（LDA）など空腹時投与を避けたい薬剤があります[4)]。薬剤以外の要因では、経腸栄養時に嘔吐をしてしまうケースでは栄養剤後だと確実に与薬できない可能性や、手技が煩雑になることは与薬忘れのリスクにつながります。

何らかの事情で指示どおりの与薬が難しい場合や判断に困るときは、主治医や薬剤師に相談しましょう。

MEMO 簡易懸濁法

薬剤の投与方法は、簡易懸濁法が推奨されています[3)]。簡易懸濁法とは、錠剤粉砕やカプセル開封をせずに、約55℃のお湯にそのまま入れて崩壊・懸濁を待ち（最長10分）、経腸ラインより投与する方法です。他の薬剤と時間をあけるなど単独投与が必要な薬剤に注意が必要です。閉塞や配合変化を防ぐため、与薬の前後に経腸ラインのフラッシュが必要です[5)]。

なお、簡易懸濁法に適応しない薬剤であった場合、主治医に報告して同効薬への変更や薬剤整理が可能か検討します。薬剤の種類があまりにも多いので、それぞれの薬剤の適否は書ききれませんが、簡易懸濁に関する書籍やインタビューフォーム（XⅢ.備考項）を参照するか、薬剤師に確認するとよいでしょう。また、国際規格（ISO80369−3）移行にともない、コネクタ内腔の最小口径が2.9mmと細くなっているため、簡易混濁の適応は新規格に対応した文献を参照しましょう。

文献

1）井上善文：Part4 在宅栄養法. 井上善文編, 静脈経腸栄養ナビゲーターエビデンスに基づいた栄養管理, 照林社, 東京, 2021：294-302.
2）宮澤靖：経腸栄養. 静脈経腸栄養 2007；22（4）：455-463.
3）名徳倫明：とろみ材等による形状変化を含む半固形経腸栄養法による薬剤吸収への影響. 日本静脈経腸栄養学会雑誌 2018；33（1）：625-632.
4）山本貴嗣, 阿部浩一郎, 小田島慎也：薬剤性消化管傷害の現状と今後の展望.消化器内視鏡 2019；31（6）：852-857.
5）藤島一郎監修, 倉田なおみ編：内服薬経管投与ハンドブック－簡易懸濁法可能医薬品一覧 第4版.じほう, 東京, 2020：2-49.
6）井上善文：経腸栄養実施時の追加水投与に関するアンケート調査結果、Medical Nutritionist of PEN Leaders 2022；6（1）：64-66.

徐放性製剤の溶解　経腸チューブ　徐放性製剤の粉砕　徐放性製剤の用法

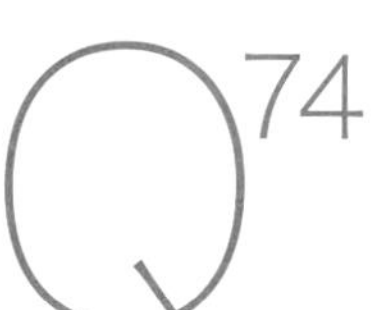

Q74 徐放性製剤は溶かして経腸チューブから注入してはいけない？

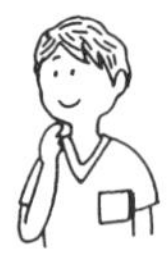

答える人 薬剤師 井口勝弘

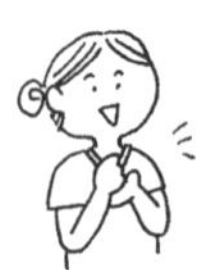

- **粉砕してはいけません。**
- **有効成分が想定よりも早く放出され、効きすぎによる悪影響が生じる可能性があります。**

徐放性製剤の特性

徐放性製剤は「製剤からの有効成分の放出を遅くすることにより、服用回数を減らす。血中の有効成分濃度を一定に長時間保つことにより、副作用を回避する」という視点に立って開発・製造されています[1)]。薬剤名称のL（long）、LA（long acting）、R（retard）、SR（sustained release）、CR（controlled release）などは徐放性であることを示しています。

日本医療機能評価機構では、徐放性製剤を粉砕して投与したことにより体内に有効成分が急速に吸収され、患者さんに影響があった事例を報告しています[1)]。

この事例を受けて同機構では、医療機関の取り組みとして、以下を推奨しています。

①徐放性製剤は、有効成分の放出が調節された製剤であり、粉砕してはいけないことを理解する。
②処方されていた錠剤を病棟ではじめて粉砕する際は、粉砕してもよいかを薬剤師に問い合わせるか、添付文書で確認する。

文献

1）日本医療機能評価機構医療事故防止事業部：徐放性製剤の粉砕投与．医療安全情報 No.158, 2020.
https://www.med-safe.jp/pdf/med-safe_158.pdf（2023.6.30アクセス）

Link Q73, 75, 76, 77

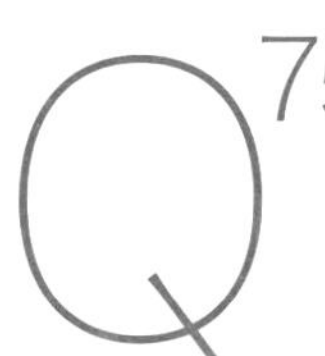

Q75 薬をチューブから入れるときにすりつぶしているけれど、よく使う薬で粉砕不可のものがあれば教えてほしい

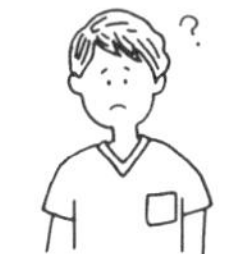

答える人 薬剤師 井口勝弘

● **粉砕・開封することに適していない薬剤は、徐放性製剤、腸溶性製剤、軟カプセル製剤などです。**

錠剤・カプセルを粉砕・開封することにより、医薬品本来の製剤特性が失われることがあります。粉砕・開封調剤「不可」と判断している理由として、吸湿性の増加、遮光性の消失、持続性の消失、腸溶性の消失、製剤が油状である、味・におい・刺激感の増大などが挙げられます[1)]。

粉砕・開封に適していない薬剤の例

徐放性製剤	・消化管での薬剤の崩壊速度や溶出速度等を低下させることで半減期や最高血中濃度などを調節した製剤 ・カプセル剤は、脱カプセル後に中の顆粒を粉砕しなければ徐放性に影響はない薬剤もある ・商品の例:ニフェジピンCR錠(ニフェジピン)、デパケン®R錠(バルプロ酸ナトリウム)、ニトロール®Rカプセル(硝酸イソソルビド)
腸溶性製剤	・有効成分の胃内での分解を防ぐ、または有効成分の胃に対する刺激作用を低減させるなどの目的で、有効成分を胃内で放出せず、主として小腸内で放出するよう設計された製剤 ・タケプロンOD錠は、通常の服用法と経管チューブを用いて投与した場合を比べたデータによると、薬物動態学的に同等性を示し、吸収率に変わりないとの試験結果がある[2)] ・商品の例:バイアスピリン®錠(アスピリン)、ラベプラゾールナトリウム錠(ラベプラゾールナトリウム)
軟カプセル製剤	・内容物が油状・液状の製剤 ・商品の例:ニフェジピンカプセル(ニフェジピン)、エルデカルシトールカプセル(エルデカルシトール)、イコサペント酸エチルカプセル(イコサペント酸エチル)など

文献
1)佐川賢一監修, 編, 木村利美監修, 伊東俊雅編:錠剤・カプセル剤粉砕ハンドブック第8版. じほう, 東京, 2019.
2)Freston JW, Kukulka MJ, Lloyd E, et al. A novel option in proton pump inhibitor dosing: lansoprazole orally disintegrating tablet dispersed in water and administered via nasogastric tube. *Aliment Pharmacol Ther* 2004; 20: 407-411.

Link Q73, 74, 76, 77

塩化ナトリウム　低ナトリウム血症　栄養剤

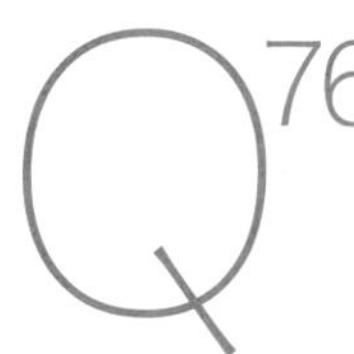

内服薬で塩化ナトリウムが処方された場合は、普通の薬として内服すればいいの? おかゆにかけてもいい? 胃瘻のときは栄養剤に混ぜてもいい?

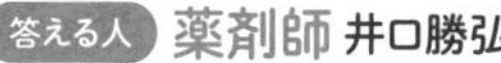

- 内服薬で塩化ナトリウムが処方された場合は薬剤として服用してもよいですし、食事に混ぜて摂取してもかまいません。
- 胃瘻の患者さんには、栄養剤に混ぜて投与することも可能です。

Link Q73, 74, 75, 77

塩化ナトリウムは生物にとって必須のミネラル

塩化ナトリウムはナトリウムの塩化物であり、塩(しお)や食塩と呼ばれています。一般の薬のように、食事の前や後の決められた時間に正しく服用してもよいですし、普段は生物にとって必須のミネラルであるナトリウム源として、生命維持になくてはならない重要な物質で食事から摂取しているので、食事や栄養剤に混ぜて服用してもかまいません。

低ナトリウム血症に注意

ナトリウムは人間の体にとって重要なミネラルであり、血液中のナトリウム濃度は概ね140mEq/L前後で維持されています。何らかの理由で135mEq/L未満となっている状態を低ナトリウム血症と呼びます。低ナトリウム血症の症状として、重症であれば、嘔吐、循環呼吸の障害、嗜眠状態、けいれん、昏睡などの神経症状や、中等症であれば、悪心、混乱、頭痛などが起こります[1)]。

重症、中等症でない低ナトリウム血症の治療として、①体液量過剰型であれば、水、ナトリウムの制限や利尿薬を使用します。②体液量正常型であれば、水制限(多くの場合、800mL/日以下)を実施します。③体液量減少型であれば、水制限のみで改善しない場合は溶質負荷するために、0.9%生理食塩液の投与や高タンパク食、高塩分食(常食に食塩3～6gを追加)で対応します[2)]。

文献

1)扶桑薬品工業株式会社:現場で役立つ 病態別輸液管理 Q&A⑤

2)欧州ガイドライン(Spasovski G, Vanholder R, Allolio B, et al. Clinical practice guideline on diagnosis and treatment of hyponatraemia. Eur J Endocrinol 2014; 170 (3):G1-G47.)

3)小松康宏, 西﨑祐史, 津川友介:シチュエーションで学ぶ 輸液レッスン 改訂第2版. メジカルビュー社, 東京, 2015.

5 薬剤のギモン

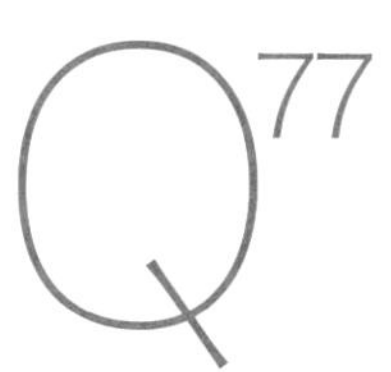

Q77 栄養チューブで薬を投与するとき、その薬が詰まりやすいか詰まりにくいか、わかる方法はある?

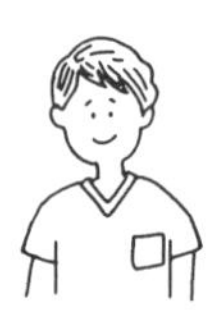

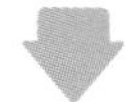

答える人 薬剤師 井口勝弘

- 確実な方法はありませんが、事前にその薬剤が簡易懸濁に適しているか確認することが必要です。
- 簡易懸濁不可であれば、チューブが閉塞する可能性が高いです。

投与する薬剤によってチューブが閉塞する原因としては、薬剤の成分が水に溶けにくいことが挙げられます。また、薬剤は主成分だけでなく、結合剤や賦形剤などの添加物が含まれており、種類によっては、それらが水と混ざると固まることが原因であると考えられます。

薬剤の経管投与では、錠剤・カプセルを粉砕・開封して水や温湯に溶いて投与する方法に代わり、錠剤やカプセルを固形のまま温湯に懸濁させて投与する「簡易懸濁法」が普及しています。これにより、①薬剤投与のロスが少なくなる、②チューブが閉塞する危険性が低くなる、③医療者・家族が薬剤に暴露されにくい、などの利点があります[1)]。しかし、簡易懸濁法を実施してもチューブが閉塞する可能性があり、特に懸濁不可の薬剤を懸濁してチューブに注入した際に高頻度に起こることがわかっています[2)]。

その薬が詰まりやすいか・詰まりにくいかを確認する方法として、当院では文献１の『内服薬経管投与ハンドブック』や薬剤のインタビューフォームを確認し、その有効成分の溶解性を参考にしています。

文献
1）藤島一郎監修，倉田なおみ編：内服薬経管投与ハンドブック－簡易懸濁法可能医薬品一覧 第4版．じほう，東京，2020．
2）天野学，駒田富佐夫，井上聖子，他：アンケート調査による簡易懸濁法でのチューブ詰まりの原因解析．医療薬学 2012；38（2）：137-145．

Link Q73, 74, 75, 76, 116

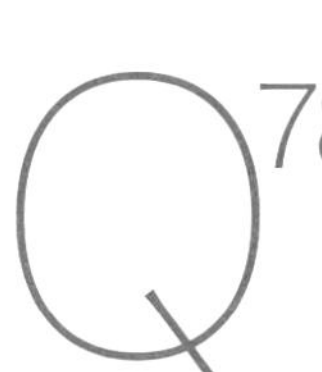

Q78 大建中湯内服中に下痢になったら、内服は止めるべき？

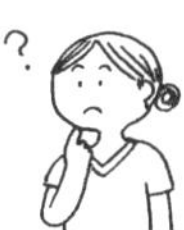

答える人　医師（消化器外科）井関康仁

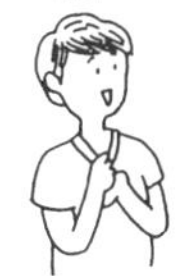

● **その他に原因が考えられない場合は、止めたほうがいいです。**

同時に酸化マグネシウムなどが投与されていることもあり、ほかに原因がないか検索してください。

大建中湯（ダイケンチュウトウ）は、消化管術後の腸管蠕動促進目的に投与される漢方薬です[1)]。効能効果については、「腹が冷えて痛み、腹部膨満感のあるもの」とされています[2)]。術後の腸管蠕動能改善やイレウス防止効果が多数報告されており、消化管術後のクリニカルパスに導入されている施設も多くあります[1)]。

一方、大建中湯の投与により下痢が生じることがあり[3)]、ツムラ大建中湯エキス顆粒（医療用）の添付文書によると、その発生頻度は0.1～５％未満とされています[2)]。

基礎的な研究などにより、腸管に作用しさまざまな経路を介して腸管血流改善効果や腸管運動改善効果があることが示されています[4)]。腸管にはたらき内因性物質の放出により薬理作用が発揮されます。しかしながら、腸管蠕動が亢進している状態や腸管の炎症が強いときにはこれらの内因性物質がすでに多量に分泌されており、大建中湯はこのような状態では炎症や下痢を増加させないと報告されています[4)]。

以上により、大建中湯が原因で下痢となる可能性は高くはないですが、その他に原因が考えられない場合には一度中止を考慮する必要があります。

文献

1）岩田乃理子，絹笠祐介：大腸外科と漢方．消化器外科 2021；44（11）：1643-1649．

2）ツムラ大建中湯エキス顆粒（医療用）添付文書

3）香取征典，塚本理史，上之園秀基：ツムラ大建中湯エキス顆粒（医療用）に関する副作用発現頻度調査．PROGRESS IN MEDICINE 2012；32（9）：1973-1982．

4）河野透：消化器外科における漢方とその作用機序．消化器外科 2021；44（11）：1611-1619．

Q79 抗がん剤治療後の副作用が出やすい人と出にくい人がいるのはなぜ?

答える人 医師(腫瘍内科) 徳永伸也

- 副作用は用いる抗がん剤の種類によって異なり、発現頻度や程度には個人差があります。
- 副作用の強さには、患者関連因子と遺伝的因子がある程度関連すると考えられています。

細胞傷害性抗がん剤は細胞の分裂・増殖を阻害することで効果を発揮するので、一般的に分裂と増殖が盛んな細胞（骨髄細胞、消化管粘膜、毛根など）が影響を強く受けます。抗がん剤はがん細胞だけではなく正常な細胞にも作用するため副作用が生じます **表** 。

一方で、分子標的薬は、がん細胞の増殖にかかわる遺伝子を狙い打ちし正常な細胞には作用しにくいため、従来の抗がん剤で生じるタイプの副作用は少なくなります。

抗がん剤治療後の副作用

自覚しやすい副作用	脱毛、吐き気、嘔吐、便秘、下痢、食欲不振、しびれ　など
自覚症状に乏しく検査でわかる副作用	肝機能障害、腎機能障害、白血球減少、貧血、血小板減少など

患者側の要因

患者側の要因が関連する副作用として、吐き気と嘔吐が挙げられます。化学療法誘発性悪心嘔吐に関連する患者関連因子としては、年齢、性別、飲酒習慣が考えられています[1)]。化学療法の説明をする前に患者さんの病気や抗がん剤に対する理解や不安を把握し、十分な説明と同意を得ることによって、不安感を解消して吐き気と嘔吐が軽減できる可能性があります。

遺伝的な要因

遺伝的な要因については、UDPグルクロン酸転移酵素（UGT1A1）の遺伝子多型が挙げられます。UGT1A1遺伝子多型はイリノテカンによる重篤な白血球減少や下痢などの副作用が強く出やすい体質かどうかを予測できるバイオマーカーと考えられています[2)]。イリノテカンを投与する予定の患者さんには、UGT1A1遺伝子多型検査を行うことにより重篤な下痢や感染症のリスクを回避できる可能性があります。また薬物の副作用とヒト白血球抗原（HLA）多型との関連を示した報告[3)]がありますが、十分なエビデンスがなく臨床応用には至っていません。

なお、抗がん剤治療の効果と副作用の強さについては、関連が乏しいと考えられています。

文献
1）日本癌治療学会編：制吐薬適性使用ガイドライン2023年10月（改訂第３版）. 金原出版, 東京, 2023.
2）Ando Y, Saka H, Ando M, et al. Polymorphisms of UDP-glucuronosyltransferase gene and irinotecan toxicity: a pharmacogenetic analysis. *Cancer Res* 2000; 60: 6921-6926.
3）青木重樹：薬物による副作用発症の個人差を決定するHLAの重要性. YAKUGAKU ZASSHI 2021；141（8）：1001-1007.

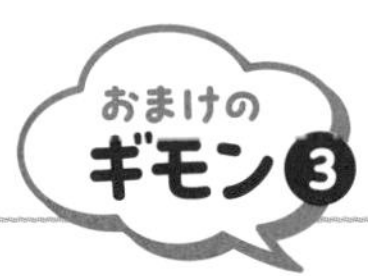

Q カテコラミンやニカルジピンは末梢から投与してはいけないの?

（久保健太郎）

A

カテコラミンは点滴漏れで壊死のリスクがあるため原則CVから投与しますが、緊急時には末梢から投与可能です（ただしノルアドレナリンは安全性が担保されているのは6時間まで）。ニカルジピンの末梢投与は禁忌ではありませんが、静脈炎を発症しやすく、特に長時間投与で起こしやすいとされています。米国の添付文書では12時間ごとの末梢静脈カテーテル入れ替えを推奨しています。また原液投与よりも薄めて投与するほうが静脈炎は起こしにくいと考えられています。日本の添付文書では生食等で５～10倍に薄めて点滴投与することが推奨されていますが、実際の臨床現場では原液をシリンジポンプで投与することもあります。

Q 服薬の用法を間違って飲んでしまった。どうしたらいい? 医師に報告して指示もらうだけではなく、医師はどう考えてその指示を出すのかも知りたい。

（西口幸雄）

A

誤薬といってもさまざまなシチュエーションがあります。食後の薬を食前に飲んでしまった、1錠なのに2錠飲んでしまった、朝の薬を眠前に飲んでしまったなど、場面によって対応が異なります。例えば血糖降下薬の食前の飲み忘れは、食後でもすぐに飲んでもらえばいいでしょうし、〇時間ごとの薬の飲み忘れは少しずれても追いつけばいいでしょう。医師の判断が必要ですが、看護師も何の目的でどういう症状のために薬が投与されているのか、また、頻用される薬の知識（作用や作用時間など）も身につけておくべきだと思います。

血糖降下薬や降圧薬など代謝や心血管系に作用する薬は、間違えると意識を失ったり、倒れたりする可能性があり、要注意です。消化器に作用する薬は腸管から吸収されて、じわっと効くので命にあまり別条はないと思います。ただ、下剤は多く投与されると後で患者さんが脱水になったり、頻便でつらいですし、下痢止めは多く投与されると便が出なくておなかが張ったりします。

Q 発熱時の指示で、ロキソプロフェンとアセトアミノフェンが出ている。どちらを使うべき？

（久保健太郎）

A

一概にどちらを使うべきとはいえませんが、一般的には副作用の少ないアセトアミノフェンを第一選択にするとよいでしょう。
ロキソプロフェンなどのNSAIDs（非ステロイド性抗炎症薬）は消化性潰瘍（胃潰瘍、十二指腸潰瘍）、腎障害などの副作用が起こる可能性があり、用量依存性に（使えば使うほど）副作用が増えるとされています。アセトアミノフェンは大量使用で肝障害の副作用がありますが、副作用はNSAIDsに比べても少ないとされています。

Q ビーフリード®は24G針で投与してはいけないの？

（久保健太郎）

A

ビーフリード®はアミノ酸、糖分、電解質、ビタミンB1が入った輸液です。末梢用の栄養輸液として用いられます。
ビーフリード®を投与できる留置針の太さの規定はないので、24G針でも投与可能です。ビーフリード®は浸透圧比（Q54参照）が高いため静脈炎を起こしやすく、（ビーフリード®に限らず）留置針の太さが太くなるほど血管に刺激となり静脈炎を起こしやすいというデータもあるため、むしろ24Gなどの細い留置針で投与するほうがいいと思います。

Q ワソラン®（注射薬）はどのように投与したらいいの？

（久保健太郎）

ベラパミル（ワソラン®）は頻脈性不整脈の心拍数コントロールのために使用されます。ワソラン®1A（5mg）を生食100mLで溶解して30分で点滴したり、1Aを生食20mLで溶解して5分以上かけてゆっくりと静注します。後者の場合は、医師がモニターを見ながら行い、目標の心拍数に落ち着いたら中止することが多いです。抗不整脈薬は全般的に不整脈と低血圧の副作用があり、必要以上に投与したくないからです。
投与中は心電図モニター監視と頻回な血圧測定は必須です。ちなみにワソラン®は5分で約半数に、10分で約8割に効果が現れます。

Q グリセリン浣腸を患者さん自身で入れたいと言われたら、どうする？

（久保健太郎）

立位前屈位での浣腸は腹圧がかかり、直腸前壁の角度が鋭角になるため、チューブ先端が直腸前壁に当たりやすく穿孔する危険性があり、絶対に行ってはいけません。患者自身が入れてはならないという記載は添付文書やインタビューフォームなどに見当たりませんが、正しい方法で行わなければ直腸穿孔などの重篤な副作用を起こしうる危険な手技であり、医療者が責任をもって正しい方法で実施すべきだと思います。

6章

病態のギモン

「ペースメーカの患者さんは心停止するの?」「人工呼吸器を装着している患者さんは呼吸停止するの?」「片肺全摘したら空洞部分はどうなるの?」など、一見簡単そうで答えるのが難しい、素朴な疑問が多く寄せられました。

人体の不思議がわかる、非常に面白い章になっています。

(久保健太郎)

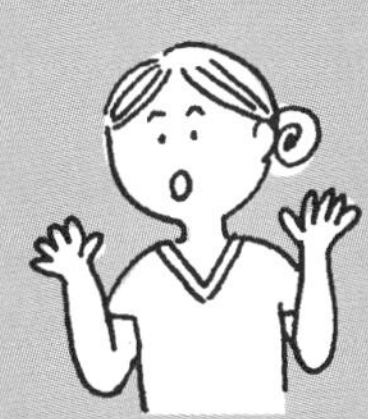

酸素 血液 細胞

Q80 心臓が止まると呼吸が止まるのはなぜ? 逆に呼吸が止まると心臓が止まるのはなぜ?

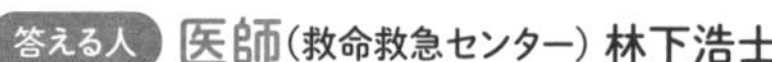

答える人 医師(救命救急センター) 林下浩士

●どちらが先に止まっても両方止まってしまいます。生きていくためには酸素が必要だということです。

答えることが簡単なようで難しい質問です。みなさんは、地球上の多くの生物は、生きていくために酸素が必要であることは承知されていると思います。この酸素が血液を介して十分に心臓や脳に運ばれなくなると、心臓・呼吸は止まります。

余談ですが、発酵などにかかわる一部の微生物は酸素を必要としません。最近、酸素を必要としない多細胞生物が発見され注目を浴びています[1)]。

Link Q81, 82

心臓が止まると呼吸が止まるのはなぜか

呼吸は、脳幹部にある呼吸中枢の指令により活動しています[2)]。呼吸中枢では血中の酸素・二酸化炭素の量やpHなどを感知しています。例えば酸素の量が少なければ、酸素の取り入れを確保するため、呼吸中枢は呼吸数を増加させるよう横隔膜などの呼吸筋に指令を出します。血液に含まれている酸素を各臓器に届けるためのポンプの役割を果たしている心臓が止まると脳への酸素の供給が途絶え呼吸中枢の機能が消失し呼吸が止まります。その危機的なときにみられる呼吸をあえぎ呼吸[3)]といい、ガス交換を行う有効な呼吸ではなく胸郭の動きはありません。その後完全な無呼吸となり死に至ります。

呼吸が止まると心臓が止まるのはなぜか

身体の中に酸素を取り入れ、身体の外に二酸化炭素を出すガス交換を「呼吸」といいます。酸素は、人間をはじめ多くの生物にとって活動するのに必要なエネルギーであるアデノシン３リン酸をつくるための燃料です。呼吸が止まると身体に必要な酸素が取り込めなくなり、臓器の１つである心臓の活動も停止します。心臓には、自動性がある細胞の命令により心筋細胞が動き脳の指令がなくとも心臓が動く機能があるため[4)]呼吸とは違い脳が機能しなくても心臓は動き続けます。しかしながら、この細胞や心筋細胞は、酸素がなければ活動を停止し心臓が止まります。

脳死の状態の心臓と呼吸は?

脳のすべてのはたらきを失った脳死状態では、呼吸が止まり、それにより心臓が止まる状態であるところを人工呼吸器による呼吸により心臓に酸素が供給され、心臓のポンプ作用により各臓器への酸素供給がかろうじて維持されています。ただ、器械・薬剤によるサポートは身体を持続的に維持するには十分ではなく、時間がたてば心臓のはたらきもゆっくりと低下し停止します。

文献

1) Yahalomi D, Atkinson SD, Neuhof M, et al. A cnidarian parasite of salmon (Myxozoa: *Henneguya*) lacks a mitochondrial genome. *PNAS* 2020; 117: 5358-5363.
2) Pitts RF. Organization of the respiratory center. *Physiol Rev* 1946; 26: 609-630.
3) 日本救急医学会：医学用語解説集「喘ぎ呼吸」. 2009. https://www.jaam.jp/dictionary/dictionary/word/0912.html
4) Coraboeuf E, Weidmann S. Potentiel de repos et potentiels d'action du muscle cardique. *CR Soc Biol Paris* 1949; 143: 1329.

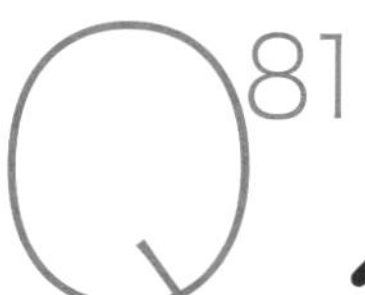

Q81 ペースメーカが入っている人が亡くなるとき(直前)はどんな波形になるの? ペースメーカがあるのに心停止になるのはなぜ?

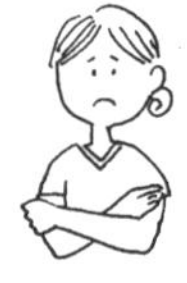

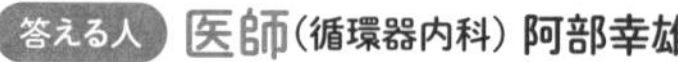

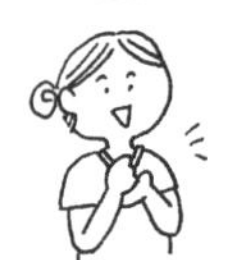

- 徐々にQRSは広く、QTは延長、T波は高くなります。
- 閾値が上がって刺激されても、心室が反応できなくなると心停止となります。

循環・多臓器不全が生じると…

心室の収縮は、心房にある洞結節という司令塔から発せられた電気信号が房室結節を通って心室に伝わり、心室を刺激することで始まります。ペースメーカの役割は、不整脈で心室に届かなくなった電気信号の代わりに心室へ電気信号を与えることです 図❶。しかし、司令が届いても心室の障害自体が改善されるわけではありません。亡くなる前には循環不全と多臓器不全が生じてアシドーシスや電解質異常が進行し、心室の収縮力はどんどん低下します。徐々にQRS時間とQT時間は延長し、T波は増高します 図❷。

Link Q80, 82, 114, 115

心停止や心室細動

アシドーシスや電解質異常がさらに進むと心室の収縮開始に必要な刺激の閾値が高くなり、ペースメーカの刺激(図中の縦線、スパイク)があっても心室が反応せず心停止に陥ります 図❸ 。その過程で心室細動が生じることもありますが、その際にはスパイクが出ないことが多いでしょう 図❹ 。

死亡に至る過程における心室ペーシングの変化

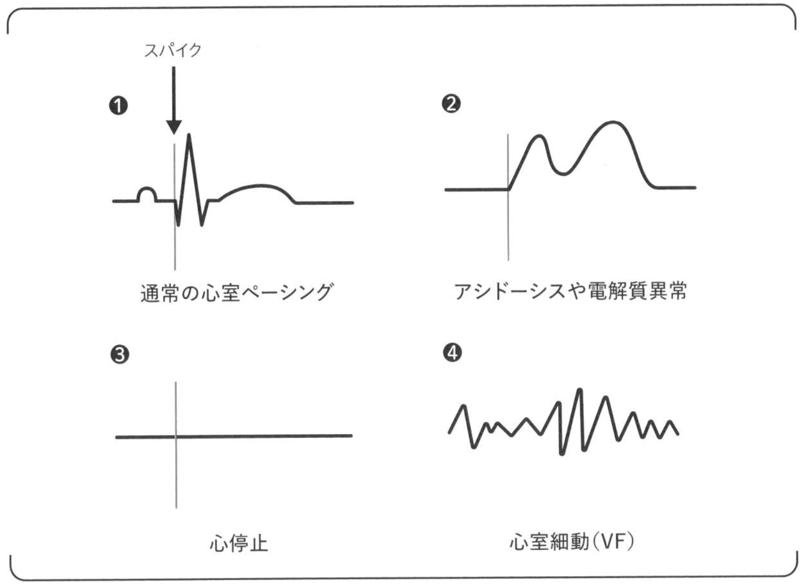

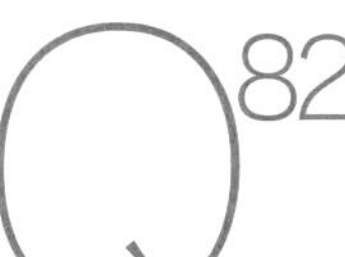

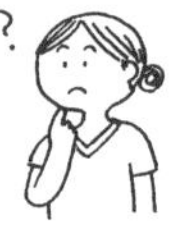

Q82 人工呼吸器をしている人が亡くなるときはどうなるの？呼吸が停止するの？

答える人 医師（小児救命救急センター）石川順一

- 人工呼吸器を装着していても、肺における酸素取り込みが障害されたり換気が不十分になったりすると死に至ります。
- 呼吸機能に問題がなくても、心臓をはじめとする生命維持機能が維持されていなければ死に至ります。

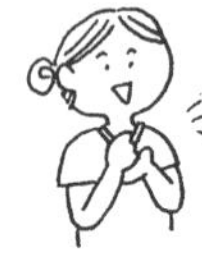

Link Q80, 81

重症の患者さんはさまざまな原因で人工呼吸器を使用されることになります。全身麻酔の必要な手術の場合だけでなく、呼吸状態が悪い場合や全身状態が非常に悪い場合にも人工呼吸器が使用されます。患者さんの状況によっては人工呼吸器を使用したからといって、呼吸状態が改善するとは限りません。具体的に人工呼吸器を使用している人はどう亡くなるのでしょうか。

なお、死亡確認の際には人工呼吸器は稼働していますので聴診上は呼吸音を聴取しますが、実際は呼吸器を一時的に停止して自発呼吸がないことを確認することが多いです。

呼吸が悪化して亡くなる場合

人工呼吸を導入して肺に圧をかけたとしても、肺炎をはじめとする感染症や無気肺などのために肺胞や間質に液体が貯留してしまうと肺の酸素取り込み能である「酸素化」が低下します。そうなると血液中に十分な酸素が供給されなくなり、身体全体が低酸素状態となります。

モニターの値としてはSpO_2値が下がるでしょうし、動脈血液ガス分析ではPaO_2値やSaO_2値が低下することになります。酸素は細胞にとっての重要なエネルギー源なので、低酸素状態によって心臓をはじめとする各臓器が機能不全となり、死に至ります。

また、重症の気管支喘息やCOPDの場合には、呼気を十分に呼出できないことで「換気」が障害されます。そのために二酸化炭素が貯留して呼吸性アシドーシスが進行し、アシドーシスによる細胞機能不全のために多臓器不全になって死に至ります。呼吸状態が改善する可能性がある場合にはVV ECMOという治療手段をとることもありますが、あくまで一時しのぎの治療法であるうえに合併症も生じうるため、適応に関しては慎重な検討が必要です。

呼吸以外が悪化して亡くなる場合（頭蓋内疾患、悪性疾患、心疾患、大血管病変など）

人工呼吸器を導入していても、心機能が回復しない場合には救命は困難です。各疾患に伴い脳幹部の生命維持中枢が保たれない場合や心臓が動かない場合、大出血により血圧が維持できない場合にも、生命活動が維持できなくなることで死に至ります。

文献
1）Silbernagl S, Despopoulos A , 福原武彦翻訳：生理学アトラス 第2版. 文光堂, 東京, 1992.

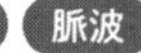

末梢循環不全　脈波　装着部位

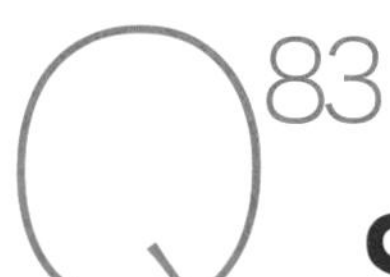

Q83 SpO_2がうまく測定できない。どうしたらいい？

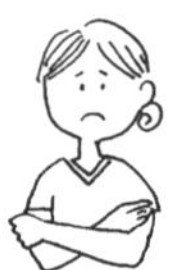

答える人 看護師（医療安全管理部、集中ケア認定看護師）丸山純治

●測定できない要因を検討し、測定位置を変更しましょう。SpO_2がうまく測定できない要因はいくつか考えられます。

・プローブの装着不良
・信号が拾えない（循環不全）
・医療行為によるもの
・光の干渉
・異常ヘモグロビン

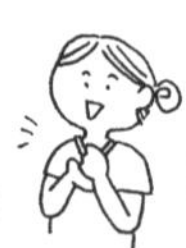

臨床の現場でSpO_2が測定できない場面はしばしば経験します。多くのケースはプローブの装着不良や末梢冷感に起因します。しかし、これ以外の要因でSpO_2が測定できないケースでは、患者さんの状態が悪い可能性があります。測定不良となる要因を検討し、要因に応じて対処しましょう。

正しくプローブを装着することが重要

プローブにはクリップ型・テープ型がありますが、発光部と受光部を対向させ手指先端であれば爪の生え際に発光部が位置するよう装着するのがポイントです 図 。SpO_2がうまく測定できないときは、プローブのずれや脱落による装着不良を確認しましょう。また、プローブの装着部位にテープで強く固定すると、

手指でのSpO_2測定

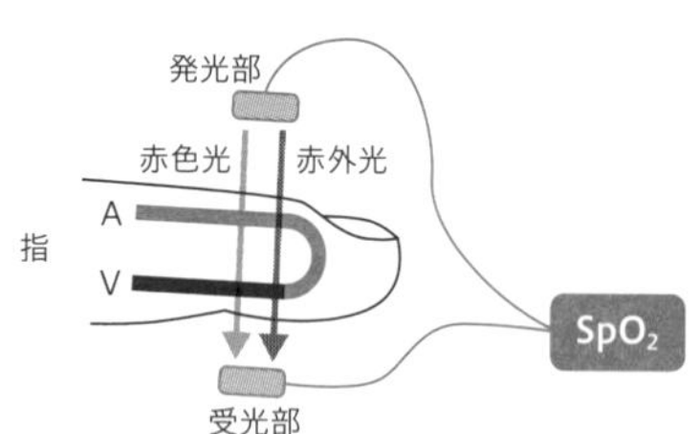

静脈拍動が発生します。静脈成分を除去できず、測定位置に影響をきたすことがあります。

末梢冷感の有無を確認する

SpO_2は指先などに赤色光と赤外光の2波長を発光・受光することで、組織を通過した酸化ヘモグロビンと還元ヘモグロビンの吸光度の比率から酸素飽和度を測定します。この際、脈波を利用して静脈成分や組織成分を除外することでSpO_2が測定できます。つまり、脈波の拍動がないとSpO_2は測定できません。末梢冷感がある場合、ただ指先が冷たいだけであれば測定部位を保温・加温することで血流が改善し、測定が可能となります。

ショック状態や重症症例では、末梢循環不全によりSpO_2の測定不良が起こります。脈波形が正しく表示されていない場合は末梢循環不全を疑い、プローブの装着位置の変更を検討しましょう。SpO_2を検知しやすい装着部位は、耳朶、鼻、前額部です。すみやかに装着部位を変更することで対応します 図 。

プローブの装着部位

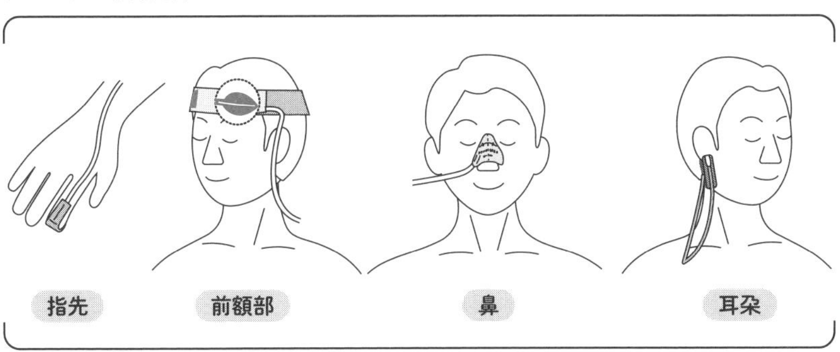

なぜ前額部にプローブを装着するの?

前額部の一部(眉のすぐ上)の血液は、内頸動脈から分岐する眼窩上動脈から供給されています。そのため低灌流状態でも末梢血管収縮作用の影響を受けにくく、手足の指や耳朶でのモニタリングに比べて反応が早いと報告されています。

その他、血圧測定などの医療行為により血流が阻害される場合、体動やシバリングによるノイズの発生、無影灯や処置灯、マニキュアやジェルネイルの使用により測定値に影響を及ぼすことがあります。NO吸入療法中にはメトヘモグロビン血症が出現することがあります。メトヘモグロビンは赤色光の吸収度が高いため、実際の酸素飽和度よりも低いSpO_2が表示されます。

文献
1)石井宣大:パルスオキシメータの使いこなし方. レジデントノート 2020;22(9):1686-1692.
2)日本呼吸器学会:Q&A パルスオキシメータハンドブック. 2014.
https://www.jrs.or.jp/file/pulse-oximeter_medical.pdf(2023.6.5アクセス)
3)半田麻有佳:え?知らないの?パルスオキシメータの測定原理. INTENSIVIST 2015;7(1):174-177.

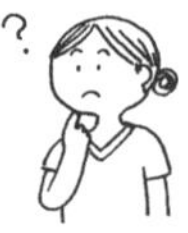

Q84 下肢で血圧を測っていいの？　どこで測る？　大腿？　下腿？　値は上肢と同じ？

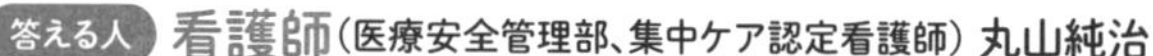

答える人 看護師（医療安全管理部、集中ケア認定看護師）丸山純治

- **下肢で血圧を測定することに問題はありません。**
- **大腿・下腿どちらでも測定は可能ですが、使用するマンシェットが異なります。**
- **上肢と下肢では収縮期血圧の値が異なります。**

通常、血圧測定には上肢を用います。上腕の負傷、麻痺、シャント肢、リンパ節郭清後など、上肢での血圧測定が難しい場合に下肢で血圧を測定します。

Link Q105, 113

正しいマンシェットを選択する

NIBP(non-invasive blood pressure：非観血血圧)の誤差に影響する測定機器以外の要因の１つにカフの誤選択があります。正確な血圧測定は、腕周とカフ幅の関係に依存しており、腕周に比して狭いカフ幅であれば血圧を過大評価し、狭いカフ幅であれば過小評価することになります。下肢においても同様であり、成人の下腿で測定するのであれば上腕と同じ14～17cm幅のマンシェットが利用可能です。大腿であれば、大腿専用18～20cm幅(メーカーにより規格が異なります)のマンシェットを選択しましょう。

測定部位による血圧値の違い

カフを遠位に装着するほど収縮期血圧は上昇し、拡張期血圧は低下する傾向を示します。上肢に比べ下肢のほうが、心臓までの距離があること、血管抵抗が増加することが要因となります。では、上肢と下肢でどの程度の差があるでしょうか？

上下肢の血圧差を比較検討したシステマティックレビューによると、一般集団において、仰臥位における下肢の収縮期血圧は上腕より16～18mmHg高く、測定のタイミングによる影響はないことが明らかとなりました。日常診療において、下肢血圧を用いて血圧管理状況を評価する際は、上腕と比較し15mmHg収縮期血圧に加算する必要があることが示唆されました。

収縮期血圧、拡張期血圧は測定部位により変化しますが、平均血圧は測定部位による影響を受けにくいという報告があります。血圧の数値で何を管理したいかにもよりますが、臓器血流に主眼を置いて血圧管理を行う場合は、平均血圧が最も信頼度が高くなります。左室の後負荷と動脈性の出血リスクに関しては収縮期血圧を、冠血流に関しては拡張期血圧を、心臓以外の臓器血流に関しては平均血圧を使い分け、平均血圧は測定部位による誤差が少なく管理しやすいパラメーターです。

文献

1)津崎晃一：非侵襲的血圧測定法(NIBP)欠かせぬモニター故に，その欠点を知ろう．INTENSIVIST 2011；3(2)：271-277．

2)Sheppard JP, Albasri A, Franssen M, et al. Defining the relationship between arm and leg blood pressure readings: a systematic review and meta-analysis. *J Hypertens* 2019; 37: 660-670,

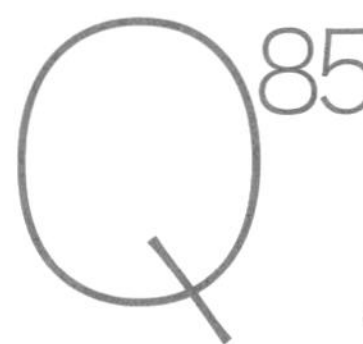

Q85 片肺全摘したらその部分の空洞はどうなるの？呼吸音は？

答える人 医師（呼吸器外科）水口真二郎

- 縦隔（心臓や食道など）、対側肺、横隔膜が寄ってきて、胸壁（肋間）が小さくなり残存する空洞は縮小します。
- 埋まりきらないところは胸水がたまります。
- 呼吸音は聴く部位により、対側肺の呼吸音や、術直後であれば胸水がたまっていく過程でドレーン内を動く胸水の音、咳嗽時などに空洞内で胸水が撹拌される音を聴取することもあります。

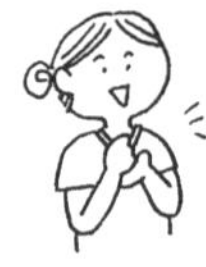

Link Q86

片肺全摘術後の呼吸音の特徴

片肺全摘の術後管理は通常の肺切除（部分切除や肺葉切除など）と異なっています。片肺全摘した場合、空洞になった手術側へ縦隔の臓器とともに対側の肺が進展・膨張することがあるため、呼吸音が聴取されることもありますが左右差は大きいです。もちろんこれは手術側の肺の呼吸音ではなく、対側の健側肺の呼吸音です。

空洞（全摘後の胸腔）は強い陰圧になるためまわりの臓器が引き寄せられます。縦隔（心臓や食道など）が偏位し、対側の肺が過膨張し、横隔膜が挙上し、肋間が狭くなり胸壁が小さくなることで残存する空洞は縮小します。そして埋まりきらないところは胸水がたまり徐々に空気と入れ替わります。その過程で咳嗽時などの胸郭の運動により胸水と空気が撹拌される音を聴取することもあります。特にドレーン内を動く胸水の音は呼吸性変動が大きいため聴取することが多く、呼吸運動に一致して聴取できるので呼吸音と間違えやすいです。

片肺全摘の術後管理

通常の肺切除と特に違うのはドレーン管理です。強い陰圧をかけてドレーンを引くことはありません。縦隔や対側肺が術側に引っ張られすぎて（縦隔偏位）、呼吸困難や血圧低下など呼吸循環が不安定になるからです。弱い持続吸引（-5cmH_2O程度）や水封管理、クランプして数時間ごとに開放して術後出血の有無を確認するなど施設によってさまざまです[1, 2]。術翌日に出血や乳び胸などの合併症がなければ排液量が多くてもドレーンを抜去することが多いです。

縦隔偏位はごくまれにみられる合併症ですが、発症すると致死率が高いのでSaO_2や血圧低下があればすぐに医師に連絡してください。

片肺全摘の長期経過

長期的にも縦隔に位置する臓器（心臓、大血管、気管気管支、食道、胸腺など）が患側の陰圧によって健側の肺と一緒に押し出されてきます。その縦隔偏位によって引っ張られた縦隔内の気管や気管支、肺動静脈などが背側にある椎体や大動脈によって圧迫、狭窄することで呼吸困難に陥ることを肺全摘後症候群と呼びます。術側での呼吸音聴取は縦隔偏位のためであり、聴取される範囲が広いとそれだけ縦隔偏位も大きくなっていると予想できます。

これらのことを頭に置いて、胸の中を想像しながら呼吸音を聴取してください。

文献

1）伊藤宏之，中山治彦：肺全摘術．土屋了介監修，横井香平，櫻井裕幸編，専門医のための呼吸器外科の要点と盲点Ⅰ，文光堂，東京，2010：182-193．

2）宇山正：肺全摘術．臨床外科 1995；50（11）：50-54．

6

病態のギモン

Q86 両側とも同じように呼吸音が弱い場合は、どう解釈したらいい？

答える人 看護師（ICU、急性・重症患者看護専門看護師）豊島美樹

- 胸水がたまっていたり、換気が不十分である可能性があります。

呼吸音の分類

呼吸音は呼吸音と副雑音に分類されます。副雑音のうち、肺性に由来するものはラ音とも呼ばれます。臨床で使用されがちな肺雑音という表現は一般的ではありません。正しい表現で評価することが重要です。聴診する場合、聴診した呼吸音が解剖学的にその場所で聴取できる正常な呼吸音であるか判別し、副雑音が聴取される場合、連続性か断続性か、吸気と呼気のどのタイミングで聴取するか確認することが重要です。

呼吸音が弱い場合、呼吸音の異常であることが右の 図 からわかります。

Link Q85

呼吸音の分類

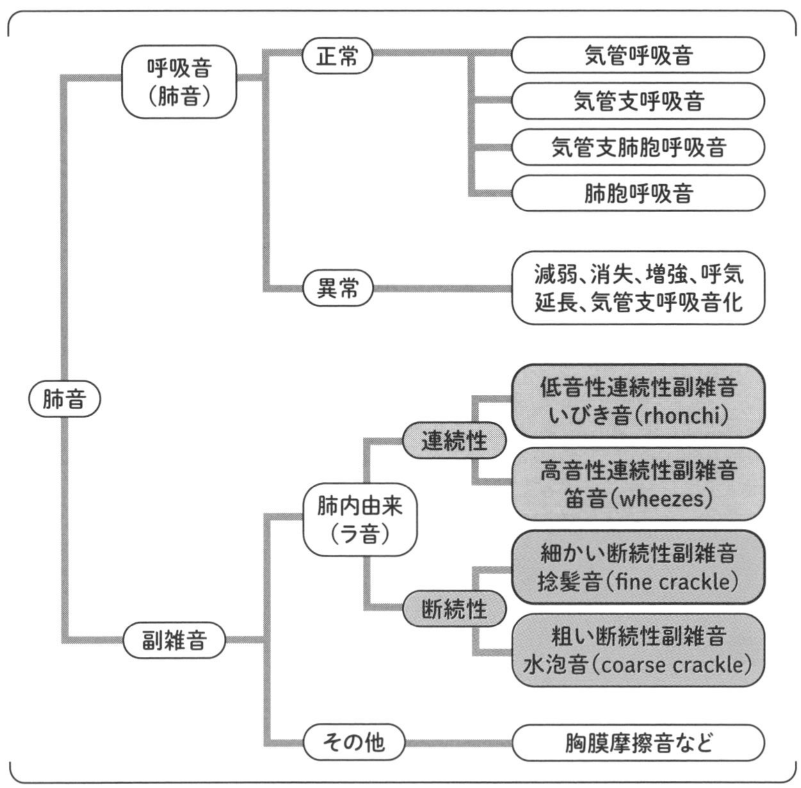

呼吸音が減弱・消失する原因

呼吸音が減弱・消失する原因は、肺内の局所の気流や換気が低下・消失し、空気がその局所に届かないために呼吸音が発生しづらいことが考えられます。また、胸腔内の空気や水分の貯留により呼吸音の伝播が阻害されるために呼吸音が伝わりにくいことが考えられます。

呼吸音を聴取する場合は、異常音や副雑音がなぜ起こるのか病態や疾患を把握することが重要です 表 。一般的に無気肺や胸水の貯留は両側均一ではありません。そのため胸部X線やCT画像所見を参考にします。

考えられる病態・疾患

・COPD	・呼吸筋麻痺
・無気肺	・腫瘍や異物による気道の狭窄や閉塞
・胸水貯留	など

文献
1）岡庭豊：呼吸器系のアセスメント．フィジカルアセスメントが見える 第1版，メディクメディア，東京，2019：88-124．
2）山内豊明：呼吸音聴診．診断と治療2021；109（suppl）：71-75．

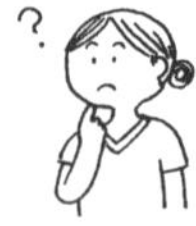

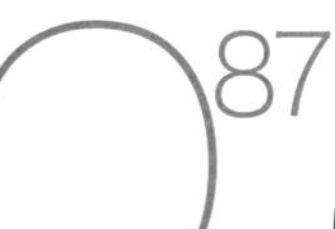

しゃっくりを止めるにはどうしたらいい？プリンペラン®は効果はあるの？

答える人 医師（消化器外科）櫻井克宣

- **プリンペラン®（一般名：メトクロプラミド）はしゃっくりに対して一部の人に効果があるとされていますが、効果の程度には個人差があります。**

しゃっくりの原因で一般的なものは胃の膨張です。その他、過度の興奮や不安、特に過呼吸や空気の飲み込みを伴う場合にも、しゃっくりが引き起こされることがあります。持続性または難治性のしゃっくりや、就寝時に起こるしゃっくりは、器質的な異常に伴って起きている可能性があるため、原因の検索が必要です[1, 2)]。

しゃっくりを止める効果が期待できる薬剤、対処法

メトクロプラミド(プリンペラン®)

プリンペラン®は中枢神経系に作用し、ドパミン受容体を刺激することではたらきます。ドパミンは神経伝達物質の一種であり、しゃっくりの制御に関与していると考えられています。しゃっくりは横隔膜のけいれんによって引き起こされますが、プリンペラン®は、横隔膜の筋肉の運動を調節する神経のはたらきを変化させる可能性があります。

クロルプロマジン塩酸塩

クロルプロマジンは、中枢神経系に作用し、しゃっくりの制御に関与する神経伝達物質のバランスを調整します。具体的にはドパミン受容体のブロッキング作用をもち、しゃっくりを抑制する効果があります。

ベンゾジアゼピン系薬物

ベンゾジアゼピン系薬物は抗不安薬や睡眠薬として広く使用されていますが、一部のしゃっくりに対しても効果があります。これらの薬物は中枢神経系を抑制する作用があり、しゃっくりの神経活動を調整することで抑制効果を発揮します。

漢方薬

芍薬甘草湯(シャクヤクカンゾウトウ)や呉茱萸湯(ゴシュユトウ)のような漢方薬がしゃっくりに対して効果的な場合もあります。

対症療法

しゃっくりは一時的な症状であることがほとんどであるため、対症療法を試すことが一般的です。呼吸を整える、水を飲む、前かがみになるなどがあります。

しゃっくりに対して、これだけすれば治るといったものはなく、いろいろ試すことが大事です。

文献

1)石井義洋:エビデンスレベルが最も高いしゃっくりの治療薬は?. 月刊薬事 2022;64(9):122-127.

2)Steger M, Schneemann M, Fox M. Systemic review: the pathogenesis and pharmacological treatment of hiccups. *Aliment Pharmacol Ther* 2015; 42: 1037-1050.

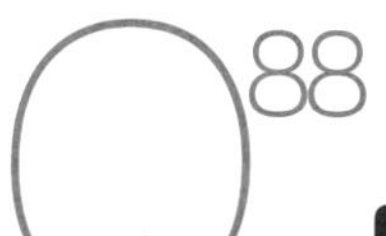

有痛性筋けいれん　ゆっくりマッサージ　予防

Q88

足のつりはどうしたらいい？

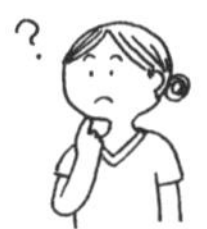

答える人　医師（消化器外科）長谷川　毅

- **焦らずゆっくり伸ばしましょう。**
- **最も大事なのは予防することです。**

頻回に起こる場合には疾患が隠れているときがあるので注意しましょう。

足のつりはふくらはぎだけで起こるのではない

「足がつる」とは、一般的には「こむら返り」ともいわれ、医学的には有痛性筋けいれんともいわれます。ふくらはぎに起こる筋肉のけいれんの総称です。ちなみに「こむら」はふくらはぎのことを指します。多くはふくらはぎに起こりますが、足の指や裏、太もも、胸など体のどの部位でも起こります。海外では「Leg cramps」、「Nocturnal leg cramps」という名称で呼ばれており、年齢が上がるごとに発生頻度が高くなり、50歳までに誰もが一度は経験します。強い痛みを伴いますが、ほとんどの場合数秒から数分で治まります[1)]。

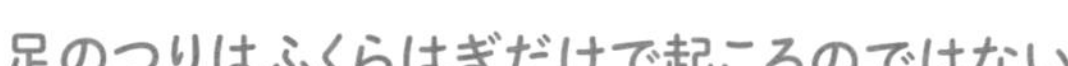

「つる」原因はさまざま

足のつりは、「足や手などの筋肉が伸縮のバランスを崩して、異常な収縮を起こした結果、元に戻らなくなったため」と考えられています。原因ははっきりとしたことはわかっていませんが、①加齢による筋肉の衰え、②激しい運動による肉体疲労、③水分不足、④ミネラルバランスの乱れ、⑤栄養不足、⑥血行不良、⑦体温低下、⑧寒暖差など、さまざまな因子が関係しているといわれています。

また内服している薬剤に関係するともいわれており、高脂血症治療薬、利尿剤を含む降圧剤、ホルモン剤、抗精神病薬などが原因になることもあります。しかしこれらの薬の場合には、勝手に服薬をやめないで主治医の先生に相談しましょう[2)]。

Link Q87

足のつりは夜間、朝方や運動中、妊娠中などによく起こる

睡眠時には汗を多くかいており脱水傾向にあります。夏場にクーラーをつけて寝たり、冬の寒いときには足の筋肉が冷えて血行が悪くなります。そのような状況で寝返りなどで筋肉に刺激が加わると、過剰な収縮を発生しやすくなります。また、妊娠中では、女性ホルモンや栄養のバランスが崩れやすく、胎児を守るために全体的に体液量は増えます。大きくなった子宮に下大静脈が圧迫されて循環障害が起きるのも足のつりが多い原因といわれています[3,4]。

足のつりが起こった場合

体の力を抜き、突っ張った足の筋肉の緊張をやわらげます。そのうえでつった部分の筋肉をゆっくり伸ばします。症状が治まったら温めながらゆっくりマッサージするようにしましょう。焦って強く伸ばしてしまうと、再度つる恐れがあるので、強いマッサージは厳禁です。

痛みがひどい場合には、筋弛緩薬、抗不安薬、マグネシウム、ビタミンE、漢方薬などが使われることもありますが、いずれも有効性を示すエビデンスは低いものになります。日本では漢方薬が使われることが多く、芍薬甘草湯(シャクヤクカンゾウトウ)を始めとして、四物湯(シモツトウ)・柴苓湯(サイレイトウ)・疎経活血湯(ソケイカッケツトウ)などが使われることがあります[5]。

予防が大切

足のつりにおいて最も重要なのは起こさないこと、つまり予防です。スポーツドリンクで電解質を摂取、水分を１日１リットル以上飲む、体を冷やさない、栄養不足を防ぐためにバランスのよい食事を摂る、筋肉を鍛えるために適度な運動をする、疲労物質をためないようにストレッチをする、十分に体を休める。このように日ごろからの心がけが非常に重要になります。また寝ているときの足のつりの予防に関しては、寝る前のコップ一杯の水分摂取が予防に効果があるといわれています。

足のつりは、基本的には病気ではありません。しかし、頻繁に起こる場合には、他の病気が隠れていることもあります。糖尿病、腰椎椎間板ヘルニアのような末梢神経障害、静脈瘤や動脈硬化などの末梢血管障害、甲状腺機能異常、心不全、筋萎縮性側索硬化症、夜間無呼吸症候群などがあります[2]。少しでもおかしいなと思った際には病院を受診するようにしましょう。

文献

1) National Library of Medicind. Muscle Cramps.
2) Mayo clinic. Muscle cramps
3) Cleveland Clinic. Leg Cramps
4) 石井一弘：有痛性筋痙攣の治療. ドクターサロン 2020；64(3)：180-184.
5) Young G. Leg cramps. *BMJ Clin Evid* 2015; 2015: 1113.

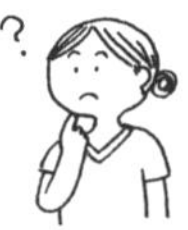

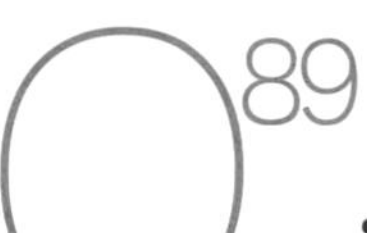

Q89 ラテックスアレルギーの人は果物を食べてはいけない？

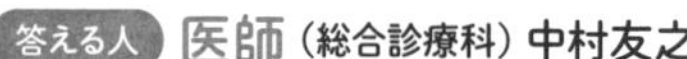

●ラテックスとよく似たアレルゲンをもつ果物を摂取した際、アレルギーを起こすことがあります。リスクの高い果物に十分な注意が必要であり、原因となる果物を避けるようにします。

ラテックスアレルギーとは

ラテックスアレルギーは、天然ゴム製品による即時型アレルギーです。ラテックスの原料は、ゴムの木の樹液であり、樹液に含まれる15種類のタンパク質が主なラテックスアレルギーの原因とされています。天然ゴム加工品には、手袋、駆血帯カテーテルなどの医療品やゴム風船など家庭で使用する製品もあります。例えば、ラテックス性手袋をはめた手のかゆみや蕁麻疹が出たりします。

医療現場でラテックスアレルギーがある場合、ラテックスフリーの手袋や駆血帯を使用します。

ラテックス・フルーツ症候群

ラテックスアレルギーをもつ人が、果物、野菜やその加工品を摂取した十数分後に口の中のかゆみだけではなく、のどのつまり感、蕁麻疹、下痢などの即時型アレルギーを起こすことがあります。呼吸困難、血圧低下などの命にかかわるアナフィラキシーを起こすこともあります。このアレルギーは、ラテックス・フルーツ症候群と呼ばれています。

ラテックス・フルーツ症候群は、果物、野菜に含まれる抗原とラテックス抗原がよく似ているために、ラテックスと同じような即時型アレルギーを起こします。ラテックスとよく似た抗原をもつ代表的な食物には、アボガド、バナナ、栗、キウイフルーツがあり、頻度が高く注意が必要です。その他にも多くの食物が報告されています[1)]表。ラテックスアレルギーをもつ人は、これらの果物などを摂取した後に即時型アレルギーを起こす可能性が高いため、摂取を避けることが望ましいです。

ラテックス・フルーツ症候群の報告のある主な食品

- **ハイリスク群：**アボガド、バナナ、栗、キウイフルーツ
- **その他：**イチジク、パイナップル、パパイヤ、パッションフルーツ、桃、洋ナシ、クルミ、ヘーゼルナッツ、アーモンド、グレープフルーツ、メロン、イチゴ、ジャガイモ、トマト、ほうれん草、レタス、セロリ、多種スパイスなど

※ただし、記載されていない食品でも起こすことがある。

日本アレルギー学会：アレルギー総合ガイドライン2019. 協和企画, 東京, 2019：573. より引用

アレルギー歴の確認が重要

医療現場では、リスクとなるアトピー素因、天然ゴムのアレルギーやリスクの高い果物でアレルギー歴の確認が重要です。入院患者さんでは、ラテックスアレルギーをもつ、または疑われる場合は、ラテックス・フルーツ症候群の可能性を考えて対応します。

ラテックスフリーの医療品の使用と原因となる果物、野菜を含まない食事を提供するなどの対応が必要です。

当院では対策の1つとして、ラテックスアレルギーの注意と原因食物を記載した紙面を各病棟に貼り、注意喚起をしています。

文献

1）日本アレルギー学会：アレルギー総合ガイドライン2019. 協和企画, 東京, 2019.

7章

呼吸管理のギモン

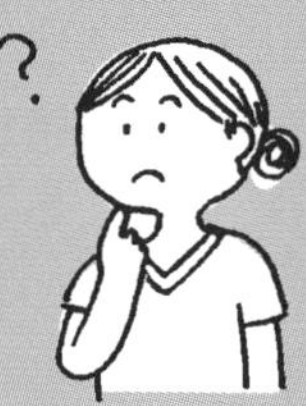

呼吸管理というと、酸素療法や人工呼吸器管理などが思い浮かぶと思いますが、当院の看護師から寄せられた疑問で多かったのは「気管切開の管理」に関するものでした。
一般病棟の看護師にとっては、ハードルが高い医療行為の1つです。

（久保健太郎）

酸素療法 インスピロン 加温加湿

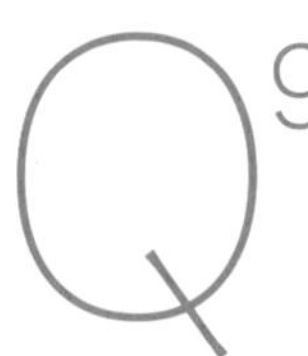

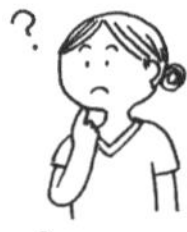

Q90 インスピロンは絶対にヒーターを使うべき?

答える人 看護師（医療安全管理部、クリティカルケア認定看護師）宮原聡子

- 気管挿管や気管切開の患者さんの場合、加温加湿は大切です。

気道は外気からの異物や有害物質を排除する

ヒトの気道は、咽頭、喉頭、声帯の上気道と呼ばれる部分と、気管および気管支である下気道があります。気道には鼻腔内、咽頭内、気管支、肺胞内でそれぞれ外気から入ってきた異物や有害物質を排除するための役割機能をもっています。

気管支の内腔には円柱線毛上皮細胞と杯細胞があります。円柱線毛上皮細胞は、線毛運動を行っています。杯細胞は粘液を分泌し、加湿することで細胞環境の形成を行っています。

気道上皮は1/10が杯細胞で呼吸によって侵入した異物を排除する役割をもっています。杯細胞には抗原提示細胞としての役割があり、侵入してきた細菌やウイルス感染細胞の断片を自己の細胞表面上に表示し、適応免疫反応に知らせるという重要な役割も担っています 図 。

気管支の内腔

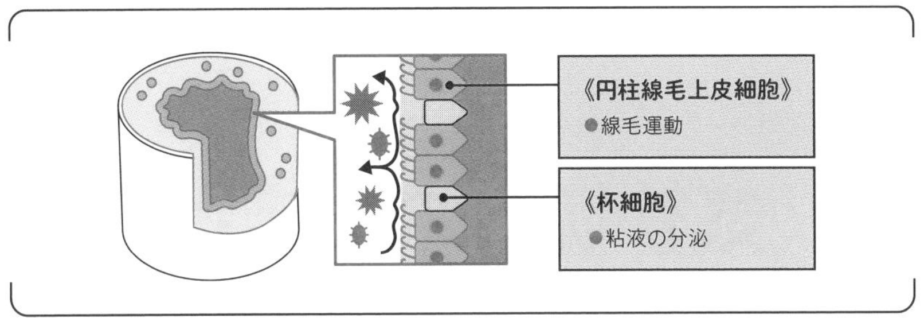

気管挿管や気管切開では加温加湿ができなくなる

通常、私たちが呼吸をすると、肺胞まで空気が到達するまでにこれら上気道で加温加湿がされます。そのため、酸素マスクを用いた酸素投与の際に必ずヒーターを使わなければならないということでもありません。しかし、気管挿管や気管切開では、上気道はチューブによりバイパスをされており、加温加湿ができなくなります。そのため、加温加湿器を用いて適切に加湿を行う必要があります。

仮に、低温の空気が気管チューブを通り患者さんに送気されていれば、下気道で粘膜から水分を奪い湿度を保とうとするため、下気道の粘膜の線毛運動が障害されることになり、結果、分泌物の粘性が増加し気道閉塞を起こす可能性があります。それにより、呼吸仕事量も増えるため、適切な環境を保持するためにも加温加湿が大切です。

文献
1)小林敦子:気道の解剖と役割. 呼吸器ケア 2009;7(1):36-40.
2)宮本顕二:酸素療法と酸素加湿. 呼吸器ケア 2009;7(1):52-56.

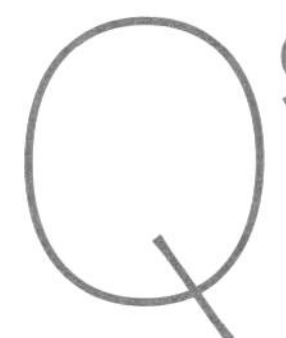

Q91 気管切開の固定はひもとバンドの使い分けはどうしたらいい？

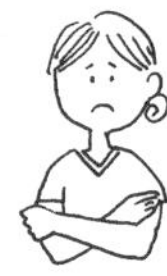

答える人 看護師（医療安全管理部、クリティカルケア認定看護師）宮原聡子

● 気管切開チューブの固定を確実に行うことが目的であり、原則どちらでもかまいません。

気管切開術後に瘻孔が安定化するまで、おおよそ2週間かかります。この時期を「早期」と呼んでいます（基礎疾患や低栄養状態の患者さんはこれに限りません）。この時期は自己抜去に注意を要し、確実な固定が必要となります 表 図 。

当院では、翌日にはバンドに変更しています。頬部のくい込みなどによる皮膚損傷のリスクを考えると、バンドのほうが適していると考えます。

気管切開チューブの固定方法

綿ひも 頸部と固定具の隙間に人差し指1本入るくらいのゆるみをもたせて固定しますが、皮膚との摩擦による皮膚損傷や剥離が起こりやすくなります。そのため、首に食い込んでいないか、きつすぎないかなど、交換時やケア時には皮膚状態の観察を忘れないようにしなければなりません。

マジックテープ付き固定バンド 皮膚との接着面がひもに比べて広く、感触もソフトで首の太さによって長さの調節は可能です。ただし、使用が長くなるとマジックテープ部分の付着が弱くなり、外れてしまい固定がゆるんでしまう可能性もあります。

縫合固定 気管切開チューブのフレーム穴を4点縫合固定する方法では、固定が確実に行えます。この場合は、ひも、ホルダーどちらを使用してもかまいません。

Link Q92, 93

綿ひもによる固定

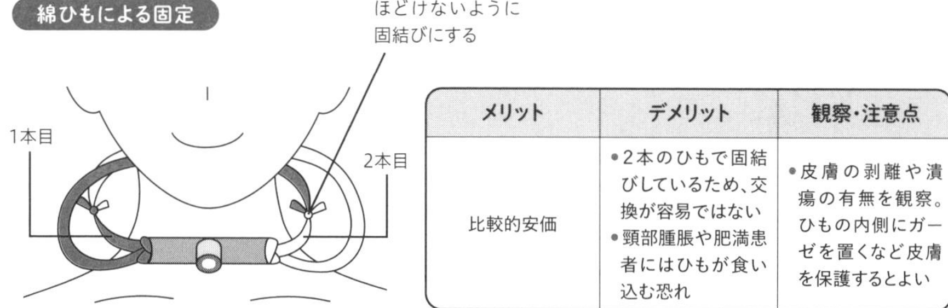

メリット	デメリット	観察・注意点
比較的安価	•2本のひもで固結びしているため、交換が容易ではない •頸部腫脹や肥満患者にはひもが食い込む恐れ	•皮膚の剥離や潰瘍の有無を観察。ひもの内側にガーゼを置くなど皮膚を保護するとよい

マジックテープ付き固定バンド

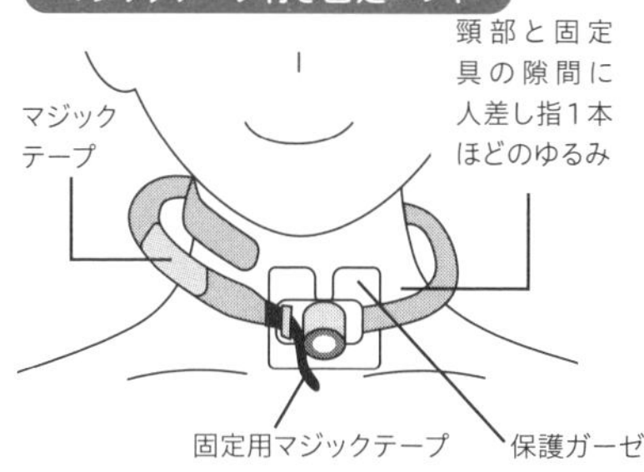

メリット	デメリット	観察・注意点
•汚染時に容易に交換可 •頸部の太さにより長さの調節が可能	•頻度によりマジックテープの粘着性が弱くなる	•マジックテープの粘性を確認 •頸部の皮膚の状態

縫合による固定

気管切開用チューブのフレーム穴。上下2か所×2で固定することもある

❶ ❷ ➊ ➋ ❸ ❹ ➌ ➍

気切孔近くの上下4か所で固定することが多くみられる

メリット	デメリット	観察・注意点
•気管切開チューブと皮膚を縫合するため、固定は確実	•皮膚縫合部の違和感や潰瘍形成の可能性あり •Yカットガーゼが挿入しにくい	•縫合部の皮膚に発赤や潰瘍の有無を観察 •Yカットガーゼはカットして使用してもよい

文献
1）茂呂悦子，他：気管切開患者の日常生活ケア. 木下佳子，橋本良子，茂呂悦子編，いざというとき困らない！人工呼吸器・気管切開まるわかり. 照林社，東京，2019：75-128.
2）日本医療安全調査機構（医療事故調査・支援センター）：気管切開術後早期の気管切開チューブ逸脱・迷入に係る死亡事例の分析. 医療事故の再発防止に向けた提言 第4号，2018年6月.
https://www.medsafe.or.jp/uploads/uploads/files/teigen-04.pdf（2023.7.4アクセス）
3）株式会社高研 KOKEN CO., LTDホームページ
https://www.kokenmpc.co.jp/（2023.7.4アクセス）

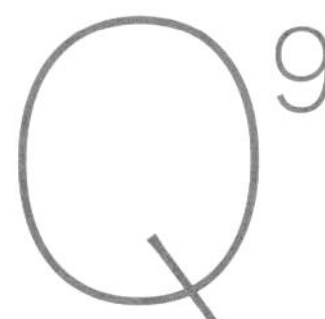

Q92 気管切開チューブ（気管カニューレ）は何日間隔で交換？初回は？

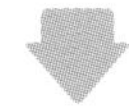

答える人 医師（小児耳鼻咽喉科）小川　真

- 気管切開術施行後の初回の交換のタイミングは、術後1週間後を推奨します。
- 初回の交換以降は2週間隔を推奨します。
- 気管カニューレのタイプと特徴を学び、適切に選択しましょう。

気管切開術直後の初回交換は危険

気管切開術直後には、創部からカフ付きの気切チューブ（以下、気管カニューレとする）が気管内腔へ挿入されており、この気管カニューレが空気の通り道（気道）となります。手術直後に最初にカフ付き気管カニューレ 図❶ が用いられる理由は、創部からの出血が気管内に垂れ込むのを防ぐためです。

気管切開術直後の創部は、頸部前面の紐状の細長い筋肉（strap muscles）、甲状腺、気管前壁がむき出しになっていますが、気管切開術後約１週間で創傷治癒過程により肉芽が盛り上がって凹みが埋まり、カニューレの筒の部分が瘻孔となって残っている状態となります。術後１週間経過した時点でカニューレ交換を行う場合には、この瘻孔に沿ってカニューレを挿入していくと安全に気管内腔まで挿入することができます。

術後１週間経過しない状態で気管カニューレを交換する場合、創部に十分に肉芽が盛っておらず、strap muscles、甲状腺、気管前壁がむき出しになっている状態で気管カニューレを再挿入すると、気管カニューレの先端が気管前壁の表面を滑って、気管前方の縦隔に挿入されてしまったり（誤挿入）、カニューレの先端で甲状腺を傷つけて出血させてしまったりする危険性があります。

❶カフ付きカニューレ

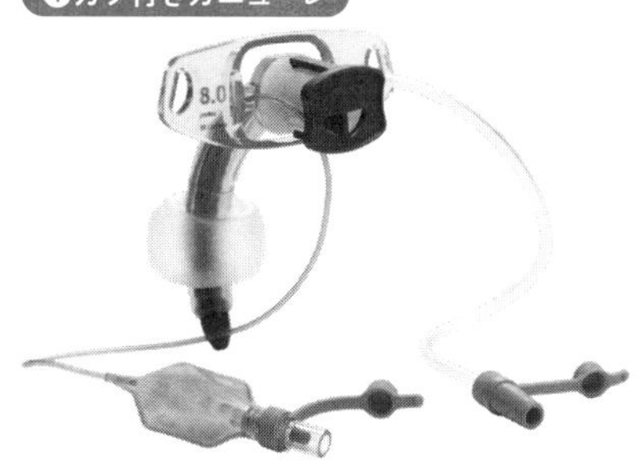

BLUセレクト™サクションエイドカフ付（一重管）
（写真提供：スミスメディカル・ジャパン株式会社）

実際の臨床の現場では、気管切開直後に痰が多い患者さんでは、カニューレ内腔が痰が乾いたもの（痂皮）で閉塞してしまい、術後１週間経過していないにもかかわらず、カニューレの初回交換を行わざるをえないことがあります。そのような場合には、医師２名体制で、手術用の筋鉤を用いて気管切開創部を展開し、甲状腺を避けて気管前面の切開部をしっかりと確認し、気管カニューレを気管内に確実に挿入するように留意しています。

気管切開術後2週間の交換は?

一方で、気管切開術施行後の初回のカニューレ交換のタイミングとして術後２週間を推奨している文献もありますが[1)]、最初に挿入したカニューレの使用時間が長期となるほど、カニューレの内腔が痂皮で閉塞する可能性が高くなります。人が少なくなる夜勤帯に急に交換せざるをえなくなる事態になることを避けるために、筆者は、術後２週間ではなく１週間の時点で初回交換することを推奨します。

初回交換時のカニューレのタイプ

人工呼吸器を使用していない場合は、カフなしのスピーチタイプの気管カニューレ 図❷ に変更すれば、早期に会話・摂食ができるようになるため、嚥下機能の低下を防ぐことができます。ただし、人工呼吸器を使用している場合は、同タイプのカフ付き気管カニューレに交換します。

❷カフなしスピーチタイプのカニューレ

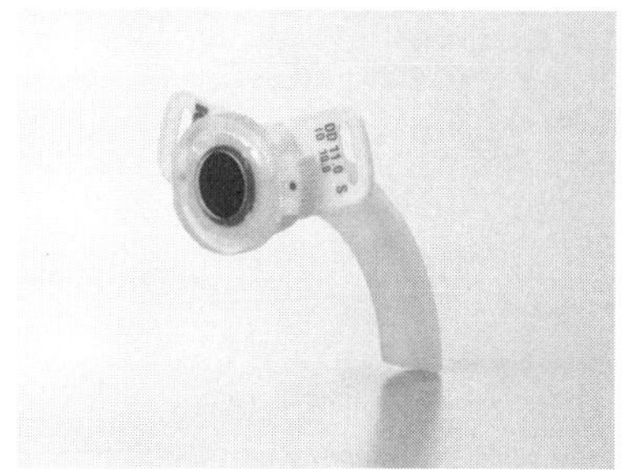

コーケンPPカニューレ スピーチ（写真提供：株式会社高研）
©2024 KOKEN CO., LTD.

7 呼吸管理のギモン

初回以降の交換の頻度

文献[2)]では、多くの施設では2週間隔で交換されているものの、2週間隔とする明確なエビデンスはないと記述されています。筆者も同様に2週間隔で交換しています。

交換を2週間隔とする理由として、①カニューレ交換後1週間ではカニューレの汚染はほとんどないが、2週間以上経過すると気管カニューレが汚染により変色したり、痂皮が付着したりしてカニューレ内が閉塞したり、不潔感が生じたりするため、②カフ付きカニューレを3～4週間以上挿入したままにしておくと交換時に抜けにくくなるため、③健康保険上の制約により気管カニューレの使用が月2本までしか認められておらず、月3本以上使用すると査定されるため、などがあります。

例外として、膿性痰が多くてカニューレ内が閉塞しやすい場合には2週間を待たずに頻回に交換することがあります。この場合、複管付きカニューレ 図❸ を使用すれば、内腔が閉塞した際に内側の管（内筒）のみ取り出して洗浄することで、カニューレの交換回数を減らすことができます。

❸複管式カニューレ（カフなし）

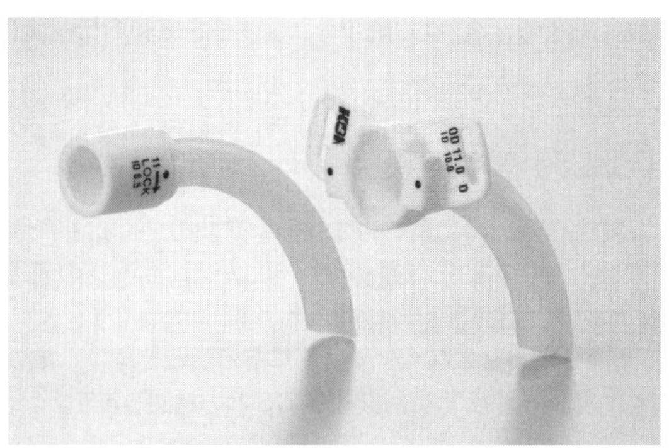

コーケンPPカニューレ 複管（写真提供：株式会社高研）
©2024 KOKEN CO., LTD.

文献
1）川村雅文：気管切開．白日高歩，小林紘一，宮澤輝臣編，気道をめぐる治療手技－各種インターベンションのすべて，医学書院，東京，2007：23-40．
2）小谷透：気管切開患者の管理．丸川征四郎編，気管切開－最新の手技と管理 改訂第2版，医学図書出版，東京，2002：129-132．

永久気管孔　喉頭がん　下咽頭がん

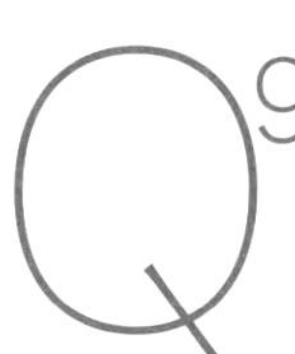

Q93 永久気管孔の管理はどうしたらいい？

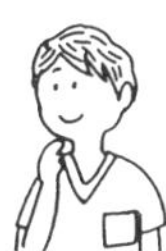

答える人 医師（耳鼻咽喉科・頭頸部外科）花本　敦

- **唯一の呼吸経路であり、けっして塞がないように注意しましょう。**
- **加湿が必要です。**

永久気管孔は、喉頭がんや下咽頭がんに対する根治治療としての喉頭全摘、咽喉食摘＋遊離空腸再建時に作成します。通常鼻腔や口腔を介して呼吸しますが、永久気管孔を作成後は頸部に作成した永久気管孔を介して呼吸する形となります。

通常の呼吸では鼻腔で加湿が行われますが、喉頭全摘後では直接気管に吸気が入る、つまり外気がそのまま肺に入る形になります。加湿がしっかりなされなければ痰がとても多くなるため、適宜吸入や吸引が必要となります。

永久気管孔の保護と加湿を行うためにProvox® HME（Heat and Moisture Exchanger）システム（HME・アドヒーシブ・ラリボタン・ラリチューブ）により人工鼻の装着が可能です 図 。永久気管孔周囲に人工鼻装着のためのアドヒーシブ（土台のシール）を貼付し 図Ⓐ 、アドヒーシブに人工鼻を装着することにより適切に加湿ができます 図Ⓑ 。2020年よりHMEシステムは保険償還での使用が可能になりました。頸部の形状によりHMEシステムの装着が困難な場合はエプロンガーゼなどで保護します。

過去の報告では永久気管孔にフィルムドレッシングを貼付したことにより、呼吸不全となった事例が報告されています[1]。けっして永久気管孔を塞ぐことがないように注意してください。

永久気管孔

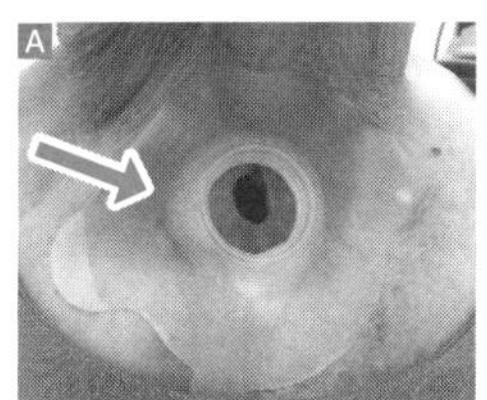

A アドヒーシブ装着

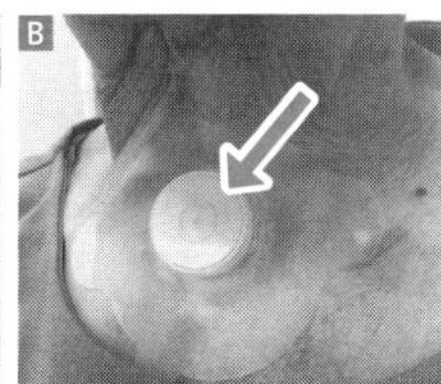

B 人工鼻装着

文献
1）日本医療機能評価機構：永久気管孔へのフィルムドレッシング材の貼付. 医療事故情報収集等事業 医療安全情報 No.123, 2017.
https://www.med-safe.jp/pdf/med-safe_123.pdf（2023.6.30アクセス）

Link Q90, 91, 92, 94

喉頭全摘　喉頭がん　下咽頭がん

喉頭全摘後に胃管を挿入していい?

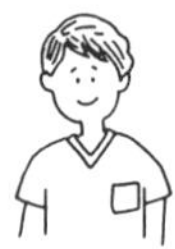

答える人 医師（耳鼻咽喉科・頭頸部外科）花本　敦

- 原則通常どおり挿入して大丈夫です。
- ただし手術直後や再発の状態では挿入に注意が必要です。

喉頭全摘後の状態

喉頭全摘後は鼻腔、口腔から連続するのは食道となり、呼吸の経路である気管は頸部に永久気管孔として開口している状態になります 図。鼻腔あるいは口腔内からの胃管を挿入した場合には気管への誤挿入は発生し得ず、すべて食道から胃へと挿入されます。ですから原則通常どおり挿入してもらって問題ありません。

特殊な状態としては縫合不全や局所再発などにより咽頭縫合部位が脆弱になっていることがあります。その場合は胃管が脆弱な部位を突き破ってしまう可能性があります。事故抜去などあった場合、緊急性はさほどありませんので、翌日に耳鼻咽喉科に確認のうえの再挿入が望ましいと考えます。状況が不明の場合は耳鼻咽喉科の医師に確認してください。

喉頭全摘後の胃管と呼吸の経路のシェーマ

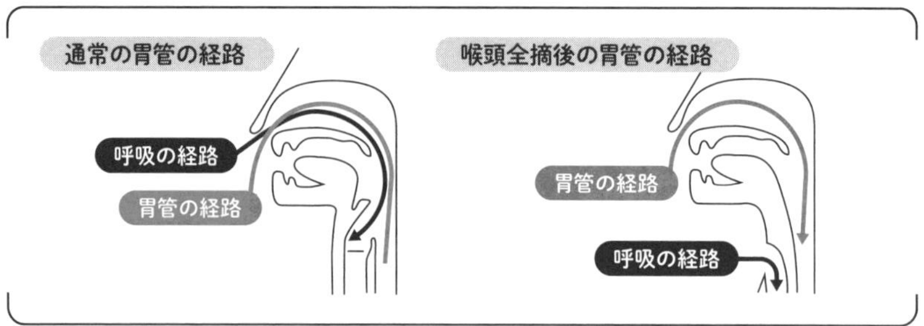

 Link Q93

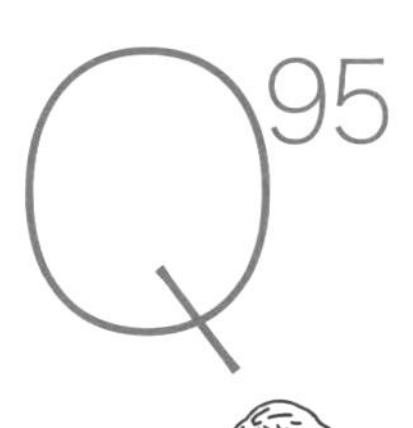

Q95 NPPVのマスクフィッティングはどうしたらいい？ MDRPU予防は？

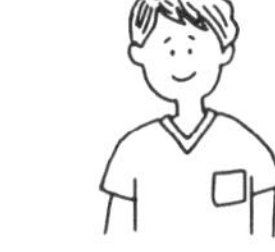

答える人 看護師（ICU、急性・重症患者看護専門看護師）豊島美樹

- マスクフィッティングはきつく締めすぎず、トータルリーク60L/分程度は許容範囲とします。
- NPPVマスクのMDRPU予防は、外力低減のケアが重要です。

マスクの種類

NPPV（非侵襲的陽圧換気療法）マスクの種類は大きく分けて3種類（トータルフェイスマスク、フルフェイスマスク、ネーザルマスク）あります 図 。緊急性の高い急性呼吸不全患者さんには、顔全体を覆うトータルフェイスマスクや鼻と口を覆うフルフェイスマスク使用します。一般的に汎用性の高いマスクはフルフェイスマスクです。ネーザルマスクは主に在宅で慢性呼吸不全患者さんに使用されます。

トータルフェイスマスク
顔面全体を覆う

フルフェイスマスク

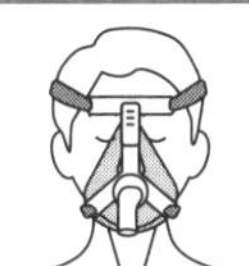

鼻・口を覆う

ネーザルマスク

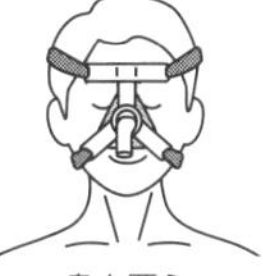

鼻を覆う

マスクフィッティングの方法とリークがあるときの調整方法

メーカーの取扱説明書に準じてマスクフィッティングを行います。重要なのは、機種によってはリーク補正機能があるため、ある程度（リーク60L /分程度）のリークは許容し[1)]、ヘッドギアのストラップを締めすぎないことです 図 。

マスクフィッティングのポイント

マスク・ヘッドギアは顔に左右対称に装着する
呼気ポートの穴を塞がない
マスクと顔は平行に
眼球側のリークはないか？
マスククッションがつぶれていないか？
ストラップと皮膚の間に指が1～2本程度入るか？

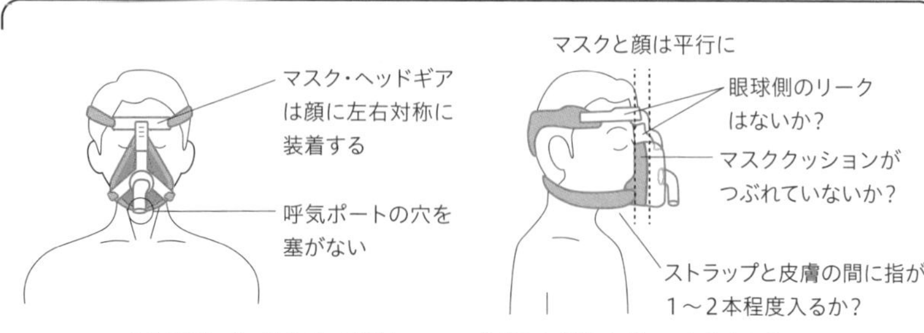

- **マスクが頬にくい込んでいる場合** → ヘッドギアを締めすぎていませんか？
- **目の周辺に空気漏れがある場合** → マスクが顔と平行になっていますか？
- **口元の周辺に空気漏れがある場合** → マスクが顔と平行になっていますか？

MDRPUの発生要因と好発部位、予防的ケア

医療関連機器褥瘡（medical device related pressure ulcer：MDRPU）とは、医療関連機器による圧迫で生じる皮膚ないし上皮に対する内部組織（脂肪組織、筋膜、腱など）の組織損傷です。厳密には従来の褥瘡すなわち自重関連褥瘡と区別されますが、ともに圧迫創傷であり広い意味では褥瘡の範疇に属します。なお、尿道、消化管、気道等の粘膜に発生する創傷は含めません。

MDRPUの発生には、機器要因、個体要因、ケア要因の３つが影響します 図 [2)]。

医療関連機器褥瘡（MDRPU）発生概念図

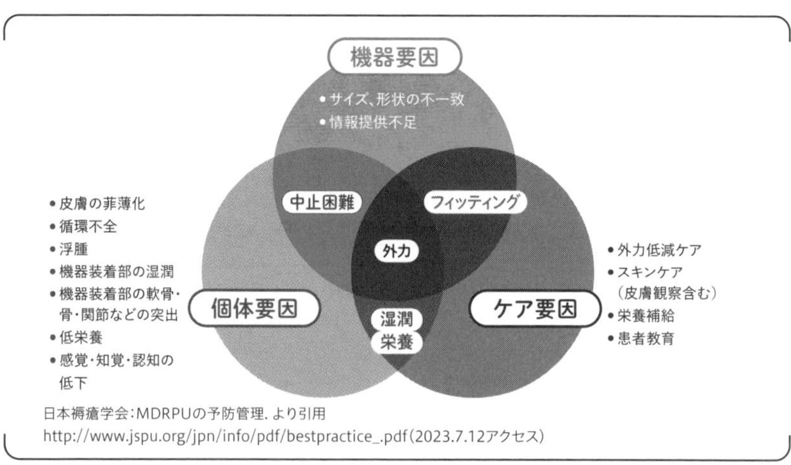

日本褥瘡学会：MDRPUの予防管理. より引用
http://www.jspu.org/jpn/info/pdf/bestpractice_.pdf（2023.7.12アクセス）

機器要因への対応は、メーカーの使用基準や手順に準じて使用し、個体要因への対応は、浮腫の軽減や栄養状態の改善など全身状態改善へ向け取り組みます。ケア要因への対応は、皮膚の保湿や保護を含むスキンケア、マスクフィッティングによる外力減圧ケアと観察が重要です 図 。

NPPVマスクとヘッド・ギア（ストラップ）による圧迫創傷が発生しやすい部位

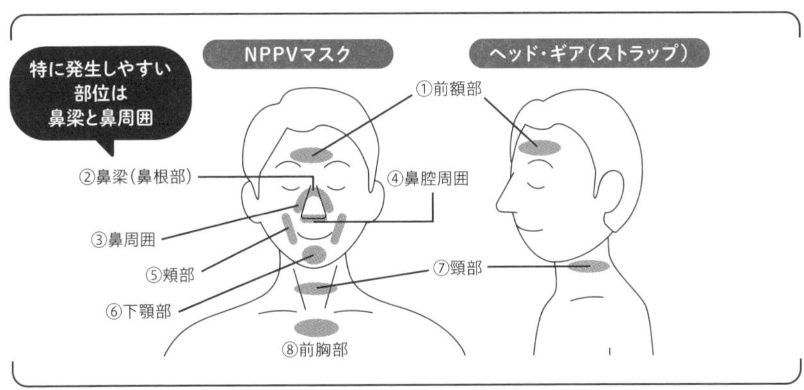

MDRPUの外力低減ケア

マスクが皮膚に当たる部分の摩擦・ずれを低減する

- ポリエチレンジェルシート
- シリコンジェルシート
- 板状皮膚保護材
- ハイドロコロイドドレッシング材
- シリコンゲルドレッシング材
- ポリウレタンフィルムドレッシング材

NGチューブなどが留置されている場合は、圧迫低減・リーク低減策を考慮する

- チューブと皮膚が接触する部位、チューブとマスクが接触する部位に板状皮膚保護材やハイドロコロイドドレッシングを貼付する

ヘッドギアのストラップが皮膚に当たる部位の圧迫・摩擦・ずれを低減する

- ポリウレタンフィルムドレッシング材、ハイドロコロイドドレッシング、シリコンゲルドレッシング材を貼付する
- バンドと皮膚の間にクッションとなる不織布ガーゼなどを挟む

マスクが皮膚に当たる部分の圧迫を低減する

- 医師の判断のもと、NPPVマスクを外して除圧する時間を設ける
- 医師の判断のもと、可能であればNPPVを離脱する時間を設ける

文献

1）石原英樹, 竹川幸恵：医師・ナースのためのNPPVまるごと事典. みんなの呼吸器 Respica2019年夏季増刊 2019：123-128.

2）日本褥瘡学会：MDRPUの予防管理.
http://www.jspu.org/jpn/info/pdf/bestpractice_.pdf（2023.7.12アクセス）

3）フィリップス・レスピロニクス合同会社：マスク及び付属品の使い方
https://www.philips.co.jp/c-dam/b2bhc/jp/consumer/sleep-and-respiratory-care/pdf/usermanual-comfortgelbluefull-201609rev3.pdf（2023.7.12アクセス）

8章

心電図のギモン

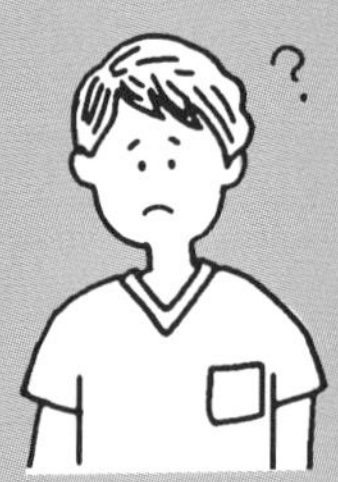

心電図モニターはどの診療科、どの病棟でも扱う機会が多いです。臨床看護師には必須の知識といえますが、ICUや循環器病棟以外では、苦手な人が多いのではないでしょうか。
今回は波形の読み方よりも、「きれいな波形が出ない場合にどうしたらいいか」や「アラーム設定はどうしたらいいか」など、業務的な疑問が多く寄せられました。　（久保健太郎）

心拍数 不整脈 無駄鳴りアラーム

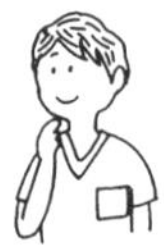

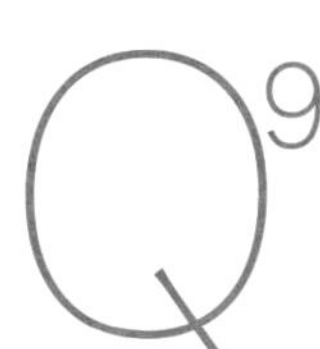

Q96 モニターはどのような基準でつけているの?

答える人 医師(総合診療科/糖尿病・内分泌内科/医療安全管理部) 山上啓子

● **心電図モニターにより状態変化を迅速に把握する必要のある、心疾患、手術直後、急性脳血管障害などの患者さんにつけます。** ※自施設の決まりに従ってください。

心電図モニターの装着により①心拍数、リズムの確認、②不整脈の診断、③心筋虚血の検出、④QT延長の同定などが可能です。

心拍数により状態の変化を早期に発見する

術直後には出血による貧血などを心拍数を確認することで早期に検出することが可能です。また、肺炎などの重症患者さん、心疾患を有する患者さん、全身麻酔後の術後の患者さんなど、心拍数により状態を経時的にみる必要のある患者さん、また致死的不整脈が起こる可能性がある心疾患の患者さんや虚血性心疾患の患者さんも装着します。

心疾患の例 急性心筋梗塞や急性冠症候群患者、経皮的冠動脈インターベンション(PCI)後、心臓手術後、TAVR(経カテーテル大動脈置換術)後、不整脈患者、不整脈アブレーション治療後、急性心不全など

心電図のほかに、呼吸、動脈血酸素飽和度(SpO_2)、血圧などもモニターすることができます。装着する必要がある患者さんは医師の診療に基づき、モニタリングが必要と判断されて装着することが基本です。不要な患者さんに漫然と装着することは、無駄鳴りアラームを増やす可能性があり、避けなくてはなりません。

モニター装着続行の必要性や、アラーム設定に関するチームによる定期的な評価体制を構築している医療機関では、モニターアラームが適切に使用されているか、検討評価が行われています。モニター装着の適応について検討したり、病棟で対応可能なモニター数を決めることもあります。

文献

1)Sandau KE, Funk M, Auerbach A, et al. Update to Practice Standards for Electrocardiographic Monitoring in Hospital Settings: a scientific statement from the American Heart Association. *Circulation* 2017; 136: e273-e344.

2)日本看護協会事業開発部:一般病棟における心電図モニタの安全使用確認ガイド. 2012年版 https://cmskoho.nurse.or.jp/nursing/home/publication/pdf/fukyukeihatsu/shindenzu_guide.pdf(2023.7.3アクセス)

3)田中雄己:生体情報モニタ(心電図モニタ). Clinical engineering 2022;33(7):628-633.

Link Q97, 98, 99

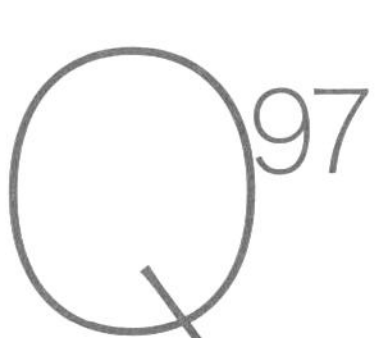

心電図モニターがうまく拾えず、きれいな波形が出ない。波形が小さい。なぜ？　どうしたらいい？

答える人 看護師（循環器内科、心臓血管外科病棟）小幡美紀

- リード線と電極、皮膚装着部位に問題があるかもしれません。確認しましょう。
- 波形が小さいときは、感度を上げたり電極を貼る位置を変えてみましょう。

きれいな波形が出るための方法

①装着部位をアルコール綿やおしぼりで拭きましょう。装着部位に皮脂や汚れがあるとはがれやすくなります。
②ディスポーザブル電極が乾燥していないか確認をします。
③場所は筋肉の上を避けて、赤の電極を右鎖骨下に、黄の電極を左鎖骨下に、緑の電極を左側の肋骨下の部分がいいでしょう。赤の電極と緑の電極で心臓を挟むように貼ります。特に赤の電極が右腕や肩など力が加わりやすい場所にある場合、筋肉の緊張や腕の動きがアーチファクト（人工産物）を生みやすくなります。そのため赤の電極を、筋肉の緊張が発生し難い胸骨の上部（胸骨柄付近）に変えるとアーチファクトの混入が少なくなります[1)]。
④リード線と電極をしっかり接続します。電極の取り付け状態やリードの断線がないか確認しましょう。

波が小さすぎて認識されていない場合、正常所見を満たしていれば、セントラルモニターの感度を上げて拡大し、見やすくします。感度を上げても波形がうまく出ない場合は、電極の貼る位置を変更します。

また、モニター心電図は基本的にはⅡ誘導ですが、Ⅰ誘導・Ⅲ誘導に変更し、きれいな波形が検出できる誘導に変更することもあります。

文献
1）市田聡：ハート先生の心電図教室 初級編．医学同人社，長野，2012．

Link Q96, 98, 99, 101

Q98 モニターのアラーム設定はどのように決めたらいい？

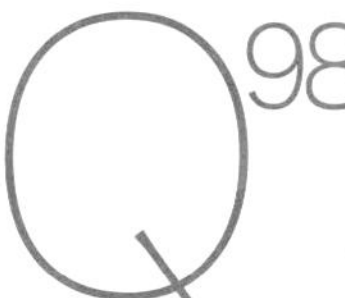

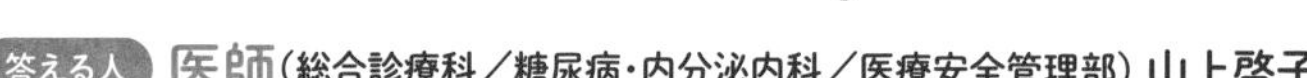

答える人 医師（総合診療科／糖尿病・内分泌内科／医療安全管理部） 山上啓子

- 必要な患者さんに、適切な設定（範囲、項目、音色や音量）でアラームを装着します。
- アラーム音は必ず聞こえる音にします。
- アラーム設定は適切に変更し、無駄鳴りアラームが鳴らないようにします。

Link Q96

患者さんごとにアラームを設定する

モニターアラーム音により、患者状態の急な変化を認識し対応することができます。

- モニターのアラーム設定は患者さんの病態によって変えることができます。
- アラーム設定には心拍数の上下限といったアラーム範囲、不整脈アラーム・心停止アラームといったアラーム項目、アラーム音量などがあります。
- 各社のモニターで出荷時にアラーム設定の初期値は決定されていますが、患者さんの状態によりアラーム設定を変更することができます。
- アラーム範囲については許容できる範囲を超えた値でアラーム音が鳴るようアラーム設定をする必要があります。
- アラーム項目については緊急で対応が必要な不整脈(心室細動や心室頻拍、高度な房室ブロックなど)などがあります。そのようなアラーム音量は、病棟内のスタッフが、すぐに気づくことができるような大きな音や注意を引く音にする必要があります。

アラームの優先度を判断し、「無駄鳴り」を減らす

基本的にはモニター管理が必要とされた患者さんについては、アラームが鳴りっぱなしだからと、アラーム音量を下げたり、鳴らないアラーム設定に変更してはいけません。

しかし、患者さんの状態が改善してもそのまま継続して装着し続けたり、アラーム設定を変更していない状況のままであることで、必要でないアラームが鳴る「無駄鳴り」が増加し、本来の重要なアラームが気づきにくくなります。

また、モニターを解除する判断も適切に行う必要があります。病棟内にはモニターアラームのほかにもさまざまな音が発生するため、医療従事者がいわゆるアラーム疲労を起こさないように、無駄鳴りアラームを減らす必要があるのです。緊急で対応の必要な優先度の高いモニターアラームを残し、生命に影響を及ぼさない優先度の低いモニターアラームの項目はオフにすることも検討されることもあります。

文献

1)Sandau KE, Funk M, Auerbach A, et al. Update to Practice Standards for Electrocardiographic Monitoring in Hospital Settings: a scientific statement from the American Heart Association. *Circulation* 2017; 136: e273-e344.

2)日本看護協会事業開発部:一般病棟における心電図モニタの安全使用確認ガイド. 2012年版 https://cmskoho.nurse.or.jp/nursing/home/publication/pdf/fukyukeihatsu/shindenzu_guide.pdff (2023.7.3アクセス)

3)田中雄己:生体情報モニタ(心電図モニタ). Clinical engineering 2022;33(7):628-633.

モニター心電図　ダブルカウント　誘導

Q99 モニター心電図のT波が高くてダブルカウントしている。どうしたらいい？

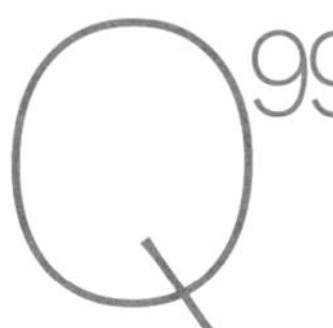

答える人 医師（循環器内科）松村嘉起

● 12誘導心電図の波形を確認し、モニターに適した波形の誘導に変更します。

ダブルカウントとはQRS波とT波を別々にカウントしてしまうこと

実際の心拍数が75回/分にもかかわらず、心電図モニターには心拍数150回/分と表示される場合があります。これは、QRS波とT波の高さがあまり変わらないときに、QRS波とT波を別の心拍として数えてしまう場合に起こります。これをダブルカウントといいます。

心電図モニターはその波形上、最も高電位の波（通常はQRS波）を１回の心拍として数えます。しかし、図 の矢印のようにQRS波とT波の高さに差がない場合には、この２つの波を別々の心拍として数えてしまうことがあります。その場合、本当の心拍数が75回/分であっても、モニターには心拍数150回/分と表示されます。

モニターの位置を変更していないのに、急にダブルカウントするようになった場合には、高カリウムなどの影響でT波が増高している可能性も考えられます。

Link Q96, 97, 98, 101

ダブルカウントする心電図モニター波形の例

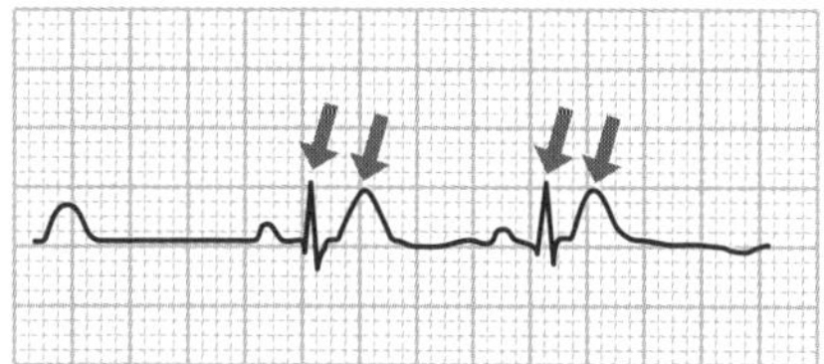

QRS波とT波の高さに差がない場合に、この2つの波を別々の心拍として数えてしまう。

ダブルカウントの対策

T波が高くてダブルカウントしている場合には、その症例の12誘導心電図を確認し、心電図モニターに適した波形の誘導に変更する必要があります。一般的に3点誘導の心電図モニターでは、II誘導を使用しますが、II誘導でダブルカウントする場合には、QRS波に比べてT波が低い別の誘導に変更することで改善します。図 にII誘導以外の誘導を示します。

II誘導と、それ以外の誘導の例[1)]

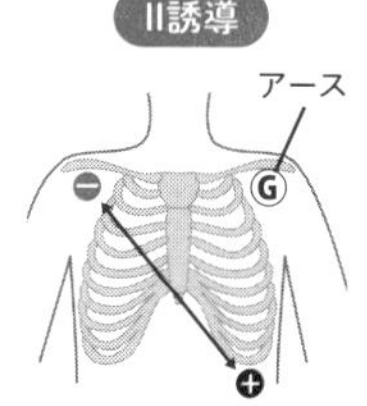

	CM$_5$誘導	NASA誘導	mV$_1$誘導
	V$_5$の波形に類似する	V$_2$の波形に類似する	V$_1$の波形に類似する
類似誘導	V5	V2	V1
位置	第1肋間胸骨左縁(または胸骨上端)に赤、V5の位置に緑	胸骨上端に赤、剣状突起上に緑	左鎖骨下外側に赤、V1の位置に緑
特徴	虚血に伴うST-T変化をとらえやすい	筋電図の混入が少ない。P波が観察しやすい	P波の認識が良好。脚ブロックの鑑別がしやすい

12誘導心電図を確認し、QRS波に比べてT波が低い別の誘導に変更する。

文献

1)安喰恒輔:不整脈診断に必要な検査法を理解しよう! C.ホルター心電図.井上博,山下武志編,不整脈クリニカルプラクティス－不整脈専門医をめざして－,南江堂,東京,2009:22-25.

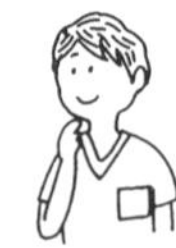

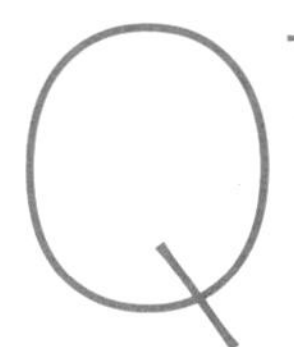

Q100 胸痛はすべて12誘導心電図をとるべき?

答える人 医師(循環器内科) 仲川将志、成子隆彦

●心疾患を少しでも疑った場合には必ず12誘導心電図をとりましょう。

12誘導心電図は患者さんの負担にもならず、その一方で非常に有益で重大な情報をもたらしてくれる検査です。心疾患による胸痛を少しでも疑った場合には必ずかつ迅速に行うようにしましょう。

胸痛の原因はさまざま

胸痛は日常の診療や看護においてよく遭遇する症状の１つで、胸痛を生じうる疾患は心血管疾患に限らず、呼吸器疾患や消化器疾患、整形外科疾患や胸壁疾患でも生じますし、また心因性の可能性もあります。

胸痛を訴える患者さんに遭遇した場合、こうした疾患をすべて念頭に置いていきなり網羅的に検査をしていくことは好ましくありませんし、症状が比較的軽度でバイタルサインが安定しているなら、年齢や既往歴、糖尿病や高血圧などの併存疾患の有無などを聴取し、身体診察をしたうえで、症状の形状や問診などから疑われる疾患に見合った検査に移るのが適当です。

逆にバイタルサインが不安定の場合や、症状が異常に強い場合・持続時間が長い場合や増悪傾向にある場合などでは、重篤な疾患によるものの可能性も頭に置いておく必要があります。急性心筋梗塞や不安定狭心症の急性冠症候群、肺塞栓症、

Link Q101

大動脈解離、緊張性気胸といった疾患では、患者さんの生命にもかかわってくるため、これらを見落とすことなく、かつ迅速な診断を行うことが重要です。すみやかなバイタルサインの測定・身体診察や問診を行いながら、これらの疾患に特徴的な検査をすみやかに行う必要があります。

STの変化をみる

胸痛が心臓由来と考えた場合には、すみやかな診断治療のため、12誘導心電図を遅滞なく行う必要があります。胸痛などで救急外来に搬送されることは多々ありますが、患者さんに接触してから10分以内に12誘導心電図をとることが推奨されています[1)]。

12誘導心電図では特にST変化の有無に着目します 図 。ST上昇がみられた場合にはST上昇型急性心筋梗塞と判断し、緊急カテーテル検査ならびに再灌流療法を考慮します。ST低下例でも、他の検査所見などを総じて判断しこれらに準じた対応が求められます。

仮に心電図で異常がみられない場合でも、必ずしも急性冠症候群が否定できるわけではありませんので、疑わしいときは、時間をあけてもう一度心電図をとって見比べることが重要です。

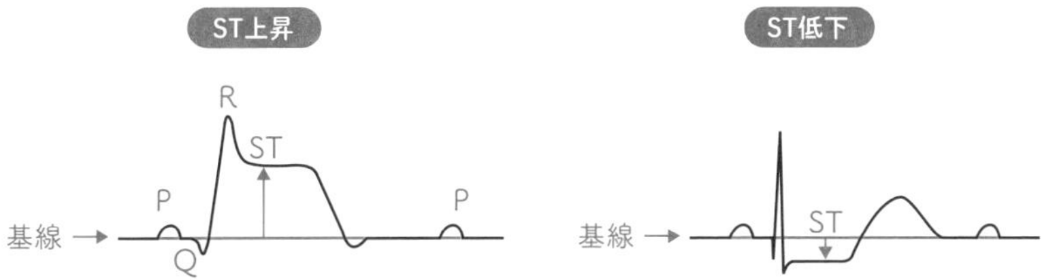

文献
1)日本循環器学会：急性冠症候群ガイドライン（2018年改訂版）. 2019.

8
心電図のギモン

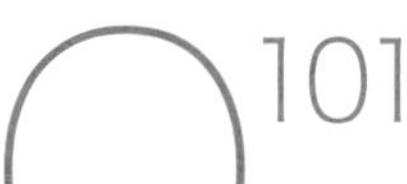

12誘導心電図　四肢誘導　電極装着部位

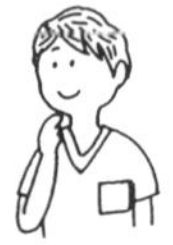

Q101

12誘導がきれいにとれない。どうしたらいい？
12誘導を早くとるポイントは？
四肢誘導は必ずしも足につける必要はない？
それはどんなとき？
下肢アンプタのときはどうする？

答える人　看護師（循環器内科、心臓血管外科病棟）小幡美紀

- 心電図をきれいに早くとるにはコツがあります。
- 四肢誘導は必ずしも四肢に装着する必要はありません。別部位で可能です。

Link Q97, 99, 100

12誘導をきれいにとるポイント

①必要のない電気機器コードはすべて電源コンセントから抜きます。
②輸液ポンプ・人工呼吸器などのME機器は3P用のコンセントでアースが取れているか確認をします。
③患者さんには事前に排泄を済ませてもらい、腕時計や指輪などの金属類を外してもらいます。
④患者さんに検査の必要性と内容を説明し、患者さんの緊張をほぐします。また静かに呼吸してもらいましょう。
⑤室温調節(22～28℃くらい)をします。低すぎるとふるえて筋電図が入り、暑すぎると発汗してしまうためです。
⑥心電図計の誘導コードはなるべく束ねます。

12誘導を早くとるポイント

電極の順番と色を覚え、正しい位置に装着します 図 。

第4肋間を見つけるには、まずは胸骨角(胸骨の出っ張り)を見つけます。すぐ隣についている第2肋骨の下が、第2肋間になります。

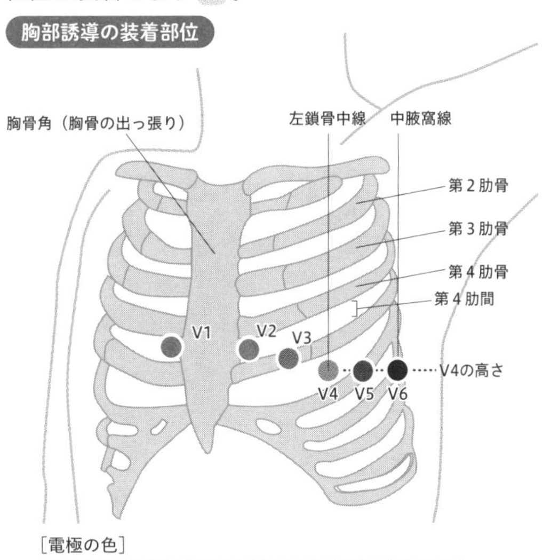

[電極の色]

V1	V2	V3	V4	V5	V6
赤	黄	緑	茶	黒	紫

四肢誘導の装着部位

四肢誘導の装着部位は、手首から腕の付け根および足首から足の付け根までの間であれば、波形に大きな変化はありません。

四肢切断している人や、ふるえが止まらない人の場合には、肩峰や腸骨稜の前縁に装着させて肢誘導を行います。

文献
1)日本光電:きれいな心電図を記録するポイント
https://www.nihonkohden.co.jp(2023.4.16アクセス)
2)日本循環器病予防学会:心電図記録時の注意事項
https://www.jacd.info/method/sindenzu.htm(2023.4.16アクセス)

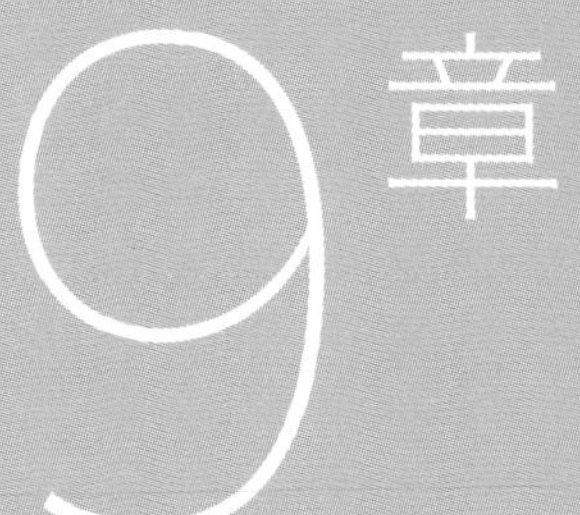

急変対応のギモン

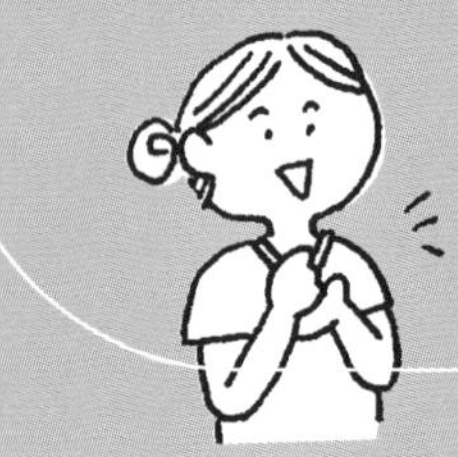

病院で働いている限り患者さんの急変は避けては通れません。すべての医療従事者に急変時の対応の知識は必要です。
疑問の数こそ少ないですが、「急変時は何分ごとに血圧測定を行えばいいか」「看護師の判断でどこまでやっていいか」など、興味深い疑問に対して、具体的に回答されていて、とても勉強になる章です。
（久保健太郎）

急変　救命救急処置　BLS

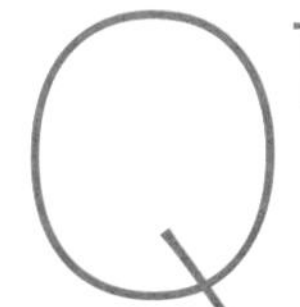

Q102 患者さんが急変したら看護師は自分の判断でどこまでやってもいいの？ 生食でルートキープは？ 酸素投与やモニター装着は？

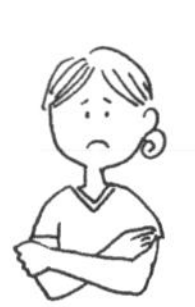

答える人　看護師（NICU、GCU、急性・重症患者看護専門看護師）植村　桜

- 看護師が自分の判断で行ってもよい急変時の処置は、モニター装着（心電図、SpO_2）、酸素投与、自動体外式除細動器（AED）による除細動です。
- ルート確保や薬剤投与、AED以外の除細動の実施については、医師の指示が必要です。

緊急事態に的確な救命救急処置（臨時応急の手当）を行うことは看護師の責務です。

急変対応で最も大切なのは、人的資源を集め、救命の連鎖をつなぐことであり、質の高い一次救命処置（BLS）の実施が最優先課題です。

Link Q103, 104, 105

看護業務基準

看護業務基準（2021年改訂版）[1)]において、「看護職は、保健師助産師看護師法第37条が定めるところに基づき主治の医師の指示のもとに医療行為を行う。」とあり、緊急事態に対する効果的な対応として、「緊急事態とは、極度に生命が危機にさらされている状態で、災害時も含まれる。このような事態にあって看護職は、直面している状況をすばやく把握し、必要な人的資源を整え、的確な救命救急処置を行う。」と記載されています。

法的根拠となる第37条では、「保健師、助産師、看護師又は准看護師は、主治医又は歯科医師の指示あった場合を除くほか、診療機械を使用し、医薬品を授与し、医薬品について指示をしその他医師又は歯科医師が行うのでなければ衛生上危害を生ずるおそれのある行為をしてはならない。ただし、臨時応急の手当をし、又は助産師がへその緒を切り、浣腸を施してその他助産師の業務に付随する行為をする場合は、この限りでない。」と定義されています。緊急事態に的確な救命救急処置を行うこと（臨時応急の手当）は、看護師の責務といえます。

緊急事態に看護師が自分の判断で実施可能な救命救急処置の範囲

救急隊員の応急処置として、AEDによる除細動、酸素吸入、心電図については記載があるため[2)]、看護師も実施可能と考えます。ルートキープについては、医師又は歯科医師の指示の下に看護職員が行う静脈注射及び、留置針によるルート確保については、診療の補助の範疇に属するものとして取り扱うこととなっており、救急救命士による救急救命処置の範囲においても[3)]、「乳酸リンゲル液を用いた静脈路確保及び輸液」は医師の具体的指示による特定行為とされている点から、ルート確保・薬剤の使用は、医師の指示を要すると考えます。

急変時は1分1秒を争う

医師への報告の際に、ルート確保について提案できれば効率的ですし、医師の指示が必要なAED以外の除細動器、薬剤投与についても準備を整えておく必要があります。また、急変対応で最も大切なことは、人的資源を集め、救命の連鎖をつなぐことであり、質の高いBLSの実施が最優先課題であることも心に刻んでおきましょう。

文献
1）日本看護協会：看護業務基準（2021年改訂版）.
https://www.nurse.or.jp/nursing/home/publication/pdf/gyomu/kijyun.pdf（2023.7.12アクセス）
2）総務省消防庁：救急隊員の行う応急処置等の基準.
https://www.fdma.go.jp/laws/kokuji/post95/（2023.7.12アクセス）
3）厚生労働省：救急救命士について. 第5回救急・災害医療提供体制等に関するワーキンググループ, 令和4年6月15日資料4.
https://www.mhlw.go.jp/content/10802000/000951126.pdf（2023.7.12アクセス）

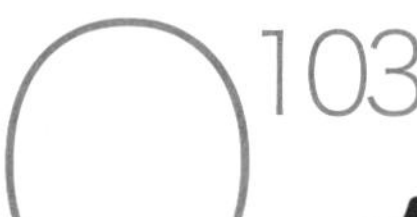

血圧低下　下肢挙上

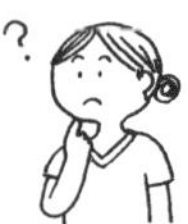

Q103 血圧が下がったら下肢挙上したほうがいい？ 血圧低下時の下肢挙上は意味があるの？ いつまで上げておくの？

答える人 医師（集中治療部）大塚康義

- 低血圧に対し下肢挙上してもいいです。
- 心拍出量を増やし、脳還流を維持できます。
- 効果は一過性です。低血圧の原因精査と治療を行わなければいけません。

下肢挙上の効果

下肢挙上を行うと下半身の静脈に貯留した血液が重力に沿って戻ってきて右心房に返ってくる血液が増加し、１回心拍出量が増加します。その結果、血圧が上昇し脳血流が保たれる効果があります。成人では下半身の静脈から返ってくる血液量は約300mLといわれており、同量の急速輸液を行ったときと同様の効果があります。

Link Q102, 104, 105

効果は即効性で1分以内に出現し一過性に血圧上昇します。生命予後を改善するというエビデンスはありませんが、緊急時に迅速かつ簡便に行え、大きな副作用がありません。そのため血圧が低下したときに行ってもよいとされています。採血時の血管迷走神経反射や透析中の血圧低下など一過性の血圧低下には有効であると考えられます。しかし、循環血液量減少性や心原性の低血圧性ショックでは原因精査と治療を優先すべきであり、推奨されていません[1)]。

下肢挙上を行ううえでの注意点

効果は一過性で、およそ7分程度で元の仰臥位の循環動態に戻ってしまうといわれています[2)]。そのため、すぐに低血圧の原因を精査し対処することが必要です。あくまでも応急処置であるという認識のもとに行いましょう。

腹腔内圧上昇や下肢弾性ストッキングを装着している場合などは効果が期待できない可能性があります。また頭部外傷など頭蓋内圧亢進がある場合、頭蓋内圧がさらに上昇する可能性があるため、行わないほうがよいでしょう。

低血圧に対し、下肢挙上は緊急時に迅速かつ簡便に行え、大きな副作用もないので行ってもいいでしょう。しかしあくまでも応急処置であり、血圧低下の原因を評価・診断し原因の治療介入を行う必要があります。

下肢挙上の方法

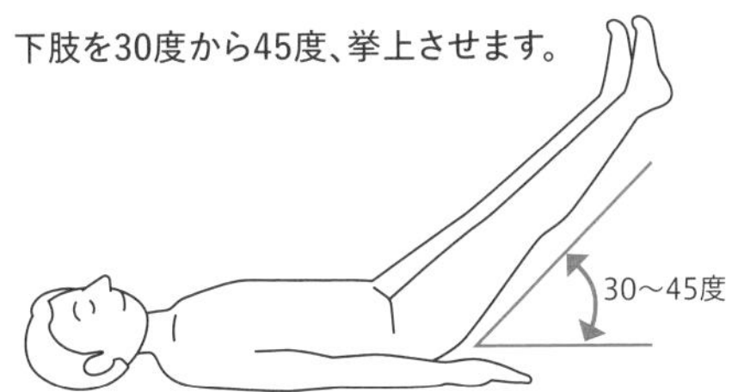

文献
1）日本蘇生協議会監修：JRC蘇生ガイドライン2020. 医学書院, 東京, 2021.
2）Gaffney FA, BastianBC, Thal ER, et al. Passive leg raising does not produce a significant or sustained autotransfusion effect. *J Trauma* 1982; 22: 190-193.

輸液反応性　心拍出量　薬物療法

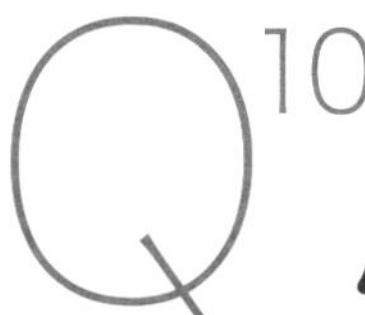

Q104 心原性のショック時の点滴は全開にしていいの？ 下肢の挙上は？

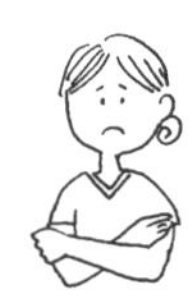

答える人　医師（集中治療センター）中田一夫

- 輸液負荷で病態が悪化することがあるため、安易な急速輸液は行いません。
- 下肢挙上試験（PLR）は輸液反応性を確認するために使われます。

急性心筋梗塞など左室機能不全による心原性ショックでは、相対的な前負荷の過負荷に加え乏・無尿を呈するため、急速な輸液負荷で病態が悪化することがあるので気をつけなければなりませんが、一方で右心不全や肺血管抵抗増大によって前負荷が低下している場合には容量負荷の適応となる[1)]ので、まず輸液必要性・反応性を確認することが重要です。

輸液必要性の評価

実際に急速輸液をしていいものかどうかヒントがほしいので、このようなときには下肢を挙上し、患者下肢体液により静脈環流を一時的に増やすことによって右心前負荷を増やし、血圧、心拍出量（CO）が実際に増えるかどうか確認することができます。これを受動的下肢挙上試験（passive leg raising：PLR）と呼び、両下肢を45度１分間挙上することにより250～350mL輸液するのと同じ効果が得ら

Link Q102, 103, 105

れると考えられ、一回心拍出量(SV)が15%以上増加すれば急速輸液の価値ありと判断されますが、逆に血圧が低下したりCOがあまり増えなければ急速な補液は止めなければなりません。

輸液反応性の評価

同様に輸液反応性を評価するものとして、輸液チャレンジを行います(リンゲル液を250mL急速投与し、COが10～15%以上上昇するときに輸液反応性ありと判断します 図)。

Frank-Starling曲線と輸液反応性

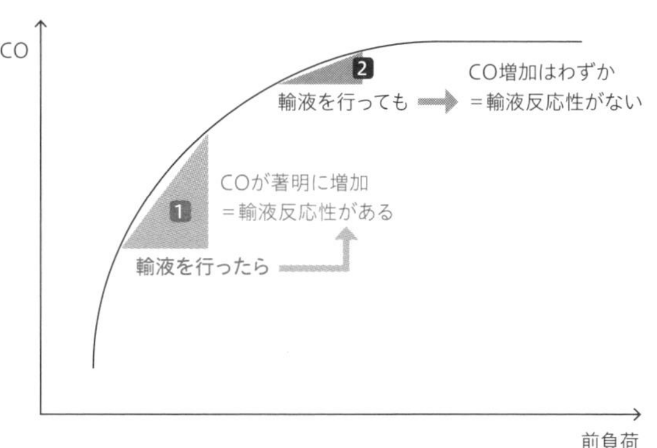

①では輸液によりCO上昇が見込め、②の状態では輸液でさほどCOの上昇は見込めず、輸液反応性はない状態といえる。

川上大裕:特集 ショック!の輸液戦略. 日本医事新報 2020;5044:29. より引用

このとき、輸液反応性の指標は1つのパラメータで判断せず、輸液で血圧、SV、COを増加させることができると考えられるときのみ輸液反応性ありと判断し急速輸液を行いますが、肺水腫や臓器鬱血など輸液の害を考慮したうえで、最終的に輸液量の調整をしなければなりません[2)]。

ただし心原性ショックが容量負荷のみで改善することはまれであり、ほとんどの症例が最初から酸素投与に加えてカテコラミンをはじめとした薬物療法の併用が必要となります[3)]。

輸液反応性がないとき

実際に輸液反応性がない場合はすぐに輸液を制限し、カテコラミンなどの昇圧剤の増量・追加、血管拡張薬、利尿薬などの適切な薬剤治療、また冠動脈インターベンションなど侵襲的・観血的治療、心筋炎のように一時的に心臓が正しく動かない場合には、一時的心臓ペーシング、体外循環装置(PCPS、ECMO)や大動脈内バルーンパンピング(IABP)、インペラ(IMPELLA;補助循環用ポンプカテーテル)などで心機能を補助するなど同時に治療を開始することが重要になります。

文献

1)公文啓二:心原性ショック. 綜合臨床 2004;53(増刊号):444-448.
2)川上大裕:特集 ショック!の輸液戦略. 日本医事新報 2020;5044:18-33.
3)笠岡俊志, 前川剛志:心原性ショックにおける輸液療法. 医学のあゆみ 1994;168(5):373-377.

バイタルサイン　血圧　循環

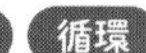

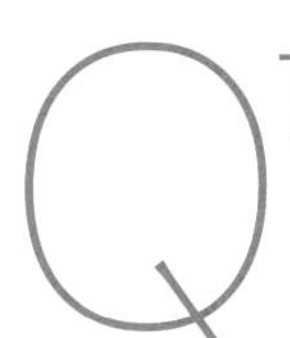

Q105 急変時は何分ごとに血圧測定をしたらいい？

答える人 医師（救命救急部）福家顕宏

● 5分ごとに測定し、必要ならばさらに頻回の測定を行います。

血圧が変動する急変ではさまざまな病態が考えられます。例として、頭蓋内出血、出血性病変、敗血症、呼吸不全などが挙げられます。原因検索も重要ですが、まずはバイタルサイン（気道・呼吸状態・循環動態・意識状態）のチェックと迅速な治療介入が重要です。

急変対応の初動

患者さんの評価で頻呼吸あるいは徐呼吸や意識レベルの低下、顔面の色調不良などの異常所見をみたら、自動血圧計とモニター心電図とSpO_2モニターを装着します。そこを起点として、経時的なモニタリングが開始されることとなります。

病棟管理において、急変時の血圧測定間隔について記されたガイドラインはありませんが、手術室におけるガイドラインでは5分間隔での測定が推奨されています[1)]。患者さんが急激な血圧低下をきたした場合、脳血流量が低下し、脳神経に不可逆的障害が生じるリスクがあります。そのリスクを回避するための時間が5分とされています。よって、急変時の血圧測定間隔は5分ごとが望ましいです。患者さんの状況で、必要に応じてさらに頻回（例えば2分ごと）に血圧を測定しなくてはなりません。

患者さんの状態が安定したら

急変患者さんに対して輸液などの治療介入が行われた場合についても、治療効果を判定するためにモニタリングはそのまま継続するのがよく、血圧測定間隔も5分のままで設定しておきます。治療に反応して、循環動態が安定すれば測定間隔を延ばし10～15分ごとに、ついで1時間ごとに設定を変更するのがよいでしょう。そうすることで血圧測定に伴う患者さんのストレスも軽減されます。

文献
1）日本麻酔科学会：安全な麻酔のためのモニター指針．2019．
https://anesth.or.jp/files/pdf/monitor3_20190509.pdf（2023.7.3アクセス）

Link Q84, 102, 103, 104, 113

Q 患者さんが転倒した! どう対応すればいい?

A (久保健太郎)

バイタルサインの異常(発熱、徐脈、血圧低下などがあれば、それが原因で転倒した可能性があります)、頭蓋内出血・骨折の所見があれば、即ドクターコールします。

抗血栓薬使用中、凝固能異常があれば頭蓋内出血のハイリスク、骨粗鬆症、ステロイド使用中、悪性腫瘍の骨転移は骨折のハイリスクなので、閾値を下げてドクターコールしましょう。また初期には所見がはっきりせず、遅発性に頭蓋内出血や骨折が見つかることもあるため、継続的な観察も必要でしょう。

Q 術後の初回歩行時、SpO_2はモニタリングしながら歩行すべき?

A (久保健太郎)

術後の初回歩行時は肺血栓塞栓症(PE)が起こりやすいタイミングの1つです。PEは死亡率が高く、早期に異常を発見し対応することが重要です。また離床時にはPEだけではなく、高血圧、低血圧、SpO_2低下や、ごくまれに心肺停止が起こる恐れがあります。特に侵襲の大きな手術の後にはこれらの合併症が起こりやすいため、心電図モニターやパルスオキシメーターを装着し、バイタルサインをモニタリングしながら慎重に離床を進めるほうが安全でしょう。

Q 腹部膨満と腹部緊満はどう違うの?

A (西口幸雄)

腹部(腹壁)に緊張があるか(張っているか)どうかです。

腹部膨満は、触るとやわらかく、痛みもほとんどありません。腹部緊満は、触るとかたく、少し痛みが伴う場合があります。膨満と緊満の違いは、腸管(小腸でも大腸でも)の拡張の程度によるのだと思います。腸管が拡張しすぎてこれ以上拡張しにくい状態が緊満、まだ少し余裕があり腸管蠕動などで腸管内容が移動する状態が膨満だろうと私は理解しています。

Q 口腔や鼻腔を吸引するときに最近はカテーテルを折り曲げない? 折り曲げる?

A (久保健太郎)

吸引したままカテーテルを挿入すると、気道粘膜損傷やカテーテルの挿入困難、気管内の空気を吸引することで低酸素血症のリスクになるとされており、カテーテルの根元を折り曲げる方法が一般的です。しかし根元を折り曲げて挿入すると、開放したときに設定以上の吸引圧がかかる恐れがあるため、根元を折り曲げないという意見もあります。今後、さまざまな研究がされ、根拠に基づく看護が変更されていくかもしれません。今のところは自施設の決まりに従うというところでしょうか。

10章

輸血・アルブミン製剤のギモン

輸血やアルブミン製剤は一般病棟でも扱う機会が多いと思います。「アルブミンにラシックス®（フロセミド）を加えていいの？」「輸血を2バッグともつなげていいの？」などは当院だからこその疑問かもしれませんが、1つの方法として読んでみてください。

（久保健太郎）

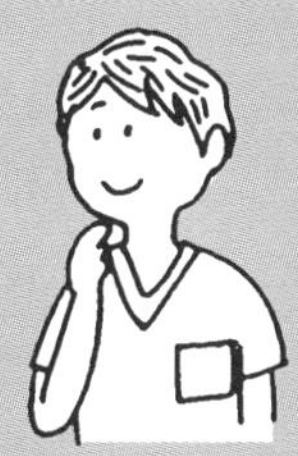

原則単独投与 輸血ルート 副作用

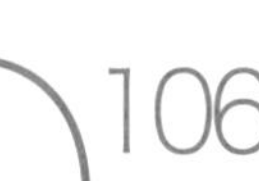

Q106 RBC4単位の指示。ルートには2バッグつなげられるけれど、2バッグともつなげてもよいの？

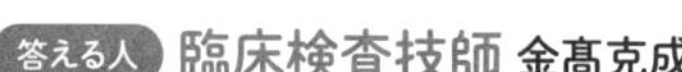

答える人 臨床検査技師 金髙克成

●原則1バッグずつ、つないでください。

- 2バッグ同時につなげての使用は、輸血副作用が発生した場合、どちらの製剤で生じたか、わからなくなります。
- 仮に輸血ルートの開放を1バッグ使用ごとに行った場合でも、1バッグ目で副作用が生じた場合、輸血が中断となりますので、すでにつなげた2バッグ目が使用できずに廃棄となるリスクがあります。

日本赤十字社発行の輸血用血液製剤取り扱いマニュアルには「輸血用血液製剤は単独投与が原則」[1)]と記されていますが、同マニュアルや厚生労働省発行の輸血療法の実施に関する指針には複数製剤のルート接続を禁止することは明記されていません。しかし、血液製剤には副作用の発生リスクがあります。

Link Q9, 108, 111, 112

輸血副反応の症状項目[2)]

●発熱	●呼吸困難	●動悸・頻脈
●悪寒・戦慄	●嘔気・嘔吐	●血管痛
●熱感・ほてり	●胸痛・腹痛・腰背部痛	●意識障害
●掻痒感・かゆみ	●頭痛・頭重感	●赤褐色尿（血色素尿）
●発赤・顔面紅潮	●血圧低下	●その他
●発疹・蕁麻疹	●血圧上昇	

※輸血による感染症については、輸血中や輸血直後、すぐに症状が出ないため、除外
日本輸血・細胞治療学会ヘモビジランス委員会：輸血副反応の症状項目ならびに診断項目表.（資料1）輸血副反応の症状項目.
http://yuketsu.jstmct.or.jp/wp-content/uploads/2021/06/7b7babe71e8e5a1494c3b844a1ebc344.pdf
（2023.5.31アクセス）. より引用

輸血の副作用は多岐にわたります。その中でも 表 の二重下線の項目は重症副反応の可能性が高く、詳細の調査が必要になります[2)]。輸血が原因で起こる重篤な副作用は、日本赤十字血液センターおよび厚生労働大臣に報告しなければなりません[3)]。

以上の理由により、副作用が生じた際、原因となった製剤を明らかにするため、特に緊急を要しない輸血時は１バッグずつ、つなげて使用することを推奨します。

文献

1）日本赤十字社：輸血用血液製剤取り扱いマニュアル 2019年12月改訂版. 2019：8.
2）日本輸血・細胞治療学会ヘモビジランス委員会：輸血副反応の症状項目ならびに診断項目表.（資料１）輸血副反応の症状項目.
http://yuketsu.jstmct.or.jp/wp-content/uploads/2021/06/7b7babe71e8e5a1494c3b844a1ebc344.pdf
（2023.5.31アクセス）
3）認定輸血検査技師制度協議会カリキュラム委員会編：スタンダード輸血検査テキスト第３版. 医歯薬出版, 東京, 2017：280.
4）厚生労働省医薬・生活衛生局：血液製剤の使用指針. 平成31年３月.
5）厚生労働省・生活衛生局血液対策課：輸血療法の実施に関する指針. 平成17年９月（令和２年３月一部改正）.

アルブミン製剤　フロセミド　利尿効果

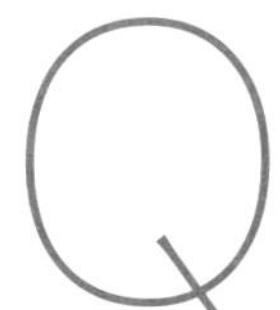

Q107 アルブミンにラシックス®（フロセミド）を入れていいの？なぜ入れるの？

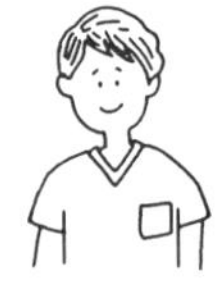

答える人 医師（腎臓高血圧内科）小西啓夫

- 有効な方法です。
- アルブミン製剤と利尿薬の併用により、利尿効果が強くなる可能性があるからです。
- フロセミドは、アルブミンと結合して、腎臓の近位尿細管に到達し、尿細管腔内へ分泌され、利尿効果を発揮します。

アルブミン製剤を投与する目的

血漿膠質浸透圧を維持することにより循環血漿量を確保すること、および体液内腔や組織間液を血管内に移行させることによって治療抵抗性の重度の浮腫を治療することです[1)]。フロセミドを併用する病態は、後者となります。具体的には、肝硬変、ネフローゼ症候群、栄養障害などに伴う低タンパク、低アルブミン血症に起因する難治性の浮腫・胸腹水・肺水腫が認められる場合です。

Link Q106, 108, 109, 110, 111

アルブミンの適正使用

低アルブミン血症とそれに伴う浮腫、胸腹水、肺水腫の患者さんに対して、アルブミン製剤を使用すると、血漿膠質浸透圧が上昇し、体液内腔液(胸腹水)や組織間液(浮腫、肺水腫)が血管内へ移行します。その結果、循環血液量が増加し、利尿薬の効果が高まります。

アルブミン製剤の使用ガイドライン[1)]においては、腹水を伴う肝硬変においては、利尿剤の効果が高まり、腹水消失率、腹水再発率、生命予後が改善するとして併用が推奨されています。

一方、ネフローゼ症候群や低タンパク血症に伴う浮腫、胸腹水、肺水腫に対しては、緊急避難的に併用され、一時的には効果があるとされており[1)]、臨床的にはよく使用します。

しかし、漫然とアルブミン製剤を続けないことが重要です。さらにネフローゼ症候群では、アルブミン投与により腎の糸球体足細胞に負荷がかかり、ネフローゼ症候群自体の治療が遅延するとの報告があります[2)]。

アルブミン製剤とフロセミドの混注

低タンパク、低アルブミン血症の患者さんの膠質浸透圧をアルブミン製剤投与により上げ、循環血液量が増加しているときに、利尿薬を同時に使うと利尿効果が高まります。さらにフロセミドはアルブミンと結合して、腎臓の近位尿細管に到達し、尿細管腔内へ分泌され、そこで効果を発揮すると報告されており、低タンパク、低アルブミン血症の患者さんにおいては理論的には有効な方法です。

しかし、血清アルブミン3.0g/dL前後の患者さんにおける検討では、混注によってもフロセミドの尿中排泄量は増加せず、尿量も増加しなかったとの報告があります[3)]。一方、血清アルブミン2.0g/dL以下の患者さんでは、尿量が増加した報告がされています[4)]。さらに血中アルブミンを除いたラットにおいて、混注はフロセミドの尿中排泄量と尿量ともに増加したとの報告があります[4)]。

少なくともアルブミン製剤にフロセミドを入れ、混注することは、理論的は、フロセミドの有効性を高める可能性があり、著明な低タンパク、低アルブミン血症のある患者さんで、試みるべき治療となります。

文献

1)安村敏, 松本雅則, 牧野茂義, 他:科学的根拠に基づいたアルブミン製剤の使用ガイドライン(第2版). 日本輸血細胞治療学会誌 2018;64(6):700-717.
2)厚生労働科学研究費補助金難治性疾患等政策研究事業(難治性疾患政策研究事業) 難治性腎疾患に関する調査研究班:エビデンスに基づくネフローゼ症候群ガイドライン2017. 東京医学社, 東京, 2017:72-73.
3)Chalasani N, Gorski JC, Horlander JC, et al. Effects of albumin/furosemide mixtures on responses to furosemide in hypoalbuminemic patients. *J Am Soc Nephrol* 2001; 12: 1010-1016.
4)Inoue M, Okajima K, Itoh K, et al. Mechanism of furosemide resistance in analbuminemic rats and hypoalbuminemic patients. *Kidney Int* 1987; 32: 198-203.

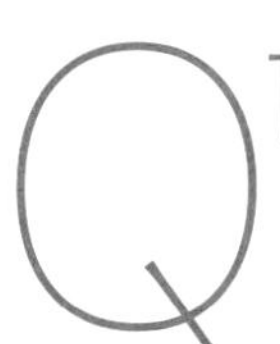

Q108 アルブミン2本の指示。連結管でつなげていい？

答える人 臨床検査技師 金髙克成

● 可能な限り１本ずつつなげての使用を推奨します。

・使用後すぐに副作用が発生した場合は投与が中断となるため、つなげた２本目分の廃棄リスクが生じます。

・アルブミン製剤で血漿交換を行う場合はすべて混合し、一袋にまとめてから使用することがあります。

厚生労働省発行の輸血療法の実施に関する指針にはアルブミン製剤の連結使用について禁止することは明記されていません。しかし、アルブミン製剤の添付文書には、起こる可能性のある副作用が明記されています。

アルブミン製剤の副作用[1, 2]

重大な副作用	●ショック ●血圧低下 ●喘鳴	●胸内苦悶 ●呼吸困難 ●チアノーゼ	●アナフィラキシー ●脈拍微弱
主な副作用	●過敏症 ●悪寒	●蕁麻疹 ●顔面紅潮	●発熱 ●腰痛

アルブミン製剤は個々に製造番号が記されており、同一の製造番号であれば、製造工程が同じため、副作用の発生リスクは一定であると考えます。そのため、同一の製造番号どうしであれば、つなげても問題はありませんが、もし副作用が発生した場合は投与が中断となり、残量分が廃棄になるリスクがあるので、可能な限り１本ずつの使用を推奨します。

文献

1）献血アルブミン 添付文書
2）アルブミナー 添付文書
3）厚生労働省医薬・生活衛生局：血液製剤の使用指針．平成31年３月．
4）厚生労働省・生活衛生局血液対策課：輸血療法の実施に関する指針．平成17年９月（令和２年３月一部改正）．

Link Q106, 107, 109, 110, 111

アルブミン製剤　点滴速度　循環血漿量

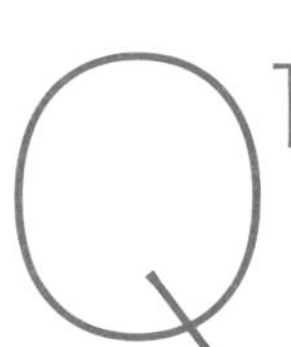

Q109 アルブミンは何時間で点滴するのが普通?

答える人 医師（血液内科）中尾隆文

- **成人の場合、等張アルブミン製剤で5mL/分以下、高張アルブミン製剤で1mL/分以下の点滴速度がめやすです。**

高齢者や心肺機能の低下している患者さんに対しては、より慎重に投与する必要があります。

アルブミンの急速投与は循環系に負荷をかける

アルブミンを血管内に投与すると血管の内外の浸透圧較差が大きくなるため、血管外の水分(体腔内液や組織間液)が血管内に移動します。アルブミン1gには約20mLの水分を血管内に移動させる能力があるため、例えば20%のアルブミン製剤50mL(10gのアルブミンを含有)を経静脈的に投与すると、循環血漿量は約200mL増加することになります。

このためアルブミン製剤を急速に投与すると循環系に多大な負荷がかかります。心不全や肺水腫を引き起こすことがあり、1時間あたりのアルブミン投与量は10〜15g以下に抑えることが推奨されています[1, 2]。

アルブミン製剤には循環血漿量の是正に用いられる等張アルブミン製剤(4.4%、5%アルブミン製剤)と、膠質浸透圧の改善を目的とした高張アルブミン製剤(20%、25%アルブミン製剤)がありますが、等張アルブミン製剤で5mL/分以下、高張アルブミン製剤で1mL/分以下の速度で投与すれば推奨範囲に収まることになります。

ただし高齢者や心機能の低下している患者さんでは、より慎重に時間をかけて投与する必要があることはいうまでもありません。

文献
1）赤十字アルブミン20%静注4g/20mL 医薬品インタビューフォーム
2）献血アルブミン25%静注5g/20mL「ベネシス」医薬品インタビューフォーム

Link Q106, 107, 108, 110, 111

アルブミン製剤　投与ルート　カテーテル関連血流感染

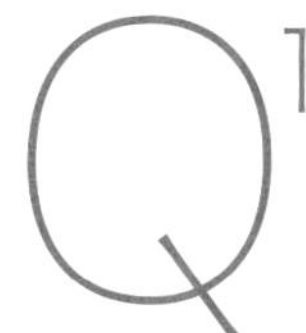

Q110 アルブミンはCVやPICC、ポートからいってもいい? メインは止めるべき?

答える人 医師（血液内科）中尾隆文

- 末梢静脈ルートからの投与が望ましいのですが、中心静脈ルートから投与する場合にはカテーテル関連血流感染に対する十分な注意が必要です。
- アルブミンは他の薬剤との混注により配合変化しやすいため、メインとは別のルートで投与するのが原則です。

Link Q9, 107, 108, 109, 111

アルブミンの投与ルート

CVC（中心静脈カテーテル）やPICC（末梢挿入式中心静脈カテーテル）、CVポートを用いてアルブミン製剤を中心静脈へ投与するのは可能です。しかし注意すべき点が２つあります。

１つは、CVCには細菌の混入を防止する目的でインラインフィルターがしばしば用いられますが、アルブミン製剤は目詰まりを起こす可能性があるためフィルターは使用できないことです。もう１つは、アルブミンは細菌繁殖に好適なタンパクであるため、不適切な取り扱いにより容易にカテーテル関連血流感染の原因となってしまうことです。カテーテルが細菌で汚染された場合には入れ替える必要がありますが、CVCの入れ替えは末梢静脈カテーテルの入れ替えと比べて大きなリスクを伴います。末梢静脈カテーテルの挿入が困難といった理由がない限り、アルブミン製剤の投与にはCVCではなく末梢静脈カテーテルを用いるべきでしょう。

メインの点滴と同一ルートでアルブミンを投与する場合

アルブミンは他の薬剤との混合により配合変化を起こしやすいことが知られており、原則としてメインとは別のルートで投与しなくてはなりません。やむを得ずメインの点滴と同一のルートを用いてアルブミン製剤を投与する場合には、メインの点滴はいったん中止し、アルブミン製剤の投与前後にルートを生理食塩水でフラッシュするという手順が必要です（ダブルルーメンやトリプルルーメンのカテーテルであれば同時滴下は可能です）。メインの点滴が生理食塩水や５％ブドウ糖液などの中性に近いものであればアルブミンの成分が変化する恐れはないので、アルブミン製剤をメインルートの側管から投与することは可能です。しかし側管の開口部に残った微量のアルブミンに細菌が繁殖しカテーテル関連血流感染の原因となる可能性があり、側管の使用はなるべく避けたいものです。可能であればアルブミン製剤を投与するための末梢静脈ルートを別に確保しましょう。

投与方法 配合変化 副作用

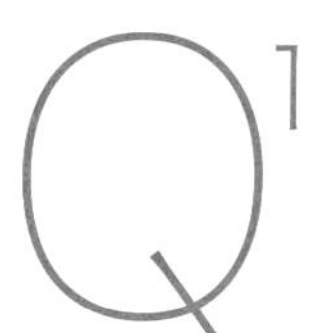

Q111 アルブミンと輸血とメインの点滴オーダーが出た。どうやっていったらいい？

答える人 看護師（泌尿器科、腎臓・高血圧内科病棟） 中西えり子

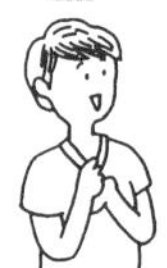

- **輸血やアルブミンは単独投与が原則です。**
- **輸血や輸液の量・速度は必ず医師の指示を確認し実施する必要があります。**

輸血は他の輸液と混ざることで配合変化（凝固や凝集、溶血、タンパク変性など）の原因となります。例えば全血製剤や赤血球製剤は、ブドウ糖溶液との混注で赤血球の凝集によりルート閉塞をきたしたり、カルシウム製剤と混合すると、凝固系に作用し血液が凝固することがあります。そのため、輸血は単独投与が原則となります。他の輸液と同一ラインで輸血を実施する場合は、輸血投与前後に生理食塩水を用いてラインをフラッシュ（リンス）する必要があります。

アルブミンについても、「５％ブドウ糖液、生理食塩水などの中性に近い輸液、補液以外の他剤との混合注射を避ける」[1)]とされているので、投与時には注意が必要です。

輸血には、蕁麻疹や発熱、呼吸困難や血圧の変動などの副作用が起こることがあります。アルブミン製剤でもショックやアナフィラキシー、発熱、顔面紅潮などの副作用があります。同時に投与していると、アレルギー反応や副作用が何に起因しているのかがわかりづらくなるため、単独で投与する必要があります。

MEMO 輸血関連循環過負荷（TACO）

TACOは輸血中または輸血後６時間以内に発症する、急性の呼吸困難を伴う合併症です。TACOは、輸血や輸液を多量に投与することで、循環血液量の容量過負荷となり、呼吸困難をきたすことで発症します。
特に、心機能障害や腎機能障害、低アルブミン血症、輸血前からの循環過負荷、高齢患者が危険因子として挙げられます。そのため輸血を実施する際には、輸血量や速度とともに、輸液についても指示を確認する必要があります。

文献

1）壹岐聖子監修：写真でわかる臨床輸血の看護アドバンス．インターメディカ，東京，2023：39．
2）学会認定・臨床輸血看護師制度カリキュラム委員会編：看護師のための臨床輸血 第３版．中外医学社，東京，2022．
3）大阪顯通編著：実践！輸血療法Q＆A．中外医学社，東京，2021．

Link Q65, 70, 106, 107, 108, 109, 110

カリウム除去フィルターの使用方法　カリウム除去フィルターの目的
カリウム除去フィルターの注意点

Q112 輸血カリウム除去フィルターはどうやって使うの？

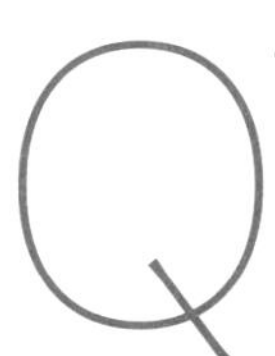

答える人　看護師（血液内科病棟）藤田美賀

● **通常使用する輸血フィルターは直接血液バッグに接続してよいですが、カリウム吸着（除去）フィルターは必ず生理食塩液を200mL以上流してから血液バッグに接続しましょう。**

カリウム吸着フィルターのカリウム除去にはイオン交換樹脂が使用されています。未使用（保存状態）のイオン交換樹脂は活性化させる必要があるため、生理食塩液を流します。その後、輸血パックに接続することで血液製剤に含まれるカリウムが取り込まれ、代わりにナトリウムが放出されます（ナトリウムもカリウムも陽イオンなのでイオン交換が行われています）。

照射血や長期保存血の赤血球製剤はカリウム値が上昇しているおそれがあります。そのため、輸血血液中の過剰カリウムの吸着除去を目的としています。

カリウムは神経の伝達、筋肉の収縮、心臓の収縮などのはたらきをしています。輸血により高カリウム血症をきたす危険性が高い患者さんに使用します。

胎児・未熟児・新生児や交換輸血または体外循環を受ける小児患者さん、腎不全患者さん、救命上緊急な急速大量輸血が必要な患者さんに使用します。

カリウム吸着（除去）フィルター使用時の注意点

生理食塩液を流すときにはカラムを逆さにして空気抜きをします。フィルター本体に空気が残存している場合、その部分のフィルターと血液が触れずカリウムの吸着効率が低下するからです。フィルターは液体で満たされることで、最大の効率でイオン交換ができるようになります。適切なカリウム除去をするために上手に空気抜きしましょう。徐々に生理食塩液を流し、カラムを何度か上下反転させるとよいです。

輸血終了後は、生理食塩液を流すと吸着されていたカリウムが患者さんの体内に一気に流れてしまうので禁忌です。生理食塩液は使用せず、ゴム栓に通気針を刺してルート内の残血を流しましょう。

フィルターによって輸血単位数の容量があるので注意してください。

文献
1）SBカワスミ株式会社：カワスミカリウム吸着フィルター使用方法

Link Q106

11章

診療科別のギモン（循環器、消化器、脳神経）

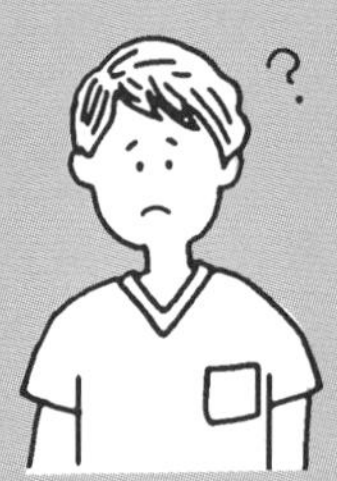

【循環器】

心臓ペースメーカを装着する患者さんが増えています。
「なぜペースメーカー手帳を預かるのか」「ニカルジピン投与中の血圧測定間隔はどうしたらいいか」などは循環器病棟だけではなく、どの診療科、病棟でも共通する疑問だと思います。

【消化器】

消化器領域に関しては、専門性の高い疑問が寄せられました。
特にPTEG(経皮経食道胃管挿入術)は、まだまだ実施している施設も少ない手技なので、当院ならではの質問かもしれません。

【脳神経】

脳室ドレーンや脳卒中患者さんの看護に関する疑問が中心で、やや専門性が高い内容にはなります。
そもそも私は「脳卒中の患者さんにクーリングをしてはいけない?」という意見があることも知りませんでした。

(久保健太郎)

高血圧　血圧管理　血中濃度

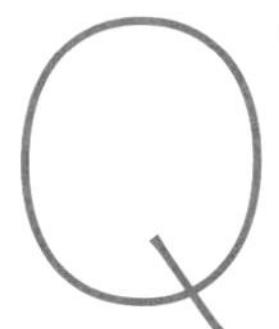

113 高血圧でニカルジピン投与中、血圧によって流量を調整している場合は、血圧は何時間ごとに測定するべき？

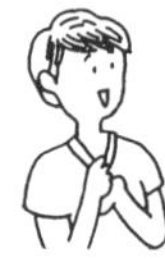

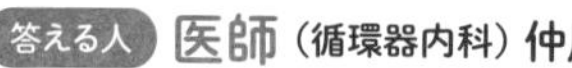

答える人　医師（循環器内科）仲川将志、成子隆彦

- 血圧管理の過程によって異なりますが、流量が安定しているなら、2時間に1回程度の測定でもいいと思います。

Link　Q84, 105

ニカルジピンの添付文書には、"薬剤の作用に個人差があり、血圧や心拍数などを十分管理しながら使用するように"、と書かれていますが、実際にどの間隔で血圧や心拍数の測定をするのかは記載されていません。血圧は動脈圧などでモニタリングしていない限りは常時測定することはできません。かといって必要以上に血圧を測ることは患者さんに不快な思いをさせることになります。

患者さんの負担を考えつつ、慎重に経過をみる

血圧の測定間隔は経験則に基づくところは大きく、正解はありませんが、薬の作用機序などを参考に血圧の測定について検討するとよいでしょう。

ニカルジピンの静注薬は、単回投与の場合は5～10分後にその効果が発現し、20～30分後にその効果が最大になるといわれています。また持続投与の場合では薬の半減期は130分といわれています。

まずニカルジピンを開始した場合には5分後、10分後に血圧を計測します。目標の血圧の範囲にとどまっているのであれば、測定間隔を30分、1時間と延長し、それでも血圧が安定するなら2時間ごとに経過をみるのがよいかと思います[1)]。

患者背景によっても血圧測定間隔は変わる

脳卒中や大動脈解離などのように、厳重で的確な血圧管理を要する高血圧緊急症の症例の場合もあれば、術後や経口摂取が困難な場合などの理由で静注薬を少量の維持量として使用している場合など、ニカルジピンの使用状況も多岐にわたります。いまの患者さんの状況や薬剤の投与量を確認する必要があります。

高血圧緊急症でいまだ目標の血圧管理域までの調整ができていない場合に関しては、注入速度も定まっていないでしょうし、頻回の血圧測定を要します。しかし、維持量として少量を投与している場合には、あまり血圧の変動も少なく頻回の測定を要さないでしょう。

これらを参考にしながら、バイタル測定をしてもらえたらと思います。

文献

1）ペルジピン®注射液 添付文書、医薬品インタビューフォーム

心臓ペースメーカ　一時ペーシング　不整脈

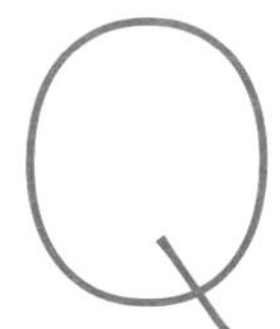

Q114 一時ペーシングはどう管理する？抜去時はどうしたらいい？

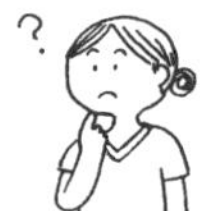

答える人 医師（循環器内科）松本　亮

- 感染や出血、リード線が抜けてきていないかなど、挿入部の管理が必要です。
- 心電図波形を持続モニタリングし、正しく作動しているか観察しましょう。
- ジェネレータの電源Offの確認後に、抜去してください。

一時ペーシングは症候性の徐脈性不整脈（洞不全症候群、完全房室ブロック、徐脈性心房細動）がみられれば適応となります。体外にあるジェネレータ（刺激発生装置）と右室心尖部に留置されたリード（電極）で構成されています。リードは鎖骨下静脈、内頸静脈などから挿入されます。

リード挿入部の出血や感染徴候がないか観察することが大切です。挿入部が観察できるよう、透明のフィルムドレッシング材を使用しましょう。リードが引っぱられ抜けていたり、ジェネレータと電極が外れていたりすると、ペーシングできなくなります。接続のゆるみがないかを確認することも大切です。

Link Q115

ペーシングが正常に作動しているか確認できるよう心電図の持続モニタリングが必要となります。設定レートより徐脈であり、ペーシング不全、センシング不全がみられた場合は、リード位置不良、接続不良、本体の電池消耗などの原因が考えられるため、すみやかに医師に報告してください。

①ペーシング不全 (ペーシングによる刺激パルスが発生しているにもかかわらず、それに続くはずのQRS波やP波が発生しない)

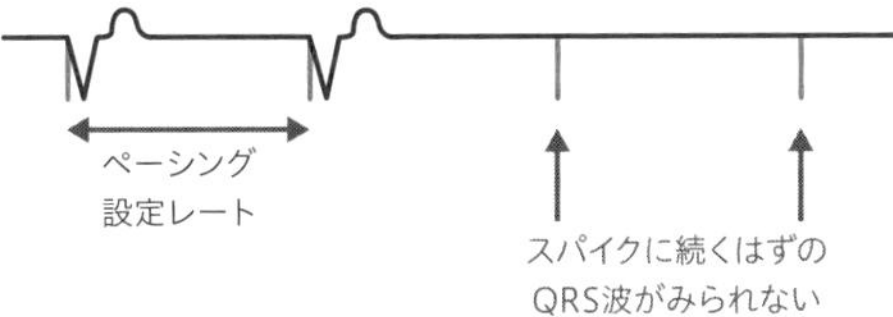

②センシング不全：アンダーセンシング (自己心拍が出ているにもかかわらず、それを正しく感知せずにスパイクを出してしまう)

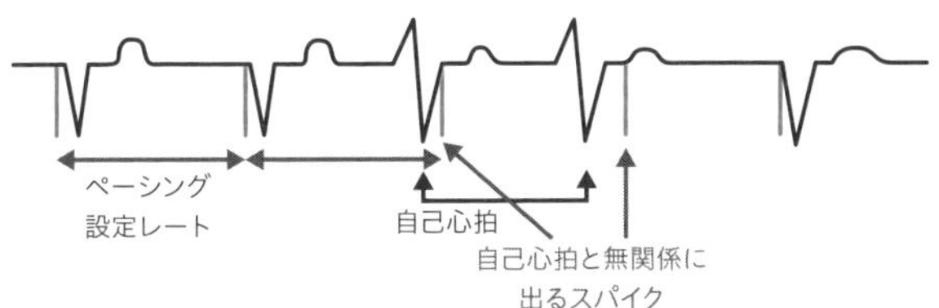

③センシング不全：オーバーセンシング (検知機能が過剰となり、自己心拍以外のノイズを感知し、余分な抑制がはたらいてしまう)

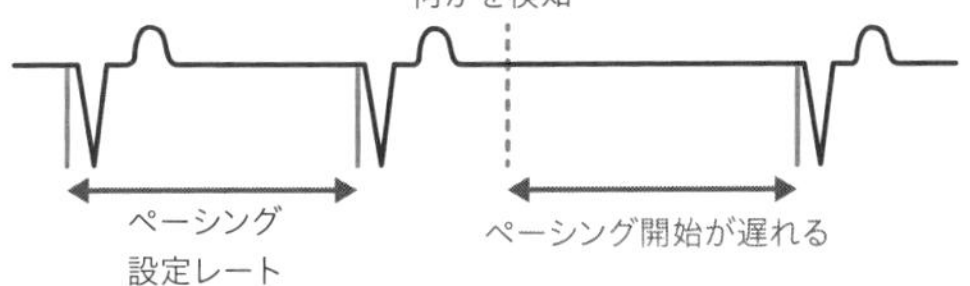

ジェネレータのイメージ

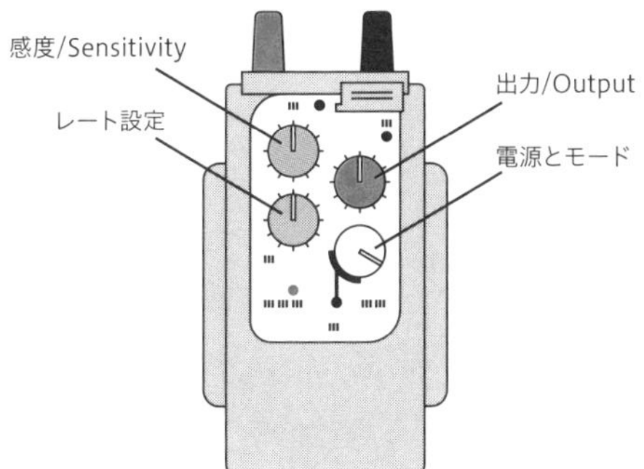

自己脈が回復したり、恒久的ペースメーカ植え込み後には一時ペーシングは不要になります。ジェネレータの電源Offの確認後に、抜去してください。抜去後は、止血が確認できるまでは臥床安静を保ってください。

文献
1) 窪田敬一編：全科 ドレーン・カテーテル・チューブ管理完全ガイド．照林社，東京，2015．

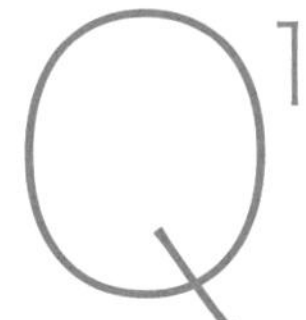

Q115 入院中になぜペースメーカ手帳を預かるの？

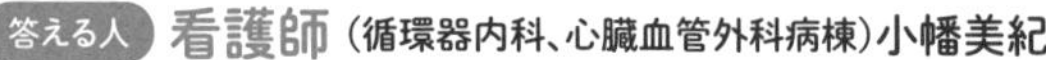

答える人 看護師（循環器内科、心臓血管外科病棟）小幡美紀

- 患者さんの状態を確認するうえで重要な手帳であり、検査や治療を安全に行うためです。

ペースメーカを植え込まれた患者さんにはペースメーカ手帳を渡し、患者さんは必ず携帯しています 図 。

ペースメーカ手帳に記載されている情報

- 使用しているペースメーカの情報
- 手術を受けた病院
- 定期検診を受けている施設と担当医の氏名
- 治療過程

など

検査や治療、急変時に適切な処置を行うためにも、これらの情報は必要不可欠です。例えば、機種によりMRI対応のものとそうでないものとがあり、事故防止のため、必ず検査前に手帳で確認します 表 。

Link Q81, 114

デバイス手帳の例

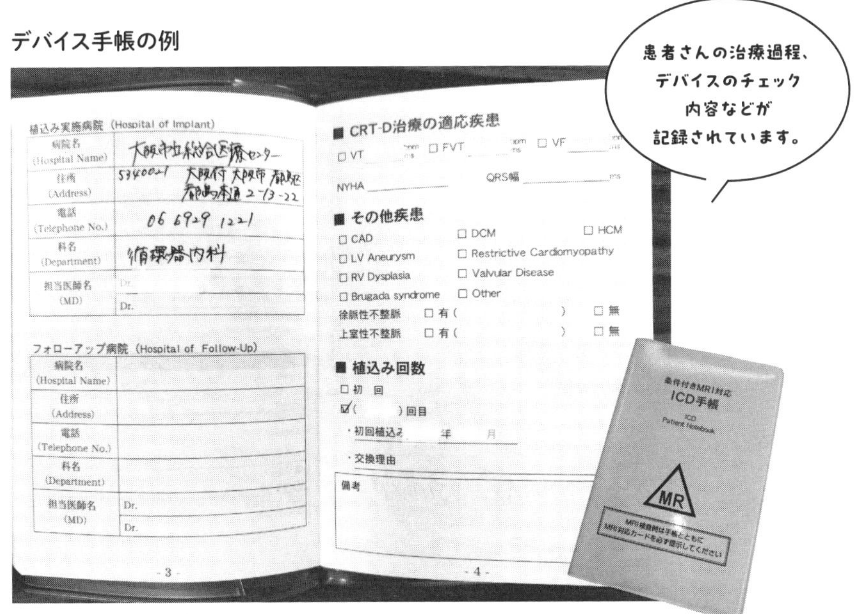

心臓植込み型デバイスに影響を与える可能性がある手術および医療機器とその対応

手術/医療機器名	対応
電気メス	設定変更を検討
マイクロ波手術装置	設定変更を検討
高周波心筋焼灼術	設定変更を検討
結石破砕装置	焦点をデバイスから5cm以上離す
磁気治療器	禁忌
放射線照射治療装置	デバイスへの直接照射回避
AED	パッド位置調整
内視鏡的手術(EMR、ESD)	設定変更を検討
カプセル内視鏡	原則禁忌
高周波/低周波治療器(TENSなど)	原則禁忌
ジアテルミー	禁忌
MRI	対応機種以外は禁忌
CT	デバイスを直接スキャンする場合は設定変更
体脂肪計	禁忌

AED:自動体外式除細動器、EMR:内視鏡的粘膜切除術、ESD:内視鏡的粘膜下層剥離術、TENS:経皮的神経電気刺激

里見和浩:植込み型除細動器, ペースメーカの周術期の取扱い-誤作動と感染の予防(特集 周術期マネジメント). Hospitalist 2016;4(2):272-276. より引用

文献

1)日本ライフラインホームページ(https://www.jll.co.jp)(2023.4.16アクセス)

2)フクダ電子ホームページ(https://www.fukuda.co.jp)(2023.4.16アクセス)

腸瘻チューブ　閉塞予防　閉塞解除方法

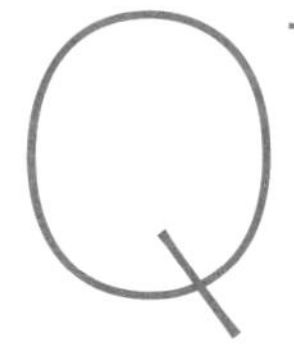

116

腸瘻チューブが閉塞したらどうする？閉塞を予防する方法は？

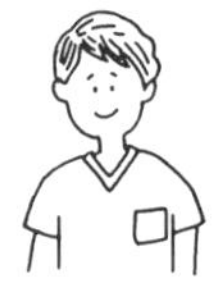

答える人　看護師（泌尿器科、腎臓・高血圧内科病棟）中西えり子

- チューブが閉塞したときには、容量が大きい注入器で微温湯をゆっくりとフラッシュします。
- 閉塞予防のために、チューブ内に薬剤や栄養剤が残らないように注意しましょう。

Link Q77

腸瘻チューブは細く、閉塞しやすい

経腸栄養カテーテルの閉塞は、臨床上しばしば遭遇する合併症です。腸瘻チューブは太さが8～12Fr.程度と細いため、閉塞が起こりやすくなります。チューブが閉塞する原因は、栄養剤のカード化や薬剤によるものがあります。栄養剤の残渣をそのままにしておくと、栄養剤が腸内細菌で汚染され、細菌の増殖が起こり、チューブ先端が酸性になり、栄養剤中のタンパク質が変性を起こし凝固（カード化）することが報告されています。また、薬剤投与時の溶解が不十分なために、チューブの閉塞をきたすこともあります。

チューブの詰まりを解消する方法

容量が大きい注入器を使用し、微温湯をゆっくりと力をかけずにフラッシュすることが推奨されています。容量の小さな注入器では、注入圧が高くなり、チューブの破損や断裂の可能性が高くなります。また、詰まりの解消のためにスタイレットやガイドワイヤを使用することで、チューブを穿孔させ、消化管を損傷させるおそれがあります。そのため、チューブの閉塞解消のためにスタイレットやガイドワイヤは使用しないことが推奨されています。

チューブ閉塞時、容量の大きな注入器でゆっくりと圧をかけて閉塞が解消されない場合は、チューブを入れ替えする必要があります。しかし、瘻孔形成までに2週間程度かかるため、その間の入れ替えは禁忌となります。

チューブの閉塞の予防

このようにチューブの閉塞は、患者さんに苦痛を与えたり、治療に影響することもあるため、閉塞させないように管理することが重要となります。栄養剤や薬剤を投与した後には、チューブ内にそれらが残らないように20～30mLの水または微温湯でフラッシュします。栄養剤を投与後にチューブを酢水などでロックしておくと効果があるという報告があります。栄養剤を持続投与している場合には、4時間ごとに水または微温湯でチューブ内を洗浄することが推奨されています。また、薬剤によるチューブ閉塞を予防するために、投与する薬剤が経管投与が可能かを確認します。薬剤が溶けにくく経管投与に適さない場合は、他剤への変更を医師や薬剤師に相談する必要があります。

文献

1）日本静脈経腸栄養学会編：静脈経腸栄養ガイドライン 第3版. 照林社, 東京, 2013：58.
2）久保健太郎：ウォームアップ！編　消化器外科病棟あるあるトラブル 先輩ナース クボケンのひみつメモ 回避のための極意と「起こってしまったらどうする…？」. 消化器外科ナーシング 2021；26（6）：60-62.
3）医薬品医療機器総合機構：栄養チューブ閉塞時の注意点について. 医療安全情報 No.1, 2007. https://www.pmda.go.jp/files/000144058.pdf（2023.6.23アクセス）

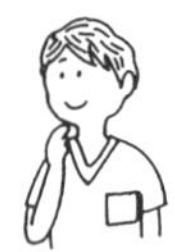

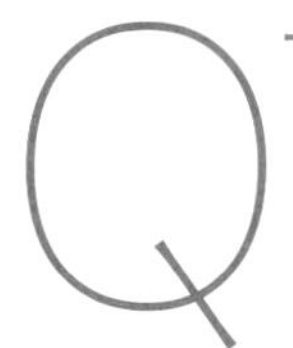

Q117 イレウス管から経腸栄養することはある？どうやる？

答える人 医師（消化器センター／消化器外科）井上　透

●イレウス管を経腸栄養の管として利用することはありません。

イレウス管は鼻腔や咽頭への不快感が強く、長期留置が必要な経腸栄養には適さないことが理由です。

消化管内にチューブを経鼻挿入する目的

挿入する目的は２つに分けられます。何らかの原因で消化管に通過障害によるイレウス（腸閉塞）が生じた場合に、この通過障害部より口側の消化管内にたまった消化液や食物残渣を身体の外に出し減圧するためと、嚥下障害などで経口摂取ができない病態の患者さんに対し、栄養や薬剤をチューブから消化管内に注入するためです。

目的別のチューブ性状の違い

消化管の減圧を行う場合、胃管を用いて胃内までの挿入とする場合もありますが、より有効な減圧を行い、閉塞部位を確認するためには、イレウス管を用いて胃よりも肛門側の腸管内にチューブの先端を留置することが必要となります。また、減圧を目的とするチューブは内腔が大きいほうが有効であるためチューブが太く、

 Link Q73

また、消化管の奥へ挿入しやすいようにチューブが硬めになります。

一方、注入を目的とするチューブは流動物や粉末の薬剤を注入できればよいため、チューブは細くやわらかくなり、鼻腔や咽頭への不快感は軽くなります。

イレウス管(16Fr)

太く・硬い

経鼻栄養チューブ(12Fr)

細く・やわらかい

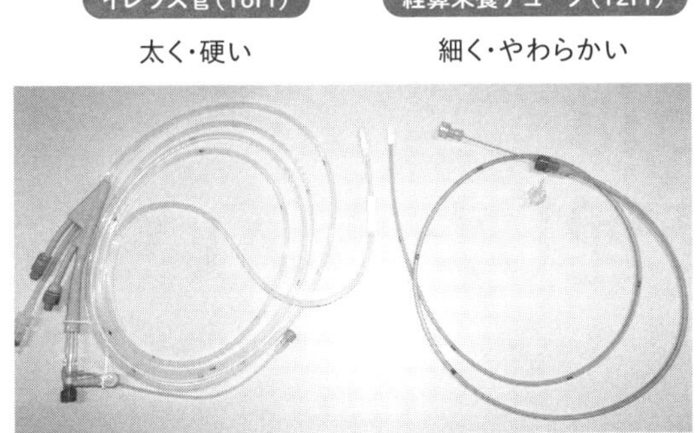

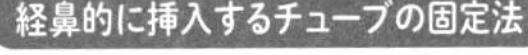

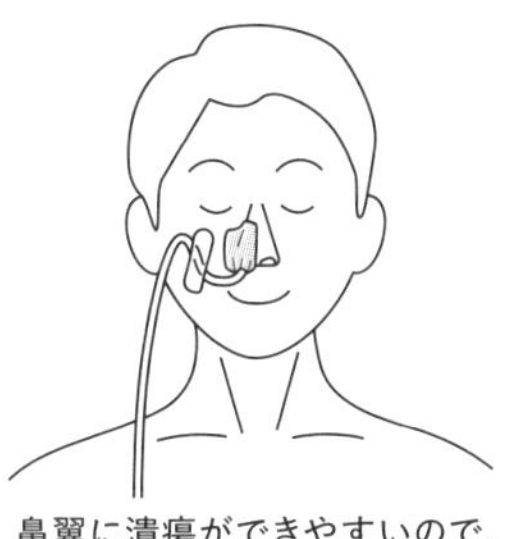

鼻翼に潰瘍ができやすいので、
圧迫しないようにテープを貼る

このようなチューブ性状の違いにより、イレウス管は留置による鼻腔や咽頭への不快感が非常に強く、また鼻固定部にMDRPU(medical device related pressure ulcer:医療関連機器褥瘡)を生じやすいこともあり、長期留置を必要とする経腸栄養には用いません。

文献
1)田附裕子:経鼻胃管カテーテル,EDチューブ,イレウスチューブの留置と管理.小児科診療 2019;82(suppl):232-236.

Q エレンタール®をイレウス管で入れていることがあるけれど、間違っているの? エレンタール®などの粉はイレウス管から入れてもいいけれど、ラコール®などのドロドロしたものは入れてはダメということ?

(井上 透)

粉状であれ、ドロドロした液体であれ、イレウス管は栄養剤を注入する目的で使用するべきものではなく、あくまで減圧に使用するものです。

イレウス管を入れて減圧により、消化管の浮腫が改善して閉塞が解除された場合に、通常はガストログラフィンなどの水溶性造影剤を注入し狭窄改善の確認をします。それでも通過が悪いと判断した場合には、栄養剤を摂取しても問題がないかを確認するために一時的に注入することがあるのかもしれません。

ただ、Q117の本文にも記したように、経腸栄養はある程度の期間継続して施行することが必要であり、その場合にはイレウス管は患者さんの不快感が強く、できるだけ早期に抜去することが求められます。閉塞を改善するために腸蠕動を促進する薬剤を注入することはあっても、栄養剤を注入する目的で使用するのは、管の性状からはよくないこととなります。

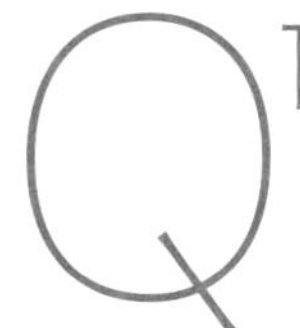

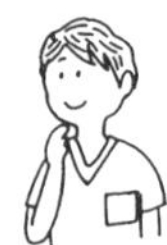

PTEGはどう管理したらいい？

● **PTEGの管理は、チューブ閉塞や自己抜去の予防・対応が重要です。**

PTEGは簡便・安全・低侵襲

経皮経食道胃管挿入術（PTEG）は、経皮内視鏡的胃瘻造設術（PEG）が不能もしくは困難な症例に対して開発された頸部食道瘻であり、胃瘻と同様に主に経管経腸栄養法および腸管減圧法の目的で用いられます。内視鏡を用いずに、簡便かつ安全で低侵襲に造設可能であり、また術後管理も簡便で重篤な合併症の発生が少ないことも特徴です。

また患者さんにとっては、経鼻胃管による苦痛を取り除く有効な手段です 図 。

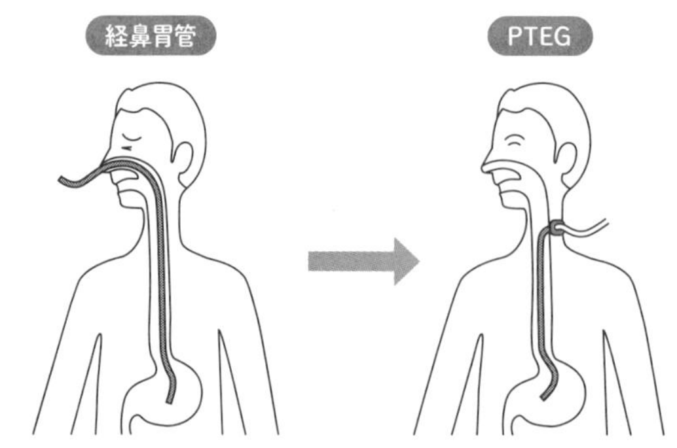

造設直後の２週間は、縫合固定にて瘻孔形成を待ち、それ以降は抜糸して、バンドもしくはテープによる固定に変更します。

PTEGの管理は、一般的なドレーン管理のみで、特別な処置は必要としません。胃瘻が管理できるのであれば管理可能と考えます。PTEGの管理には、挿入部や挿入部周囲などの合併症を予防するといった面と、チューブおよびチューブ栄養そのものを維持、管理していくといった２つの面があります。

造設直後は合併症に注意

造設直後には出血や皮下気腫、縦隔炎などに気をつける必要があります。穿刺の際には超音波で甲状腺、内頸動脈、外頸動脈などを確認しながら穿刺しますが、術後出血には注意が必要です。ある程度期間が経ったのちには、挿入部周囲の発赤や感染が発生する可能性があります。これらは、液漏れから発生することが多く、長期的にみると瘻孔周囲の皮膚炎や不良肉芽を認めることがあります。

しかし、PTEGでは胃瘻に比べて頻度は低く、程度も軽いといわれています。日常的に瘻孔周囲の観察を行い、瘻孔周囲を清潔に保つことがこれらの発生を予防することになります。造設から１週間経過すればシャワーや入浴は可能となります。

自己抜去への予防・対応も重要

PTEGの留置チューブは胃瘻のボタンに比べて、細くて長いチューブを留置する場合が多いため、チューブの閉塞が生じることがあります。使用後に管腔内を十分に洗浄し、酢水にて管腔内を封入して管理することで長期間の使用が可能となります。チューブが詰まった場合には基本的には交換が必要になります。

胃瘻管理においても同様ですが、自己抜去は栄養路管理をするうえで非常に重要な問題です。刺入部が頸部であることから違和感がやや強い場合があり、認知症症例などでは自己抜去が頻回となることがあります。そのような場合には縫合固定を併用したり、衣類やスカーフを巻き、刺入部を隠すことである程度予防が可能です。PTEGは抜去されても重篤な合併症を起こすことは少なく、抜去直後であればチューブの再挿入は安全かつ容易に施行できます。しかし時間が経過してしまうと、再挿入が困難になってしまうことが多いので注意が必要です。

PTEGは胃瘻造設できない際の非常に有効な消化管瘻です。管理も胃瘻管理ができれば可能であり、今後普及していくことが望まれる栄養路と考えます。

文献

1）大石英人：7.その他経腸栄養アクセス 1. PTEG. PDNレクチャー
https://www.peg.or.jp/lecture/peg/07-01.html（2023.7.4アクセス）

2）亀岡信悟監修，大石英人編：経皮経食道胃管挿入術－適応から手技・管理の実際まで．永井書店，大阪，2008.

社会福祉制度 ストーマ装具 生活保護

Q119 生活保護受給者のストーマ装具の購入はどうしたらいい？

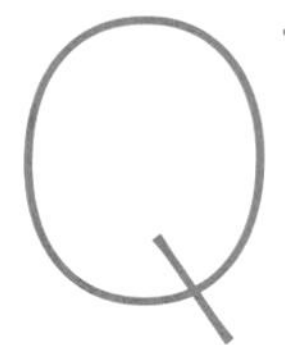

答える人 看護師（外来、皮膚・排泄ケア認定看護師） 藤原裕子

- 永久的ストーマの場合：身体障害者手帳の申請を行います。
- 一時的ストーマの場合：区市町村役所で生活保護を申請し、治療材料券給付制度を利用します。

永久的・一時的ストーマ造設のどちらもストーマ装具（治療材料）購入費用の自己負担はなく、すべて現物支給となります。

身体障害者手帳

身体障害者福祉法は、身体に障害をもつ人を援助・保護し、生活の安定に寄与するよう福祉の推進を図る法律です。

尿路や消化管で永久的ストーマ造設の場合は、「内部障害」の「膀胱または直腸機能障害」と認定され、身体障害者手帳交付申請が可能です。永久的ストーマ１つの場合は４級、尿路ストーマと消化管ストーマを併せもつ場合は３級と認定されます。

身体障害者手帳を取得することで、永久的ストーマの場合は「日常生活用具の給付」としてストーマ装具の給付を受けることが可能となります。給付基準額は各自治体によって異なりますが、消化管ストーマ8,858～12,600円/月、尿路ストーマ11,639～15,750円/月程度になります。利用者負担は原則１割負担で基準額を超えると自己負担になります。

ストーマ装具給付はストーマ装具（面板）だけでなく、皮膚保護剤、粉状皮膚保護剤、粘着剥離剤、皮膚被膜剤、固定具（ストーマベルトなど）、消臭剤なども対象となります。しかし、一時的ストーマ造設の場合は身体障害者手帳給付対象外であり、ストーマ装具の購入はすべて自費となります。そのためできるだけシンプルケアをめざし費用軽減を図ることが大切です。

生活保護受給者の治療材料券給付の流れ[1)]

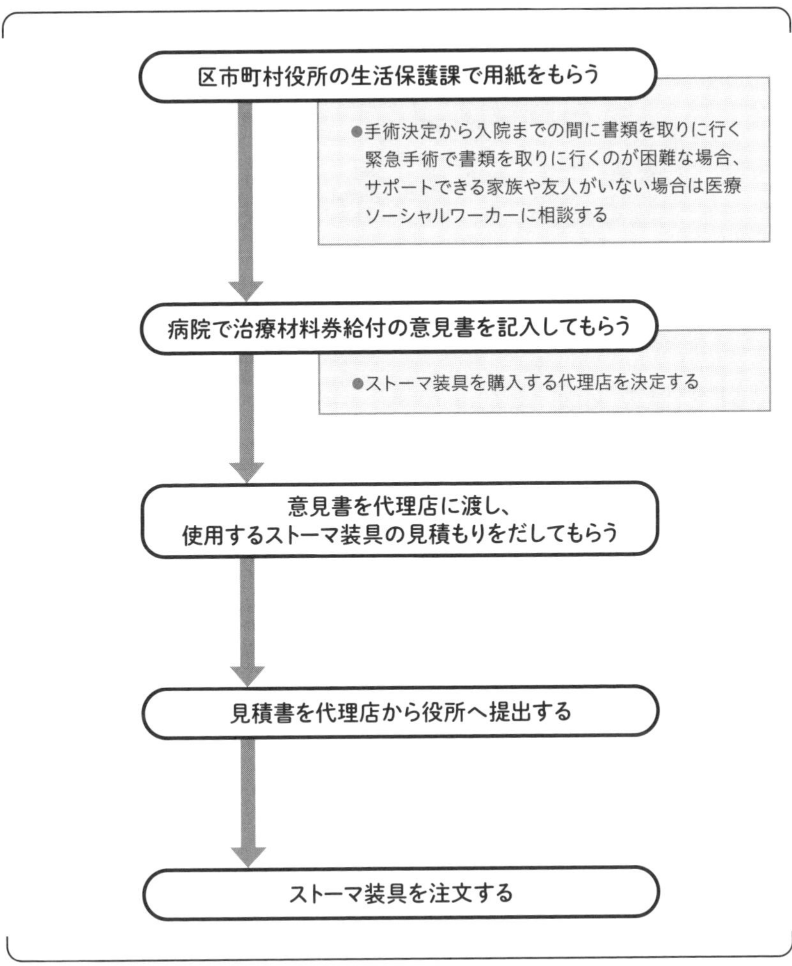

文献

1）ストーマリハビリテーション講習会実行委員会編：ストーマリハビリテーション基礎と実際 第3版. 金原出版, 東京, 2016：325.

脳卒中　体温コントロール　クーリングの有効性

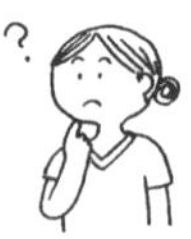

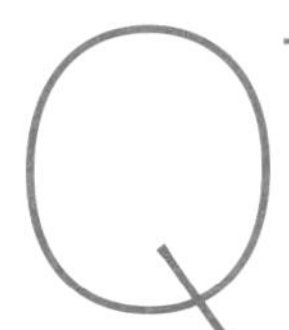

120 脳卒中の患者さんに頭部のクーリングが禁忌である根拠は?

答える人 看護師(外来、摂食・嚥下障害看護認定看護師) 池田しのぶ

- 根拠はありません。
- 脳卒中急性期において頭部のクーリングに対するエビデンスも十分ではありません。
- 脳卒中急性期の体温コントロールは必要です。頭部ではなく、頸部、腋窩、鼠径など動脈を冷やしましょう。

Link Q121

発熱は脳浮腫を引き起こす

脳卒中は血管の狭窄や閉塞による虚血性疾患と血管の破綻による出血性疾患に分けられ、脳出血、クモ膜下出血、脳梗塞があります。脳卒中では障害部位によりさまざまな症状が起こります。

体温は、脳幹の視床下部にある体温調整中枢で調整されているため、その部位が障害されることで中枢性発熱がみられます。体温が上昇すると酸素消費量が増え、脳血液量が増加することで脳浮腫を引き起こすため、体温が上昇しないよう対処することが大切です[1)]。

また、ダメージを受けた脳の局所は炎症を起こし、細胞レベルではフリーラジカルが放出され、その結果発熱し二次性の脳損傷を呈します。発熱は頭蓋内圧を亢進させるため、手術後は、体温測定を頻回に行い、シバリングや発汗に注意し体温コントロールを図ることが大切です。

脳の細胞膜の安定化や脳浮腫の抑制、再灌流後の障害を抑制する効果がある低体温療法や平熱管理は重要です。低体温維持装置を使用し管理することもあります。

中枢性発熱では解熱薬の効果がない

中枢性発熱では高熱が出現しますが、解熱薬にも抵抗を示し効果はなく、体幹のクーリングで対処します。クーリングは頭部にだけ行うのではなく、体幹の太い血管(頸部、腋窩、鼠径部)を冷やしましょう。

脳卒中治療ガイドラインより[2)]

1. 脳卒中急性期では定期的な体温測定が勧められる(推奨度A　エビデンスレベル中)。
2. 脳卒中急性期の体温上昇に対し、原因に応じた治療とともに解熱薬投与やクーリングによる体温低下は妥当である(推奨度B　エビデンスレベル中)。
3. 脳卒中(特に脳梗塞)急性期のルーチンの治療的低体温(軽度低体温療法)は、有効ではない(推奨度D　エビデンスレベル中)。

文献
1)東海大学医学部付属八王子病院看護部編:本当に大切なことが1冊でわかる脳神経.照林社,東京,2020.
2)日本脳卒中学会 脳卒中ガイドライン委員会編:脳卒中治療ガイドライン2021(改訂2023).協和企画,2023.
3)田口芳雄監修:見てできる臨床ケア図鑑　脳・神経ビジュアルナーシング.学研メディカル秀潤社,東京,2014.

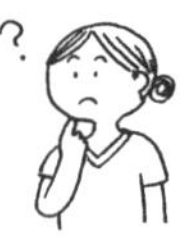

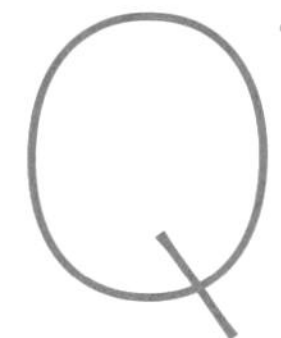

Q121 脳室ドレーンの原理と管理を簡単に教えてほしい

答える人 看護師（脳神経外科、脳血管内治療科、脳神経内科、SCU、
脳卒中リハビリテーション看護認定看護師）土田紗弥香
医師（脳神経外科）山中一浩
看護師（脳神経外科、脳血管内治療科、脳神経内科、SCU）森本恭子

- 頭蓋内圧と大気圧の較差を利用して頭蓋内に貯留した髄液や血液を排出する開放式ドレナージです。
- 管理のポイントは、①圧の設定、②排液の観察、③拍動の観察、④ドレナージ回路のクランプ操作、⑤感染防止、⑥ドレーンの抜去予防です。

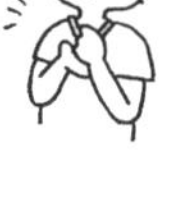

Link Q120

圧の設定

脳室ドレーンは、急性水頭症のほか、クモ膜下出血や脳出血による脳室内穿破などの原因によって貯留した髄液や血液を排出することで頭蓋内圧亢進を防ぐ目的で挿入されます。側脳室と第三脳室の間のモンロー孔の位置が基準点（0点）となりますが、通常外耳孔を0点として代用します。そこからチャンバー内の髄液滴下部までの高さが設定圧となります。頭蓋内圧の正常値は6～18cmH_2Oで、頭蓋内圧亢進の程度によって設定圧が決定されます。正しく設定圧を管理するために、脳室ドレーンの回路が回路用ラックから外れないよう固定することも大切です。

脳室ドレーン回路と設定圧の見方

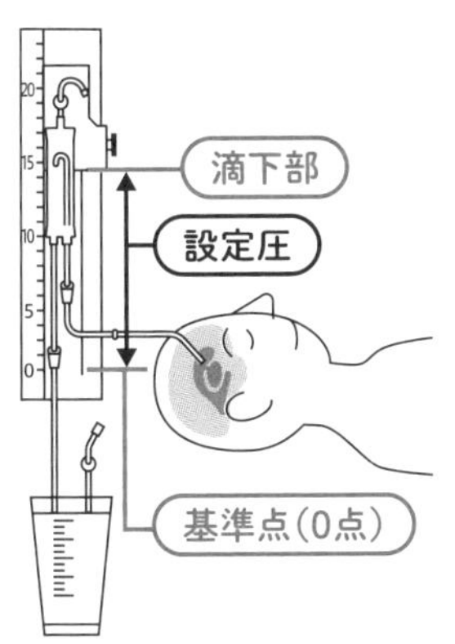

脳室ドレーンクランプ名称

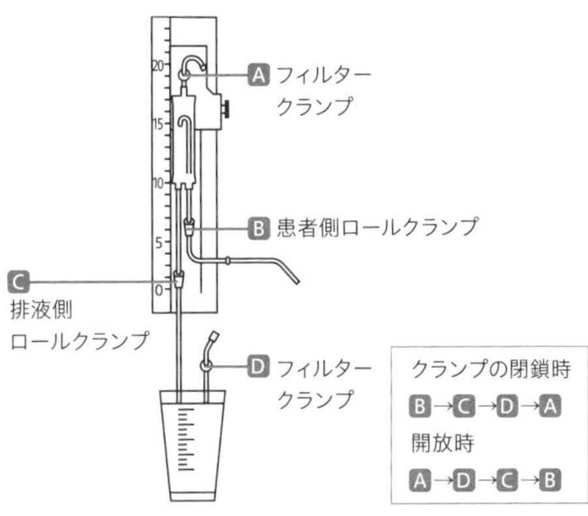

排液の観察

正常な髄液は無色透明です。しかし、脳室内出血により、脳室ドレーンより排液される髄液は血性となります。時間とともに血性の度合いは低くなり、赤血球の溶血によるキサントクロミーという黄色い排液に変化していきます。キサントクロミーの排液が血性に変化した場合には、ただちに医師に報告が必要です。排液は、通常ポタポタとゆっくり滴下しますが、水のように流れ落ちるときもただちに医師に報告してください。髄液は1日に約500mL産生されるので、1時間に20mL以上排液があるときは注意が必要です。

拍動の観察

脳室ドレーン回路内の髄液は呼吸に一致して拍動があります。拍動がないときは、脳室ドレーンの閉塞の可能性があります。ドレーン回路が屈曲していないか、クランプは閉じたままになっていないか、ドレーン刺入部に異常はないかを確認する必要があります。確認しても拍動がないときは、ただちに医師に報告が必要です。このとき、脳室ドレーンは脳実質を経由して挿入されているため、決してミルキングを看護師で行ってはいけません。

ドレナージ回路のクランプ操作

脳室ドレナージ回路には製品による違いは多少ありますが、4箇所クランプがあります。検査移動や食事などでベッドの高さの上げ下げによって0点が変わるときにはクランプを必ず閉じる必要があります。

開放するときは、エアフィルターのワンタッチ式クランプを開け忘れないでください。大気圧に開放しなければ、ドレーンは閉鎖式回路となり、サイフォンの原理で、髄液は高いところから低いところへ流れ続け、過剰排出になります。開放忘れだけでなく、移動によってエアフィルターが汚染しても同様のことが起こり得ます。開放する前にエアフィルターの汚染がないか確認することも重要です。開放後は必ず、髄液に拍動があるか、滴下状況を確認してから退室するようにしてください。

感染防止

髄液、脳室ドレーン回路内は無菌のため、感染に注意が必要です。ドレーン刺入部を清潔に保ち、発赤はないか、髄液が漏れていないか観察します。脳室ドレーン回路の接続部分は清潔なガーゼやフィルムで覆い、排液バッグの交換も無菌操作で行う必要があります。

ドレーンの抜去予防

脳室ドレーンの自己・事故抜去は、患者さんの意識レベルや神経症状の悪化につながる危険があります。ドレーンの固定時にループをつくり、テープでしっかり固定します。体位変換時にドレーンが突っ張っていないか、ベッド柵などに引っかかっていないかなど注意が必要です。体動が激しい患者さんや安静が守れない患者さんには、安全を最優先に考えて、身体拘束や薬剤の使用も医師に検討してもらう必要があります。

文献

1）武富英子, 佐渡本琢也, 横山恵：ドレーン・シャント管理. ブレインナーシング 2012；28（5）：467-473.

2）新山和也：脳室ドレナージ. 道又元裕監修, ドレーン管理デビュー－はじめてでもすぐできるすぐ働ける, 学研メディカル秀潤社, 東京, 2015.

3）高橋健二：脳室ドレナージシステム. 藤野智子, 福澤知子編, 看るべきところがよくわかる ドレーン管理, 南江堂, 東京, 2014.

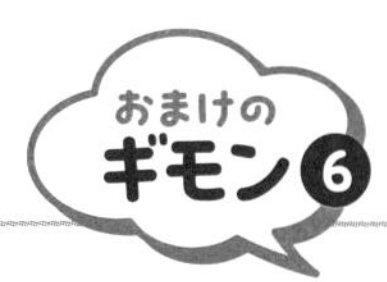

脳卒中になったら ①しばらく点滴で栄養しないとダメ? ②経鼻胃管から栄養しないとダメ? ③口から食べたらダメ?

①(西口幸雄)

栄養目的の点滴であれば、全身状態が落ち着いたら不要になり、経腸目的に早めに切り替わるはずです。腸管の機能が正常だからです。嚥下ができるのなら経口摂取を始めてもらいますが、無理な場合は経鼻胃管からの栄養になります。
その状態が長期間(おおむね4週間は嚥下が十分にできない)になりそうなら、PEG(経皮内視鏡的胃瘻造設術)を行います。PEGから栄養投与しながら嚥下訓練を行います。嚥下訓練は早めにすれば経口摂取が早く回復します。私は脳卒中が発症しておおむね3日後にPEGできるか、判断していました。

②(西口幸雄)

そんなことはありません。
腸管の機能が正常であれば、腸を使った栄養を行います。腸管の免疫能に期待して、です。それが長期間になるようなら(おおむね4週間以上になる)PEGをすべきでしょう。そして嚥下訓練を開始します。腸管が使えない場合(消化管出血をしている、バイタルサインが不安定で腸管栄養どころではない、など)は、高カロリー輸液になると思います。

A

③(西口幸雄)

だめではありません。
脳卒中になると誤嚥しやすいので食べさせないことがありますが、よくありません。嚥下訓練を行ってください。嚥下訓練は早めにはじめたほうが、効果が大きいのです。栄養補給はPEGからするほうがいいと思います。経鼻胃管を入れたままで嚥下訓練は難しいからです。

12章

糖尿病のギモン

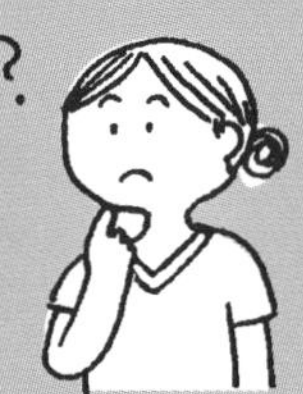

糖尿病では、インスリンに関する疑問が多く集まりました。「インスリンの使い分け」「カーボカウントとは」「リブレとは」という基礎的な疑問から、「血糖測定をし忘れて食事を食べてしまったら…」という“あるある事例”の対応まで、幅広い内容になっています。

（久保健太郎）

インスリン注射　インスリン製剤　血糖値

Q122 インスリンの使い分けは？ 大まかに教えてほしい

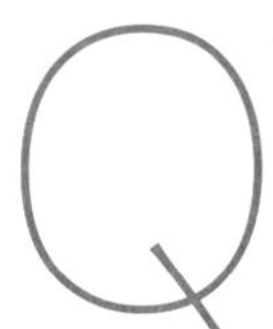

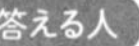

答える人 医師（糖尿病・内分泌内科）細井雅之

●インスリン注射製剤はおおまかに３種類あります。

食事用のインスリン（①超速効型、速攻型インスリン）と、生命維持のためのインスリン（②持効型、中間型インスリン）、この２種類を混合した③混合型インスリンです。

●ヒトの体内にインスリンが３種類あるわけではありません。ヒトインスリンは１種類です。

インスリンを薬として体に投与するときに、その吸収される時間を変えるために、ヒトインスリンの構造を変えた３種類の薬としてのインスリンがあります。

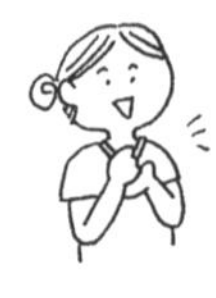

Link Q123, 124, 125, 127

インスリンの生理

ヒトの血液中のインスリンの濃度は 図 のようになっています。

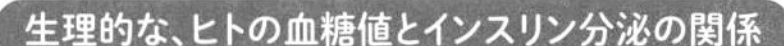

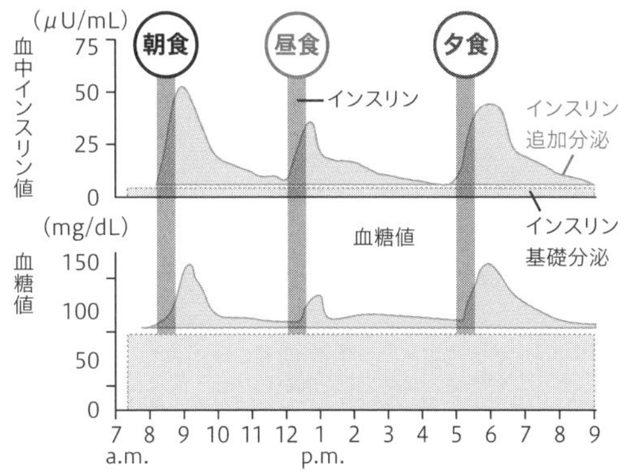

まず、食事を摂らないときでも生きていくためにインスリンは必要で、膵臓β細胞からインスリンは分泌されています。これを「インスリン基礎分泌」といいます。

次に食事を摂り、血中ブドウ糖濃度が上昇しだすと、β細胞から大量のインスリンがすみやかに分泌されます。これを「インスリン追加分泌」といいます。この追加分泌によって、人の血糖値は一定になるように調節されています。すなわち血糖値が上昇したぶんだけインスリンが追加分泌され血糖値は最高でも200mg/dL前後を超えないようになっています。そして、血糖値が100mg/dL前後になれば、インスリン分泌はとまり、低血糖にならないように調節されています。じつに巧妙にβ細胞はできています。

インスリン製剤の特徴

インスリン注射として、皮下にインスリンを注射したときにも、血中インスリン値がさきほどの図のように、急激に立ち上がり、すみやかに消退し、血糖値を70～180mg/dLに収めるのが理想です。

ところが、ヒトと同じ構造のインスリンである速攻型インスリン(レギュラーインスリン)(ヒューマリン®R、ノボリン®R 表❷ を皮下注射したときには、皮下からの吸収が遅く、消退にも時間がかかります。作用発現に30分ほどかかり、5～8時間作用が持続します 表❷ 。これだと、食後高血糖、その後低血糖になりやすく調整が困難でした。

これをできるだけすみやかに吸収し、消退するようにインスリンの構造を変えてつくったのが、超速効型インスリン（ノボラピッド®、ヒューマログ®、アピドラ®）表❶ です。作用発現が15分ほど、持続時間が3～5時間です。これによりインスリン投与が食事前15分ほどでも有効な作用が期待できます。

2020年には、さらにインスリン吸収が早い超速効型インスリン（ルムジェブ®、フィアスプ®）が登場しました。これは、食事開始20分以内の投与も承認されており、作用発現時間は15分未満です 表❶ 。日常臨床では、食事量が不安定なシックデイや周術期に食事量に応じた食後打ち対応のときによく用いています。

超速効型インスリン、速効型インスリン

	キット（使い捨て）	カートリッジ	バイアル	発現時間	最大作用時間	持続時間	
超速効型	●ノボラピッド®注フレックスペン® ★ノボラピッド®注イノレット® ●フィアスプ®注フレックスタッチ® ●インスリンアスパルトBS注ソロスター®NR「サノフィ」	●ノボラピッド®注ペンフィル® ●フィアスプ®注ペンフィル® ●インスリンアスパルトBS注カートNR「サノフィ」	●ノボラピッド®注100単位/mL ●フィアスプ®注100単位/mL ●インスリンアスパルトBS注100単位/mL NR「サノフィ」	10～20分（フィアスプ注はより発現時間が早い）	1～3時間	3～5時間	❶
超速効型	●ヒューマログ®注ミリオペン® ●ルムジェブ®注ミリオペン® ●インスリンリスプロBS注ソロスター®HU「サノフィ」	●ヒューマログ®注カート ●ルムジェブ®注カート ●インスリンリスプロBS注カートHU「サノフィ」	●ヒューマログ®注100単位/mL ●ルムジェブ®注バイアル ●インスリンリスプロBS注100単位/mLHU「サノフィ」	15分未満（ルムジェブ注はより発現時間が早い）	30分～1.5時間		
超速効型	●アピドラ®注ソロスター®	●アピドラ®注カート	●アピドラ®注100単位/mL				
速効型	●ノボリン®R注フレックスペン®		●ノボリン®R注100単位/mL	30分	1～3時間	約8時間	
速効型	●ヒューマリン®R注ミリオペン®	●ヒューマリン®R注カート	●ヒューマリン®R注100単位/mL	30分～1時間		5～7時間	❷

★は2024年9月に販売中止になります。

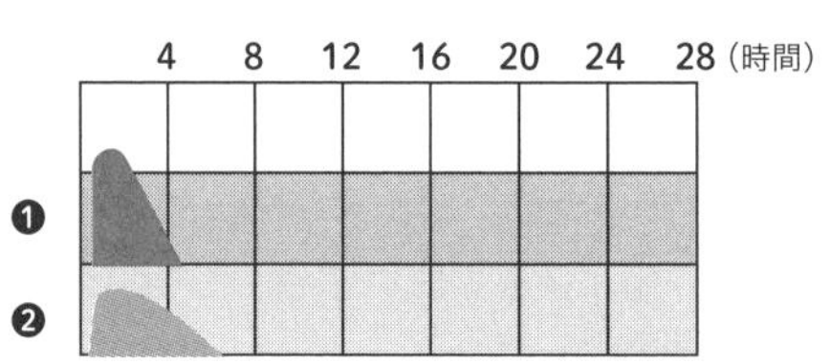

インスリン基礎分泌を模倣するためには、長時間インスリンが持続吸収される必要があります。そのために開発されたのが、中間型インスリン(ノボリン®N、ヒューマリン®N)で、持続時間が約18時間程度です **表❸** 。ところが１日１回投与では、24時間持続しにくく、血中濃度にピークができるため、増量すると10〜12時間ほどで低血糖になりやすくなります。

そこで、できるだけ持続時間を長くし、作用発現にピークができないように改良してつくられたのが持効型溶解インスリン(レベミル®、ランタス®、グラルギン)です。約24時間持続し、ピークができにくいです **表❹** 。現在、臨床で最も多く使用されている長時間作用型インスリンです。

さらに持続時間を長くし、ピークがないように改良された持効型溶解インスリンがトレシーバ® **表❺** です。主に、１型糖尿病やインスリン分泌が枯渇した２型糖尿病、膵性糖尿病で使用することが多いです。

持効型溶解インスリン、中間型インスリン

	キット(使い捨て)	カートリッジ	バイアル	発現時間	最大作用時間	持続時間	
中間型	●ノボリン®N注フレックスペン®			1.5時間	4〜12時間	約24時間	❸
	●ヒューマリン®N注ミリオペン®	●ヒューマリン®N注カート	●ヒューマリン®N注100単位/mL	1〜3時間	8〜10時間	18〜24時間	
持効型溶解	●レベミル®注フレックスペン® ★レベミル®注イノレット®	●レベミル®注ペンフィル®		約1時間	3〜14時間	約24時間	❹
	●ランタス®注ソロスター®	●ランタス®注カート	●ランタス注®100単位/mL	1〜2時間	明らかなピークなし		
	●インスリングラルギンBS注ミリオペン®「リリー」 ●インスリングラルギンBS注キット「FFP」	●インスリングラルギンBS注カート「リリー」		1〜2時間			
	●ランタス®XR注ソロスター®			1〜2時間		24時間超	❺
	●トレシーバ®注フレックスタッチ®	●トレシーバ®注ペンフィル®		—		24時間超	

★は2024年９月に販売中止になります。

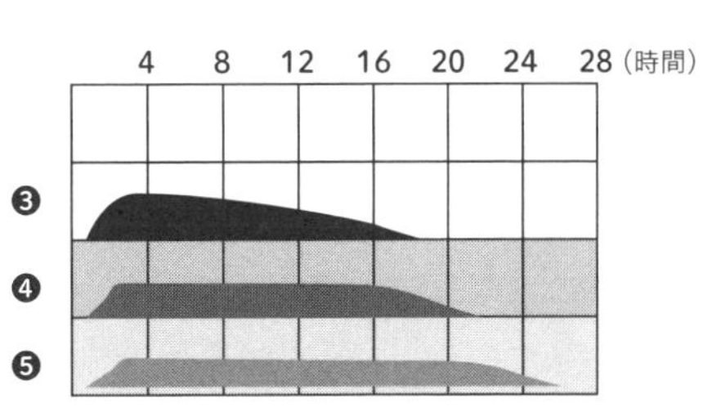

上記のインスリンは患者さんのインスリン分泌能に応じて、1日1回から4回まで組み合わせて投与することが一般です。しかし一方、注射回数や注射の種類が増えると、煩雑で、間違いが起こることもあります。

そこで、速攻型と中間型インスリンを3：7の割合であらかじめ混合したものがノボリン®30R、ヒューマリン®3/7 **表❻**、超速効型インスリンと中間型インスリンを25:75、30:70、50:50で混合したものがヒューマログ®ミックス25、ノボラピッド®30ミックス、ヒューマログ®ミックス50 **表❼** です。これらは1日2回投与で使用されることが多いです。

さらに、超速効型と持効型溶解インスリンを混合（ノボラピッド®30%、トレシーバ®70%）したものがライゾデグ® **表❽** で1日1、2回投与で使用されます。

混合型インスリン、配合溶解インスリン

	キット（使い捨て）	カートリッジ	バイアル	発現時間	最大作用時間	持続時間	
混合型	●ノボリン®30R注フレックスペン® ★イノレット®30R注			約30分	2～8時間	約24時間	❻
混合型	●ヒューマリン®3/7注ミリオペン®	●ヒューマリン®3/7注カート	●ヒューマリン®3/7注100単位/mL	30分～1時間	2～12時間	18～24時間	
混合型	●ヒューマログ®ミックス25注ミリオペン®	●ヒューマログ®ミックス25注カート		15分未満	30分～6時間	18～24時間	
混合型	●ノボラピッド®30ミックス注フレックスペン®	●ノボラピッド®30ミックス注ペンフィル®		10～20分	1～4時間	約24時間	
混合型	●ノボラピッド®50ミックス注フレックスペン®			10～20分	1～4時間	約24時間	❼
混合型	●ヒューマログ®ミックス50注ミリオペン®	●ヒューマログ®ミックス50注カート		15分未満	30分～4時間	18～24時間	
配合溶解	●ライゾデグ®配合注フレックスタッチ®			10～20分	1～3時間	42時間	❽

★は2024年9月に販売中止になります。

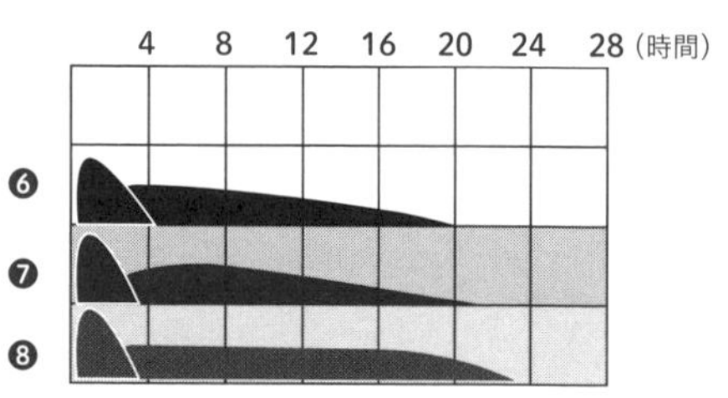

以上、インスリンを投与する前には、インスリン投与量と、作用時間を確認のうえ、投与してください。

文献
1）日本糖尿病療養指導士認定機構編著：糖尿病療養指導ガイドブック2023. メディカルレビュー社, 大阪, 2023:92-93.

血糖測定　注射のタイミング　糖尿病薬のタイミング

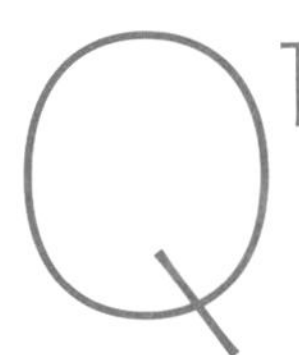

Q123

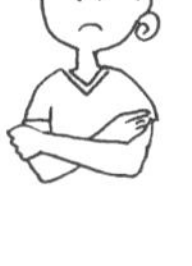

食前の血糖測定をし忘れて患者さんが食事をとってしまっていたら、その時点で血糖測定し、インスリンを打ったほうがいい？

食前の血糖降下薬を飲み忘れた場合は飲むべき？

答える人　医師（糖尿病・内分泌内科）元山宏華

- 患者さんが予定どおりの食事量を食べ終わっていた、もしくは食べ終わりそうなら、その時点で打ちましょう。血糖測定はその時点で測定してもいいですが、医師に食事を食べ始めてからの血糖値であることを必ず伝えましょう。
- 食前の血糖降下薬についても、患者さんがいつもの予定どおりの食事量を食べ終わっていた、もしくは食べる見込みなら、すぐに血糖降下薬を飲みましょう。

Link Q122, 124

医師は責任インスリンの考え方でインスリン量を決める

一部の病状不安定な患者さんを除いて、糖尿病患者さんの多くは朝昼夕の食事をおおむね完食している状況だと思います。このように定期的に食事をきちんと摂取できている糖尿病患者さんの血糖値をインスリン治療で安定させるために、糖尿病を治療する医師は「責任インスリンの考え方」でインスリン量を決定します。人間の体は、食事を摂取するとその食事量（主に摂取された糖質量）に見合った量のインスリンが素早く分泌され、血糖値が上昇するのを抑えます。その各々の食事によって上昇する血糖値に対して責任を担っているインスリンという意味で「責任インスリン」と言っています。

責任インスリンの考え方

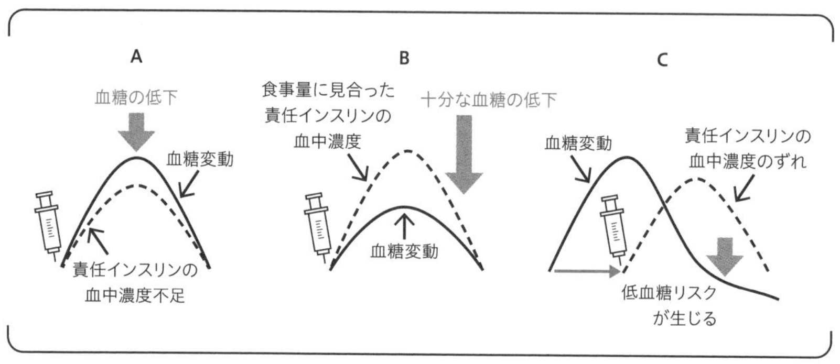

糖尿病を治療する医師は、ここ数日間のインスリン注射の効き具合から、「責任インスリンの量」を推定します（図 A・B）。決して毎度毎度の食前の血糖値で、毎度毎度インスリン量を決めているのではないのです。わかりやすく極端な言い方をすると、ひとたびその食事量に対する責任インスリンの量が決まって固定してしまえば、インスリンを注射するときに必ずしも毎回血糖測定しなくてもいいということになります。

この考え方が理解できれば、食前の血糖測定をし忘れて患者さんが食事を食べてしまっていたとき、その食事量に必要な責任インスリン（指示された固定注射のインスリン）をすぐに注射すれば、昨日と同様に血糖が推移すると見込めるので、「すぐに注射しましょう」という答えになります。その時点で血糖測定をしていなくてもインスリンの量には影響しません。ただし、食事開始直後の血糖値として参考にはなるため、血糖測定をして医師に「食事摂取後の血糖値である」ことを伝えるのがいいと思います。伝え忘れると次回からのインスリン量の推定に影響するので必ず食直後の血糖値と伝えてください。

食前血糖値の値をスライディングスケール（→Q124参照）に照らし合わせて、食前の固定注射に上乗せしてインスリン量を決定する指示が出ている場合は、食前血糖値が測定できなかった場合スライディングスケールが適応できません。この場合は指示された固定注射のインスリン量だけを注射して、スライディングスケールの上乗せぶんは「なし」としてください。

食事をすでに食べ終わってしまって、かなりの時間が経過している場合は、インスリンの作用時間と食後血糖上昇の時間がずれるので、その後の低血糖リスクが懸念されます。その場合は、インスリンを注射するかどうか医師に確認しましょう。

病状により食欲不振で「予定どおり食べられなさそうな場合」は、シックデイ対応となります。すぐには注射せず食事をどれくらい食べられたのかを確認してから、食べることのできた量に合わせてインスリンを減量して注射しましょう。

食前の血糖降下薬を飲み忘れた場合

食前の血糖降下薬にはグリニド薬とαグルコシダーゼ阻害薬があります。これらは食事を開始してから服用すると効果が減弱します。食事開始後でもまったく効かないというわけではないので、気づいたら、できるだけ早く服用しましょう。

文献
1）大西秋津，森保道：インスリン療法における基本的な考え方－責任インスリン方式とスライディング法．診断と治療 2009；97（2）：254-258．
2）檀原尚典，山本頼綱：入院患者の血糖コントロール：責任インスリンの考え方と「スライディングスケール」法．レジデントノート 2013；15（6）：1045-1052．

スライディングスケール　補正スケール　速効型インスリン

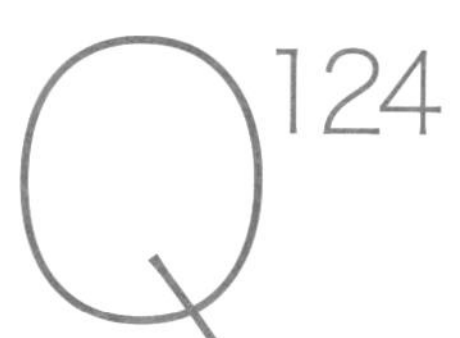

Q124 血糖測定指示が１日４件で、眠前のスライディングスケールで引っかかってヒューマリン®Rを打つ指示の場合、眠前でもヒューマリン®Rを打つの?

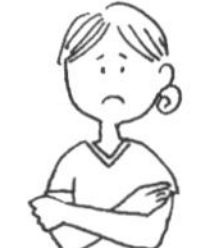

答える人 医師（糖尿病・内分泌内科）薬師寺洋介

●打ちます。ただ「打つ」と覚えるのではなく、指示の意味を把握するようにしましょう。

血糖値に合わせて（超）速効型インスリンを皮下注射する「スケール打ち」には、大きく分けて下記の２つがあります。

スライディングスケール

固定うちのインスリン量が設定されていない場合に、高血糖になった際に投与されるインスリンのスケールのこと。どのぐらいのインスリンが必要かわからない場合に採用されることがありますが、血糖が安定しないことが多いため、最近は一般的ではありません。

補正スケール

食事に合わせて固定量の（超）速効型インスリンを打つ場合や、１日１回または２回長時間持続型インスリンを打つ場合に補足として設定されるスケールのこと。予定していた固定うちの量で十分な血糖コントロールが得られなかった場合に、それを補うことが目的です。

Link Q122, 123

下記の 表 のように、スライディングスケールでは血糖値が100mg/dL以上であればインスリンを注射するという方法が一般的であり、補正スケールでは血糖値が200mg/dL以上であればインスリンを追加するということが多くなっています。

スライディングスケールの例

各食前　ヒューマリン®Rを血糖に合わせて下記のように注射

血糖（mg/dL）	～70	71～100	101～150	151～200	201～250	251～300	301～350	351～400	401～
インスリン（単位）	0	0	2	4	6	8	10	12	12

補正スケールの例

ヒューマリン®R　各食前　朝6単位 昼4単位 夕4単位に、血糖に合わせて下記を追加

血糖（mg/dL）	～70	71～100	101～150	151～200	201～250	251～300	301～350	351～400	401～
インスリン（単位）	−4	−2	0	0	+2	+3	+4	+5	+6

食事や経腸栄養がないタイミングでインスリンを打つの?

眠前に設定されているスケールは補正スケールであり、ある程度以上血糖値が高かった場合にそれを下げるために投与するものです。周術期や重症感染症など、一般的な急性期治療の際に推奨される血糖管理目標は140～180mg/dLとされており[1, 2]、インスリンスケールも注射しても低血糖にならない程度の指示になっているはずなので、指示どおりインスリンを注射してください。

そのほか、妊娠糖尿病や糖尿病合併妊娠の治療の際には、厳格な血糖管理が必要となる[3]ために眠前のスケールが非常に厳しく、低血糖をきたす可能性が高くなるので、スケール注射の2時間後に血糖を再検したり患者さんの様子を観察したりすることが推奨されます。患者さんの病態や治療目標を把握することができれば、眠前の補正スケールに対する恐怖心も自然となくなってくるのではないかと思います。

文献

1) NICE-SUGAR Study Investigators, Finfer S, Chittock DR, Su SY, et al. Intensive versus conventional glucose control in critically ill patients. *N Engl J Med* 2009; 360: 1283-1297.

2) 日本版敗血症診療ガイドライン2020特別委員会：日本版敗血症診療ガイドライン2020. 日本集中治療医学会雑誌 2021；28（Suppl）：S278-283.

3) 日本糖尿病学会編：糖尿病診療ガイドライン2019. 南江堂, 東京, 2019：283-304.

インスリン　末梢栄養輸液　配合変化

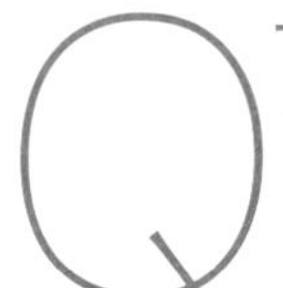

125

パレプラス®にヒューマリン®Rを混注しているとき、単独投与で他の薬剤をいくことに。パレプラス®を止めるとき、インスリンは別ルートからいく必要があるの？

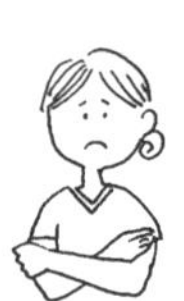

答える人　薬剤師 佐々木　剛

●パレプラス®に入っている糖質に対するインスリンのため、パレプラス®を止めた場合は別ルートからのインスリンの投与は必要ありません。

Link　Q57, 122

パレプラス®を止める時間が長くなった場合や、食事や経腸栄養など他の糖質が入る場合は、それらの糖分に対してインスリンの投与が必要な場合も考えられます。そのような場合は、主治医に確認しましょう。

インスリンは輸液に混合しないほうが正確に投与できる

末梢静脈栄養（PPN）ではブドウ糖５～10gに対して速効型インスリン１単位で計算します。

輸液バッグにインスリンを混注した場合、よく混和できていないとインスリン注入濃度が一定ではなく血糖が変動するので、しっかりと転倒混和しましょう。また輸液バッグにインスリンが吸着されるといわれており、糖濃度が高い中心静脈栄養（TPN）では多くのインスリンを添加する場合が多いため吸着の影響が少ないですが、特に末梢静脈栄養では、輸液の糖濃度が低いため、添加するインスリン量が少なく、吸着の影響が大きくなり、インスリン濃度の低下が生じやすいといわれており、期待した血糖低下が得られないことが予想されます。

以上のことよりパレプラス®やビーフリード®などの末梢静脈栄養輸液には、インスリンを直接混合するのではなく、輸液に混合しない投与方法（側管投与または皮下注）を選択したほうが正確な投与が可能になると考えられます。

またシリンジポンプでいく場合や皮下投与で投与する場合とで、血糖の変化が生じる可能性があるため、患者さんの血糖測定を厳密に行い、最適なインスリン量を設定する必要があります。

文献

1）熊谷岳文，木平孝高，藤村よしの，他：中心静脈栄養用輸液に混注されたインスリンの含量変化に関する検討．YAKUGAKU ZASSHI 2020；140（4）：577-584．
2）東海林徹，松山賢治監修：注射薬配合変化Q&A 第２版．じほう，東京，2013；111-114．

持続血糖測定器　皮下組織間質液中グルコース濃度　24時間血糖トレンド

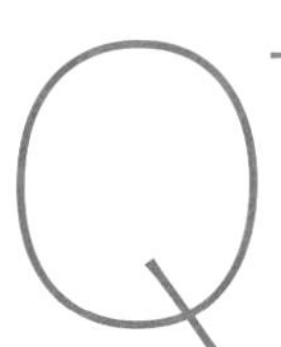

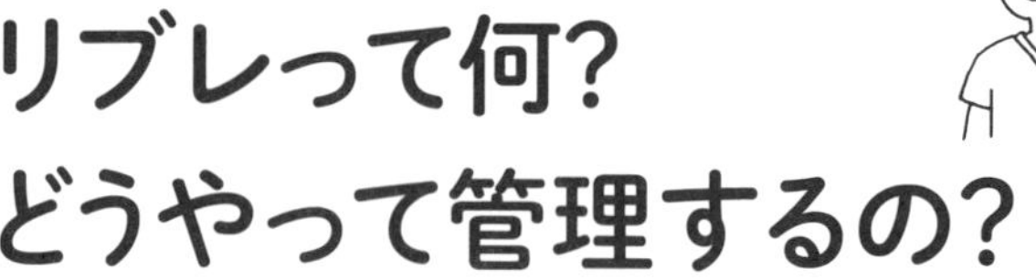

Q126 リブレって何？どうやって管理するの？

答える人 医師（栄養部／糖尿病・内分泌内科）福本まりこ

- 持続血糖モニターの１機種です。
- センサー装着部の皮下組織間質液中のグルコース濃度（おおよその血糖値に近い値）を連続的に測定する機械です。
- 上腕背側にセンサーを装着し、専用のリーダーやモバイル機器をかざすと、その画面にセンサーグルコース値（血糖値に近い値）が表示されます。
- ８時間ごとにスキャンすることで、24時間連続した血糖トレンドを最長２週間記録することが可能です。

本邦で使用可能な持続血糖モニターの特徴と適応

機種	FreeStyleリブレ	FreeStyleリブレ2	DexcomG6	ガーディアンコネクト
特徴	・上腕後側に装着 ・リーダーあるいはモバイル機器でセンサーをスキャンするとグルコース値が表示 ・最長14日使用可能 ・低or高グルコース値に対するアラート機能なし	・上腕後側に装着 ・モバイル機器のモニターに自動で送信表示（専用モニターは今後発売予定） ・最長14日使用可能 ・低or高グルコース値に対するアラート機能あり ・アラート機能on/off可能	・腹部に装着 ・専用モニターあるいはモバイル機器のモニターに自動で送信表示 ・最長10日使用可能 ・低or高グルコース値に対するアラート機能あり	・上腕、腹部、臀部に装着 ・モバイル機器のモニターに自動で送信表示 ・最長7日使用可能 ・低or高グルコース値に対するアラート機能あり
保険適用	病型にかかわらずインスリン製剤の自己注射を1日に1回以上行っている患者	病型にかかわらずインスリン製剤の自己注射を1日に1回以上行っている患者	病型にかかわらずインスリン製剤の自己注射を1日に1回以上行っている患者	・1型糖尿病患者 ・膵全摘後患者 ・内因性インスリン分泌欠乏（空腹時CPR<0.5ng/mL）の2型糖尿病患者 ただし施設要件あり

機器をかざすだけで血糖測定が可能

インスリンなどの注射製剤を使用している１型・２型糖尿病患者さんにおいて、従来は指尖穿刺による血糖自己測定（SMBG）を１日数回行っていただき、血糖コントロールを行っていました。しかし、SMBGではそのときの血糖値はわかりますが、穿刺していない時間帯の血糖値は不明のため、思わぬ高血糖や自覚していない低血糖を見逃していることもありました。

持続血糖モニターの１機種であるリブレを用いることにより、何度も指先を穿刺することもなく、専用リーダーやモバイル機種をかざすだけでそのときの血糖値に近い値を知ることができます。さらに８時間ごとにスキャンしておくことで、センサーに記録されたグルコース値のトレンドを24時間確認でき、夜間就寝中の低血糖がないかなども知ることができます。

別の持続血糖モニター機種では、低血糖や高血糖の際にアラームで知らせてくれるものもあります*。低血糖による自動車事故の報道など過去にありましたが、これらの機種を使用することでそのようなことを未然に防ぐことも可能と考えられます。

＊使用可能対象者がリブレ使用可能対象者とは異なる部分があります。

入院中は指尖穿刺による血糖測定が原則

しかし、測定しているグルコース値はあくまで皮下組織間質液中のグルコース濃度であり、正確な血糖値ではなく、SMBGよりも誤差が大きい場合があるため、注意が必要です。血糖値と皮下組織間質液中のグルコース濃度は強く相関がありますが、５～10分程度のタイムラグがあると報告されています[1]。そのため、食後やインスリン投与後、運動後など血糖変動が大きいタイミングでは誤差が大きくなります。リブレの値を信用しすぎることなく、思わぬ高グルコース値や低グルコース値が表示された際にはSMBGによる確認が大切です。入院中の患者さんの血糖測定は指尖穿刺による測定が原則です。

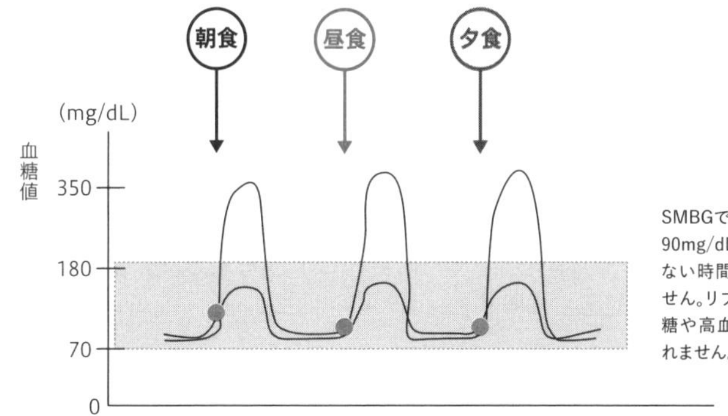

SMBGで各食前血糖値80～90mg/dLとよさそうでも、測らない時間帯の推移はわかりません。リブレだと、思わぬ低血糖や高血糖が見つかるかもしれません。

12
糖尿病のギモン

文献

1）Rebin K, Steil GM. Can interstitial glucose assessment replace blood glucose measurements? *Diabetes Technol Ther* 2000; 2: 461-472.

応用カーボカウント　糖質インスリン比　インスリン効果値

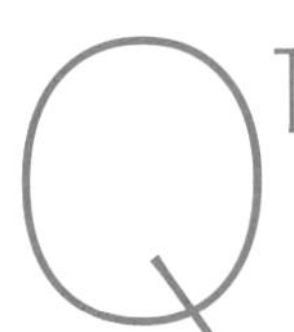

Q127 カーボカウントって何？どうするの？

答える人 医師（糖尿病・内分泌内科）薬師寺洋介

●**糖質≒炭水化物（Carbohydrate）の量を数えて（Counting）、それに応じた（超）速効型インスリンを注射するインスリンの調整方法のことです。**

カーボカウントとは

１型糖尿病や膵全摘出後の患者さんなどのように、膵臓からのインスリン分泌がほぼ枯渇しているような場合は、生命維持のために必要な基礎インスリンとして持効型インスリンを１日１～２回注射し、食事による血糖上昇を抑えるために各食（直）前に（超）速効型インスリンを注射するという強化インスリン療法が基本の治療となります。このうち、基礎インスリンの量は絶食中に血糖が横ばいとなる量として決めることができますが、（超）速効型インスリンの量は食事の内容により異なってしまいます。その際に用いられるインスリンの調節方法がカーボカウントです。

食事による血糖上昇のしかたは食事の内容により異なります。なかでも炭水化物、とりわけ糖質は消化吸収されてから食後血糖値に反映されるまでの時間が２時間以内であることが知られており、このことから食事に含まれる糖質の量を計算し、その量に合わせた（超）速効型インスリンを注射することで食後の血糖値を良好にコントロールすることが期待できるのです。

タンパク質や脂質は食後数時間してから遅れて血糖を上昇させるのですが、それに対しては次の食前や寝る前などに血糖値を測定し、目標とする血糖値と比べてどの程度高い/低いかを確認して、それに合わせて注射する（超）速効型インスリン量を増減することで対応します。

「基礎カーボカウント」と「応用カーボカウント」の2種類がある

基礎カーボカウントは、毎食ごとの糖質摂取量を一定にして、それに合わせた（超）速効型インスリンの単位数を決定することで、血糖の安定が期待できますが、そのぶん食事の自由が利かなくなってしまいます。

これに対して応用カーボカウントは、糖質摂取量の変化に合わせて(超)速効型インスリンの単位数を変化させることで、食事内容が変わっても血糖の変動を抑えることが期待できるのです。応用カーボカウントは通常の食事療法に比べ、低血糖や体重増加のリスクなくHbA1cを有意に低下させるとされ[1,2]、1型糖尿病患者さんでは食事療法の主流となっています。しかし、計算が煩雑で、食事に含まれる糖質量を推定するにはある程度の訓練が必要なので、まずは基礎カーボカウントをしっかりと学んだ後で応用カーボカウントに取り組むように指導すべきです。

カーボカウントの実際

実際にカーボカウントを行っている患者さんでは、インスリン量調節のために下記のような指示が出ていることが一般的です。

①糖質インスリン比　**糖質何gに対して(超)速効型インスリンを1単位とするか**
10g/1単位前後になることが一般的。

②インスリン効果値　**1単位の(超)速効型インスリンで血糖をどれだけ低下させられるか**
1日の合計インスリン量から推算されます。

③目標血糖値　**カーボカウントによるインスリン調整の結果、めざす血糖値**
100～150mg/dL程度が一般的ですが、症例によりまちまち。

これらをふまえて、各食前に注射するインスリン量は下記のように計算されます。

注射するインスリン量＝(食事の糖質量÷糖質インスリン比)＋(現在の血糖値－目標血糖値)÷インスリン効果値

例　糖質インスリン比が10g/1単位、インスリン効果値が50mg/dL/1単位、目標血糖値が100mg/dLの患者さんが、食前血糖が205mg/dLで糖質90gの食事を食べる場合

注射するインスリン量＝(90÷10)＋(205－100)÷50＝9＋2.1≒11(単位)

実際に指示が出ている場合は、栄養師に食事の糖質量を事前に聞いておくなどして、患者さん自身が計算したインスリン量が間違っていないか確認しましょう。

文献

1) DAFNE study group. Training in flexible, intensive insulin management to enable dietary freedom in people with type 1 diabetes: dose adjustment for normal eating (DAFNE) randomised controlled trial. *BMJ* 2002; 325: 746.

2) Schmidt S, Schelde B, Nørgaard K. Effects of advanced carbohydrate counting in patients with type 1 diabetes: a systematic review. *Diabet Med* 2014; 31: 886-896.

13章

透析のギモン

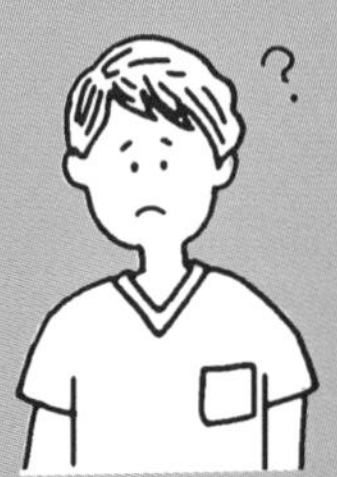

透析に関する疑問は、想像よりも多く寄せられました。
日本の透析患者数は約35万人で年々増加しており、透析患者さんをみる機会も増えています。
透析を専門に扱う部署以外では学ぶ機会はあまりなく、苦手に感じている看護師も多いようです。　（久保健太郎）

カリウム除去　分子量　ダイアライザー

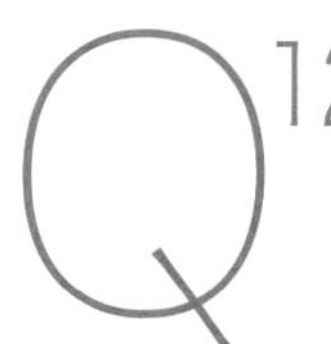

Q128 輸血や抗生剤を透析室で投与してもらうことがあるのはなぜ？どうやって投与しているの？

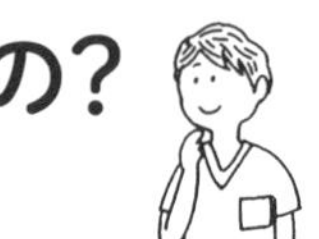

答える人　看護師（婦人科、腫瘍内科、呼吸器内科・外科、消化器外科病棟）小林奈央

- ルート確保に伴う患者さんの負担を軽減するためです。
- 透析回路や穿刺針に接続して投与します。

血液透析患者さんが輸血をする際は、通常血液製剤の中に含まれるカリウムを除去する必要があります。透析時以外に投与する場合、点滴ルートを確保しカリウム除去フィルターを使用して投与しますが、透析中であれば透析回路の脱血側に接続することで、ダイアライザーで濾過して同時に投与することができます。

抗生剤については薬剤にもよりますが、透析前に実施すると透析中に薬剤が除去されてしまう可能性があります。一般的に薬剤の分子量が大きいものはダイアライザーを通過しないため除去されることはありませんが、ダイアライザーの種類や血流量、患者さんの残腎機能などさまざまな要因により、抗生剤の除去率が異なります。医師の指示のもと、透析終了後に抗生剤を投与することが一般的です。

バンコマイシンは分子量が大きいため透析では除去されないといわれており、当院ではバンコマイシンのみ透析終了１時間前から透析回路の返血側に接続し投与しています。その他の抗生剤に関しては、透析終了後に返血側の穿刺針を利用して投与し、抗生剤終了後に抜針します。

透析患者さんはシャント肢でのルート確保が禁忌であり、またミネラルの代謝バランス異常から血管が石灰化しやすく、硬くもろいことが特徴として挙げられるため、ルート確保が困難な場合が多いです。透析中に投与することで、ルート確保が不要となります。

逆に、すでにルート確保している患者さんのバンコマイシン以外の抗生剤投与は、透析滞在時間が延長されることから、病棟に帰室後投与することが望ましいといえます。

文献
1）黒川清監修，斎藤明編：透析ケア最新マニュアル 改訂２版．医学芸術新社，東京，2009．

シャント　採血部位　禁忌

Q129 透析の患者さんで、非シャント側から持続点滴をしている場合の採血部位は?

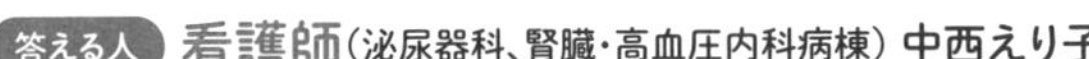

答える人 看護師(泌尿器科、腎臓・高血圧内科病棟) 中西えり子

- 採血は原則、非シャント側から行います。
- 採血部位が点滴刺入部から15cm離れていれば、点滴の影響は受けないという報告もあります。実際は、院内の基準や医師の指示を確認して実施する必要があります。

シャント肢で採血を行うと、容易に止血ができず、穿刺部からの感染のリスクも高まります。また、採血時の駆血によりシャントの血流が悪くなるため、採血は非シャント側で行うことが原則になります。また、末梢静脈ラインからの輸液中の四肢から採血を行うと、検査値に影響する可能性があります。日本医療機能評価機構の医療安全情報[1)]でも、持続点滴側から採血を実施したため、検査値に影響があり、患者さんに本来行う必要のない治療を実施した事例が報告されています。

非シャント側から採血できない場合

これらの理由から、シャント造設をしている患者さんで、非シャント肢から持続点滴をしている場合、両上肢からの採血ができないため、やむを得ず下肢から採血を実施することがあります。下肢からの採血は上肢に比べて疼痛が強く、また血栓形成を生じるリスクがあることから、臨床検査のガイドラインでは「避けるべきだが、医師の許可があれば穿刺可能な場合あり」とされて記載されています[2)]。

小池らの研究[3)]では、駆血する部位が点滴刺入部と採血部位の間で、採血部位が点滴の刺入部より15cm離れていれば、血液データは点滴の影響を受けないという報告もあります。しかし採血を実施する際には、さまざまなことを加味して、部位を決定することが必要です。院内の基準や医師の指示を確認し、患者さんにとって安全で安楽な採血を実施できるよう心がけることが必要です。

文献

1)日本医療機能評価機構HP:No.126 輸液中の四肢からの採血. 医療事故情報収集等事業, 医療安全情報, 2017. https://www.med-safe.jp/pdf/med-safe_126.pdf(2023.6.23アクセス)
2)日本臨床検査医学会ガイドライン作成委員会編:臨床検査のガイドラインJSLM2021. 日本臨床検査医学会, 2021:12. https://www.jslm.org/books/guideline/2021/GL2021_03.pdf(2023. 6.23アクセス)
3)小池祥太郎, 武田利明:輸液中における適切な採血部位の選択に関する基礎研究. 日本看護技術学会誌 2015;14(3):223-230.

Link Q8

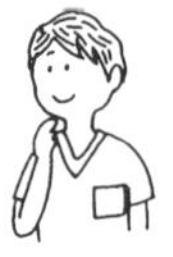

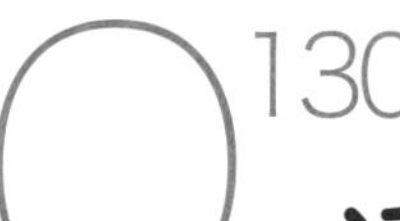

Q130 透析シャント穿刺前のテープ（局所麻酔薬）はいつ、どこに貼ったらいいの？わからないときはどうしたらいい？

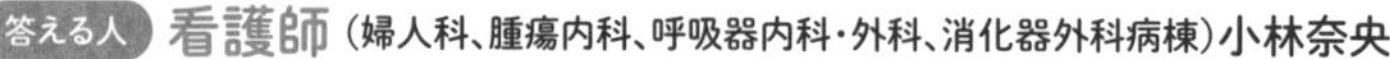

答える人　看護師（婦人科、腫瘍内科、呼吸器内科・外科、消化器外科病棟）小林奈央

- ２か所の穿刺部位に、当院では約２時間前に貼付するよう指導しています。
- わからない場合は医師に確認してください。

脱血側と返血側の2か所に貼付する

血液透析では、血液を体の外に引き出すための脱血側と、老廃物と余分な水分が除去されたきれいな血液を体内に戻すための返血側の２か所の穿刺が必要になります。透析用で用いられる針は16〜17Gと太く、穿刺時の苦痛が大きいです。

穿刺前の貼付用麻酔薬として、当院ではリドカインテープを用いており、テープを使用することで皮膚表面の穿刺時の痛みを緩和することができます。脱血側と返血側の２か所に、血管に沿って貼付します。

自己血管内シャントの場合

脱血側は吻合部より離れたところで太く直線的な血管を選択します。吻合部が手首にある場合は吻合部から8～10cm、肘部にある場合は2～3cm離すとよいです。返血側は再循環することのない血管を選択します。脱血側と同じ血管である場合は脱血部位より5cm以上中枢側、もしくは脱血側と流れの異なる血管を選択します。

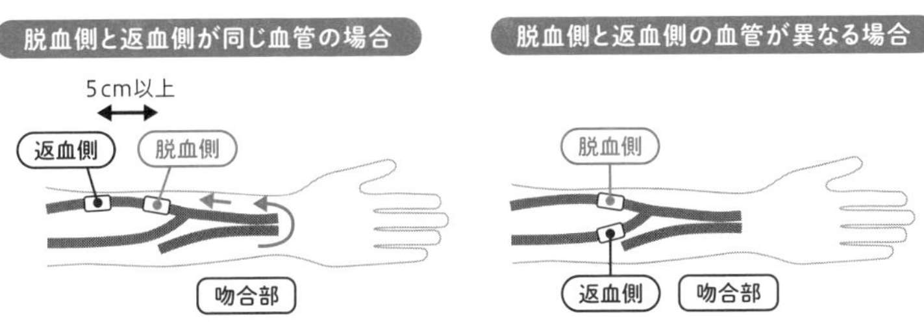

人工血管内シャントの場合

ループ型では脱血側は動脈側吻合部から5cm以上離れた直線部、返血側は脱血側からループを越え5cm以上離れた直線部を選択し、ストレート型では再循環を防ぐために脱血側と返血側を5cm以上間隔をあけたところを選択します。

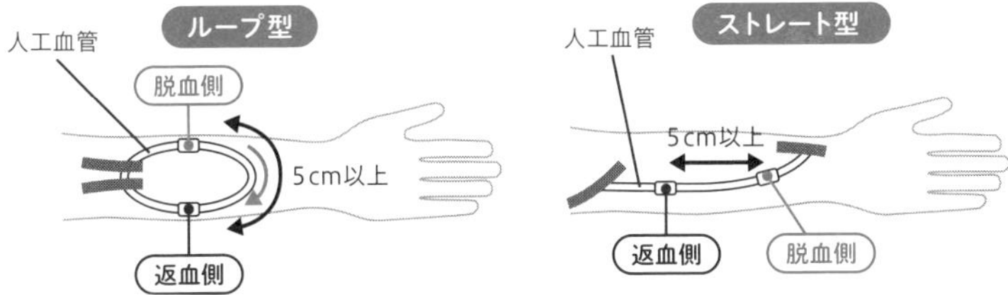

リドカインテープの添付文書には穿刺予定部位に約30分間貼付するとありますが、実際に効果がある貼付時間には個人差があり、テープかぶれに注意しながら少しずつ貼付時間を調整するなどして自分の最適な時間を確認している患者さんもいます。当院では最初は約2時間前に貼付するよう指導しています。貼付前は皮膚を清潔にしてから、しわにならないようにしっかり貼付します。

わからない場合、前回の穿刺跡があればその血管に貼付したり、本人に穿刺場所を確認する方法もあります。また、透析室看護師に次回穿刺部位をマーキングしてもらうよう依頼してください。

文献
1）黒川清監修，斎藤明編：透析ケア最新マニュアル 改訂2版．医学芸術新社，東京，2009．
2）小澤潔監修，萩原千鶴子編：はじめての透析看護－カラービジュアルで見てわかる！メディカ出版，大阪．2013．
3）水口潤監修，土田健司編：透析スタッフのためのバスキュラーアクセスQ&A－適切管理とトラブル対処．南江堂，東京，2012．

閉塞予防 血栓 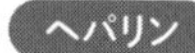
ヘパリン

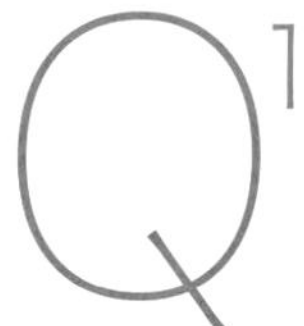

Q131

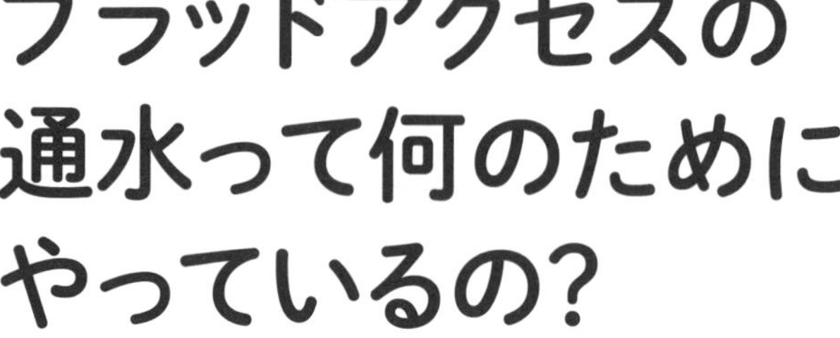

ブラッドアクセスの通水って何のためにやっているの? 根拠はあるの? どうやってやるのが正しい方法?

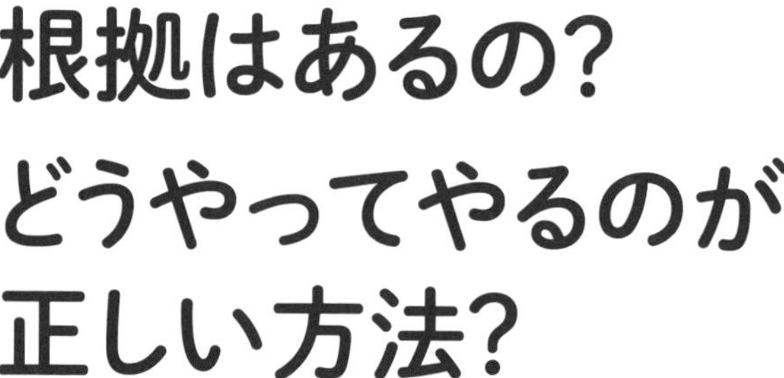

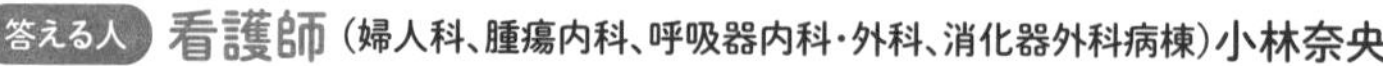

答える人 看護師(婦人科、腫瘍内科、呼吸器内科・外科、消化器外科病棟)小林奈央

- カテーテルの閉塞予防のためです。
- 明確な規定はないため、各施設や各診療科・医師によって異なるのが現状です。

ブラッドアクセスのカテーテルトラブルの１つに閉塞があります。カテーテル内腔での血栓形成やフィブリンシースの形成により、カテーテル内腔が閉塞することで血液透析の脱血・返血ができなくなります。そのため、通水といってカテーテル内腔をヘパリンで充填させる必要があります。

Link Q48

カテーテル管理が必要

ブラッドアクセスカテーテルは、透析を行うために血液を脱血・返血する役割があります。カテーテル内腔が広いため、中心静脈カテーテルよりも容易に血液を回収することが可能ですが、そのぶん血液や血栓による閉塞のリスクが中心静脈カテーテルより高いと考えます。

閉塞してしまうと、再度ブラッドアクセスカテーテルを挿入し直す必要があり、患者さんに負担と苦痛を与えることになります。そうならないために、カテーテルの管理が必要です。

各施設での規定を確認する

ガイドラインによると、ヘパリン通水は閉塞予防の観点からは非透析日にも実施することが望ましいとされていますが、感染予防の観点からは透析日のみの実施が望ましいともされています。そのため、各施設で医師の指示のもと対応する必要があります。施設によっては医師が実施するところもあるため、規定を確認してください。

ヘパリン量も各施設によって異なりますが、当院ではヘパリンNaロック用1000単位/10mLを使用し、非透析日に基本的には医師によって通水しています。

通水方法

①手洗いまたは擦式手指消毒後、ディスポーザブル手袋を装着する。
②カテーテルの先端をアルコール綿で消毒し、空シリンジで血液を5mL程度吸引し、その血液をガーゼの上に廃棄し血栓の有無を確認する。
③カテーテル内腔容量に見合った量でカテーテル内腔をヘパリンで充填させる。
④脱血側・返血側ともに実施する。
⑤カテーテル先端が不潔にならないようにガーゼで包み固定する。

※血液が回収できない場合は無理に吸引しない。ヘパリンを通してみて閉塞の有無を確認することもあるが、抵抗がある場合は通水しない。

文献
1）黒川清監修，斎藤明編：透析ケア最新マニュアル 改訂2版．医学芸術新社，東京，2009：49．
2）日本透析医学会：慢性血液透析用バスキュラーアクセスの作製および修復に関するガイドライン 第5章．透析学会誌 2005；38(9)：1512-1516．

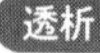

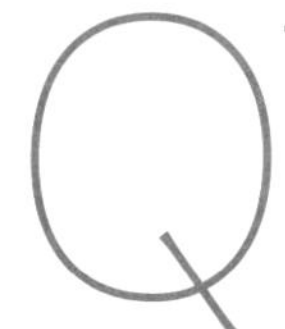

Q132 透析患者さんのTPNはなぜハイカリックとネオアミユー®? エルネオパ®などはだめ?

答える人　薬剤師 佐々木　剛

- 患者さんの状態にもよりますが、電解質異常やBUN(尿素窒素)などに注意して一般用アミノ酸輸液製剤や、エルネオパ®などのアミノ酸と糖を含む一般用のキット輸液製剤も使用可能です。

ハイカリックは、電解質、糖質のみが含まれる高カロリー基本液で、投与するにあたり、アミノ酸輸液製剤、ビタミン、微量元素などを混合する必要があります。

ネオアミユー®は、腎不全用のアミノ酸輸液製剤で、腎不全、特に透析導入前の保存期腎不全患者さんにおける末梢静脈栄養および中心静脈栄養で用いられます。アミノ酸輸液製剤は肝不全用など病態別の製剤があり、病態に応じたアミノ酸が配合されており、病態に応じて使い分けをします。

患者さんの状態に応じた輸液製剤を使用する

基本はアミノ酸製剤単体で使用することはなく、ハイカリックなどの電解質、糖質などと合わせて使用します。エルネオパ®は中心静脈栄養（TPN）用キット製品（糖・電解質・アミノ酸・総合ビタミン・微量元素）で、脂肪以外の必要な栄養、電解質などが配合されており、混合調製が不要で、入れ忘れ、混合時の衛生管理などでメリットは大きいですが、中身の調整ができないため（成分別で抜くことができない。アミノ酸製剤や電解質を加えることは可能）、電解質異常患者さんや、腎不全患者さんでタンパク質の減量などが必要なときに対応が難しい場合があります。

残存腎機能や電解質の状況にもよりますが、エルネオパ®などのアミノ酸と糖を含む一般用のキット輸液製剤でも可能です。ただし電解質やBUN添付文書にも、「重篤な腎障害のある患者又は高窒素血症の患者は禁忌」となっていますが、透析患者は除くとなっています。

エルネオパ®は電解質が通常腎機能の患者さんに合わせた設定となっており、電解質を抜くことができないため、カリウムやリンが高値の患者さんには使用できません。その場合は、ハイカリックRFなどのベース輸液を使用し、アミノ酸製剤、総合ビタミン、微量元素などを加え電解質も患者さんの状態に応じたものを添加した輸液を使用します。エルネオパ®などのワンバッグ製剤は便利ですが、個別に栄養や電解質などを調整できないことがあります。

また１回の透析で８～12gのアミノ酸が喪失しますので、それ応じたタンパクの補充（１～1.2g/kg/day）を考慮する必要があります。ネオアミユー®は保存期の慢性腎臓病（chronic kidney disease：CKD）患者用につくられているため、濃度が薄く、透析患者さんには十分なアミノ酸を補給できないため、サルコペニアやフレイルを合併した患者さんでは通常の10％の総合アミノ酸製剤を使用したほうが多くのアミノ酸が補給できます。

文献
1）日本静脈経腸栄養学会編：静脈経腸栄養ガイドライン 第3版．照林社，東京，2013：258-267．

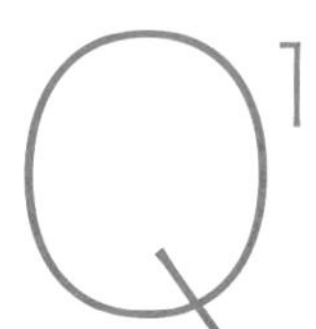

Q133 閉塞したシャント肢での血圧測定、採血などの処置はしてもいい？

答える人 医師（腎移植・透析部）浅井利大

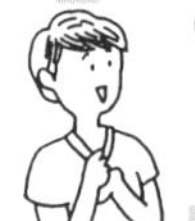

●基本OKですが、例外もあることを知っておいてください。

閉塞シャントについて

血液透析（HD）の際に、治療を行うために十分な血流を確保する目的で使用される血管・カテーテルをバスキュラーアクセス（VA）といいます。その中で最も多いのが内シャント（AVF）であり、主に手関節、母指の付け根の解剖学的嗅ぎタバコ入れや肘下などで動静脈瘻が作成されます。AVFが自然閉塞していたり、腎移植後などでHDが不要となり、手術で閉鎖することがあります。

これらの閉塞シャントはHDには使用することができません。HD継続のためには、閉塞シャントの中枢側や、対側の腕に新たにAVFを作り直したり、人工血管（AVG）やカテーテルの留置が必要です。このように閉塞シャント自体はVA機能を喪失しているため、血圧測定や採血などの処置を行うことはまったく問題ありません。

例外的なケース

閉塞して日にちが経過していない場合（概ね１か月以内）は、経皮的シャント拡張術・血栓除去術（PTA、VAIVT）により血流再開、VA機能の回復を試みることがあります。採血で血管を傷つけたり、ルート確保をすると手術の妨げとなることがあるため、医師に確認してください。また、閉塞の原因が血栓による場合は、その血栓が静脈内に伸びていて、採血できないこともあります。

血圧測定は、機能している（閉塞していない）シャント肢においても禁忌ではありません。

Link Q130

透析メニュー　医師の指示　治療内容

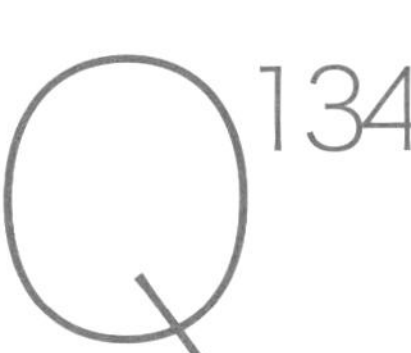

腹膜透析の患者さんが入院してきた場合の管理はどうしたらいい？

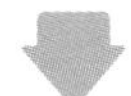

答える人　看護師（婦人科、腫瘍内科、呼吸器内科・外科、消化器外科病棟）小林奈央

● まずは透析メニューを確認し、医師の指示を仰いでください。

治療内容によって方法が異なる

自宅での腹膜透析メニューがどのようなものか、何の透析液を何時に注排液していたのか確認します。腹膜透析を１日数回行うCAPD（持続携行式腹膜透析）であったか、自動腹膜灌流装置を使用して夜間就寝中に自動的に透析液を交換するAPD（自動腹膜透析）であったかを把握しておき、医師に透析メニューの指示を確認します。疾患や治療内容によっては、血液透析に変更することもあります。

医師の指示に従い、必要な透析液を準備します。

実際の腹膜透析の方法は、CAPDかAPDか、また使用する機械の種類によってなどで異なりますが、大まかに下記の手順で実施します。方法でわからない場合や困ったときは、泌尿器科看護師に確認するか、業者のコールセンターに電話すると詳しく教えてくれます。

CAPDの手順

①腹部から出ているカテーテルと透析液バッグを清潔操作で接続する。
②空の排液バッグのクランプを開放し、腹腔内にたまっている液を完全に排液する。
③排液量を測定する。
④新しい透析液を吊り下げ、落差を利用して腹腔内に注液する（注液時にエアーが入らないように注意する）。
⑤完全に注液できたら、透析液バッグをカテーテルから除去する。
⑥注液していた量と排液量の誤差を計算し記録する。

腹膜透析中は清潔操作を徹底し、排液不良や排液異常がある場合、医師に報告してください。排液混濁や腹痛・発熱がある場合、腹膜炎の可能性もあるため注意が必要です。

Link Q135

イコデキストリン　持続携行式腹膜透析（CAPD）　自動腹膜透析（APD）

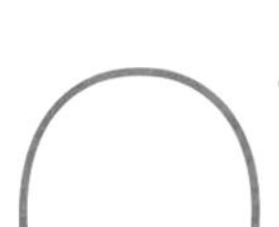

135

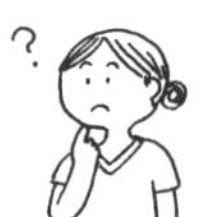

腹膜透析の日中に使用する透析液と眠前に使用する透析液の2種類があるのはなぜ?

答える人 医師（腎移植・透析部）浅井利大

- 眠前に使うものは長時間に及ぶため、透析液を変更しています。

透析液には種類がある

腹膜透析の透析液は、除水のための浸透圧物質であるブドウ糖濃度の違いや、Ca濃度の違い、バッグ交換の際の接続方法の違い、メーカーによる違いがあり、2種類だけではありません。しかし、質問にあるのは、浸透圧物質としてブドウ糖を使用している透析液と、トウモロコシデンプン由来のグルコースポリマーである、イコデキストリンを用いている透析液を指しているものと思われます。

Link Q134

長時間貯留での除水はイコデキストリンが第一選択

眠前の使用、すなわち夜間の貯留は長時間になることが多いですが、時間の経過とともに透析液中のブドウ糖が血中に吸収され、浸透圧格差が消失することで十分に除水できないことがあります。このような場合、かつては高濃度のブドウ糖透析液が使われましたが、長期使用により腹膜組織を傷害し、被嚢性腹膜硬化症をきたすリスクや、糖・脂質代謝への悪影響が危惧されていました。イコデキストリンを浸透圧物質とした腹膜透析液が開発され、長時間貯留においてブドウ糖透析液よりも有意に高い除水量が得られるようになったため、長時間貯留で除水も行いたい場合には、現在ではイコデキストリン透析液が第一選択となっています。

腹膜透析は日中に3～4回バッグ交換を行うCAPD(持続携行式腹膜透析)だけでなく、夜間機械を用いて4～5回自動注排液を行うAPD(自動腹膜透析)、APDに加えて日中も透析液貯留を行うCCPD(持続周期的腹膜透析)があります。CCPDの場合には、日中の貯留時間が長くなるため、眠前ではなく、朝一番にエクストラニールを貯留し、夜のAPDが始まる前に排液することになります。

イコデキストリン腹膜透析液とブドウ糖含有腹膜透析液の除水カーブ

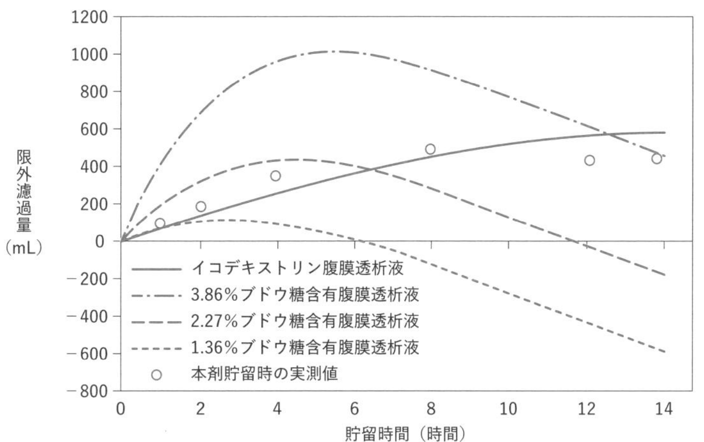

バクスター株式会社：エクストラニール添付文書(JLRMEX-SID009)より転載

文献
1) Ho-Dac-Pannekeet MM, Schouten N, Langendijk MJ, et al. Peritoneal transport characteristics with glucose polymer based dialysate. *Kidney Int* 1996; 50: 979-986.

14章

緩和ケアのギモン

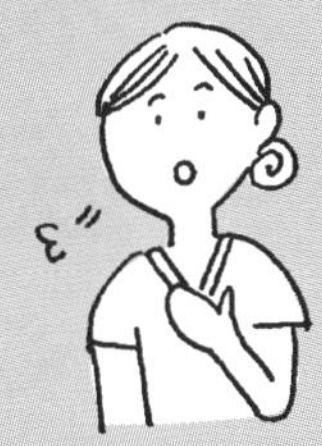

「終末期のどのタイミングで家族を呼べはいいの？」
「ACPで患者さんの話を引き出すにはどうしたらいい？」など
は、私も病棟で働いていたときはすごく悩みました。
同じように悩んでいる看護師は多いことがわかりました。

（久保健太郎）

看取り方 家族の希望 タイミング

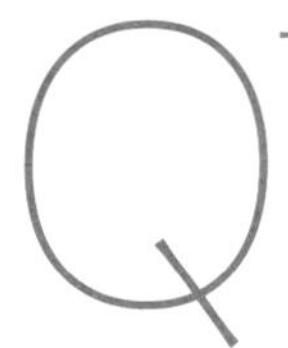

Q136 終末期の患者さんの家族はどのタイミングで呼べばいいの？

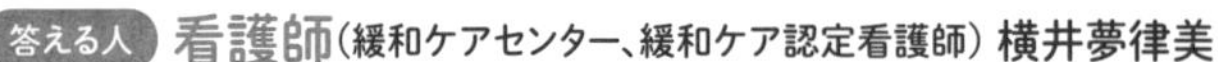

答える人 看護師（緩和ケアセンター、緩和ケア認定看護師） 横井夢律美

● 家族の数だけ、看取り方の希望があります。希望を伺い、備えておくこと、そして最期まで尊厳ある対応を続けることが、よい看取りにつながります。

人の死はどこを指すのか

大切な人が亡くなるときそばに居合わせなかった場合、「一人で逝かせてしまった」と後ろめたさや自責の念を話される家族をしばしばお見受けします。しかし病院でも家でも24時間体制で誰かが患者さんのそばから一時も目を離さず過ごし続けることは困難といえます。

医師が死亡確認する際、一般的には、呼吸停止、心拍停止、瞳孔散大・対光反射の消失を確認することが多いです。しかし、この時間はあくまでも死亡確認をする時間であって、患者さんが死亡した時間ではありません。多くの人は、徐々に呼吸や心臓が止まっていきます。人の死は「点」ではなく「線」でつながっています。その視点を共有し、看取り方について家族と話し合ってみてはいかがでしょうか。

家族を呼ぶタイミングは家族の数だけある

人はそれぞれ価値観をもっています。それは大切な人の看取り方も同じです。例えば、入院前に患者さんとたくさん話し合い、ある程度、別れの準備はできたと考えている家族がいれば、何が何でも亡くなるその時まで患者さんのそばにいたいと思っている家族もいます。また私たちにできることとして、お看取りの場には誰が一緒にいることを想定されているのか伺っておくことも大切ですし、宗教上や国柄によって死や看取りのとらえ方が異なることも想定し希望を伺っておく必要もあります。その家族のもつ死への価値観や看取り方を伺い、医療者ができうる対応を家族と擦り合わせておくことが、残される家族にとってよい看取りにつながります。

具体的にはどんなことを家族と話し合っておくといい？

おつらいかもしれませんが、
大切なことだと思いますので、
少しお話させてください

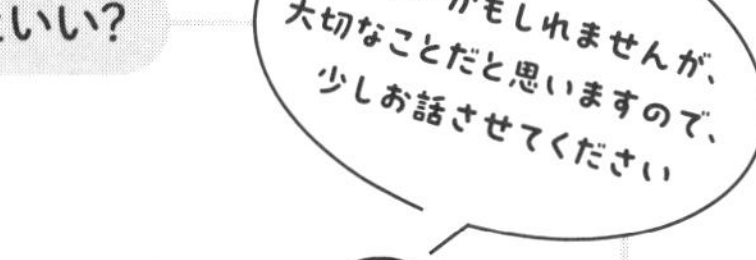

- 少しでも亡くなる可能性の徴候があれば連絡を入れたほうがよいか
- 明らかな呼吸数の低下やモニター上の変化があれば連絡を入れるとよいか
- （遠方や何度も向かうことが困難な場合など）死亡が確認されてから連絡を入れたほうがよいか

など

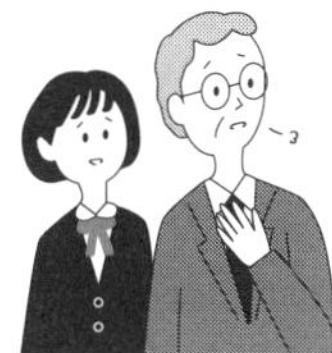

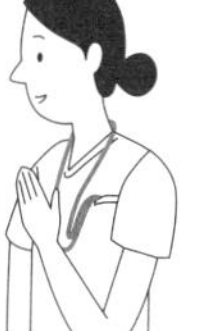

予後予測はチームで行う

生命予後が短くなっている患者さんには特徴的な身体的変化がみられます 表 。毎日患者さんの身体に触れ、観察している看護師は特にその変化に気づく機会が多いと思います。その変化をチームや家族と共有し、よい最期が迎えられるように準備していきましょう。

身体的変化の観察ポイント

生命予後が日にち単位

①食事をしなくなり、水分をごく少量のみ摂るようになる	⑥頻脈になったり、あるいは徐脈になったりする
②尿量が減少する	⑦発熱があり、解熱しないことがある
③排泄が困難になり、床上での排泄になる	⑧喘鳴が出現する
④強い全身倦怠感が持続する	⑨せん妄が出現する
⑤血圧が低下する	⑩傾眠状態になる

長澤昌子：臨死期患者の身体的変化と家族を呼ぶタイミング．岩崎紀久子，酒井由香，中尾正寿編，一般病棟でもできる！終末期がん患者の緩和ケア 第3版，日本看護協会出版会，東京，2014：192．より引用

生命予後が時間単位

①水分をとることも困難になる	⑤手足が冷たくなる
②尿・便失禁がみられる	⑥爪床や口唇にチアノーゼが出現する
③血圧がさらに低下する(測定不能になる)	⑦努力呼吸や下顎呼吸になったり、呼吸リズムが不規則になる
④脈拍の緊張が弱くなり、触れなくなる	⑧昏睡状態になる

長澤昌子:臨死期患者の身体的変化と家族を呼ぶタイミング. 岩崎紀久子, 酒井由香, 中尾正寿編, 一般病棟でもできる!終末期がん患者の緩和ケア 第3版, 日本看護協会出版会, 東京, 2014:193. より引用

ていねいに対応する

患者さんを1人で逝かせたくないと付き添いを続けていた家族がいったん帰宅している最中、患者さんの呼吸が低下し、あわてて家族を呼び戻すといった経験はありませんか? 予後予測をチームや家族と行っていても、実際そのようなこともあります。

ここで大切なことは、まずは医療者があわてすぎないこと、そして家族が希望していた看取りに近づけるよう配慮を続けることです。家族は心づもりをしていたとしても、やはり医療者からの連絡に少なからず動揺します。

家族に連絡をする際、医療者は落ち着いたトーンで、①状態が悪くなっていること、②焦らず気をつけてお越しいただくようにお伝えすることが大切です。

すでに呼吸が止まっているように見えても、人の死は「線」で続いています。家族が抱く「間に合わなかった」は、医療者の言葉で意味づけられることがあります。家族が到着した際はお部屋へご案内し、「ご家族が来てくれましたよ」と患者さんに声をかけながら、家族が患者さんに近づけるように配慮しましょう。

死亡確認を行う前には必ず、タイミングを見計らい、来る予定の方がそろっているかを家族に確認する配慮も大切です。

それでも間に合わなかったと感じている場合、どう言葉をかければよい?

気にかけてもらえている、ちゃんと看てくれていると感じられるケアを

「そばにいても気づかないくらい静かでしたよ。きっと苦しくもなかったと思います。」
「ご家族に心配かけたくないと、きっと自分で逝く時間を選ばれたんでしょうね。」

文献
1)長澤昌子:臨床期患者の身体的変化と家族を呼ぶタイミング. 岩崎紀久子, 酒井由香, 中尾正寿編, 一般病棟でもできる!終末期がん患者の緩和ケア 第3版, 日本看護協会出版会, 東京, 2014:192-193.
2)森田達也, 白土明美:エビデンスからわかる患者と家族に届く緩和ケア. 医学書院, 東京, 2016:133.
3)広瀬寛子:悲嘆とグリーフケア. 医学書院, 東京, 2013.

関心をよせる　聴く　繰り返す

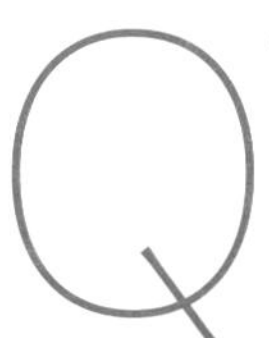

Q137 ACPで患者さんの話を引き出すにはどうしたらいい?

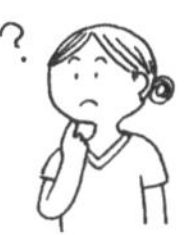

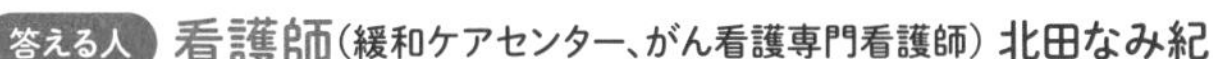

答える人 看護師(緩和ケアセンター、がん看護専門看護師) 北田なみ紀

- アドバンス・ケア・プランニング(ACP)において患者さんと話すときは、患者さんの「今の」気持ちに寄り添ったコミュニケーションが大切です。そのときどきの気持ちに寄り添う姿勢を心がけましょう。

患者さんの感情を受け止め理解したいと考え、患者さんのそばに行き話を聴きくという、この寄り添うコミュニケーションによって、患者さんは「受け止めてもらえた」と感じ話しやすくなります。

ここでは、寄り添うコミュニケーションで大切なスキル「Ask-Tell-Ask」「Tell Me More」を紹介します。表の「基本的なコミュニケーションスキル」と合わせて参照してください。

ACPとは

ACP(advance care planning)とは、DNAR※1などの事前指示※2だけを指すものではありません。

「将来の変化に備え、将来の医療及びケアについて、本人を主体に、そのご家族や近しい人、医療・ケアチームが、繰り返し話し合いを行い、本人による意思決定を支援する取り組み」[1)]をいいます。「本人主体に」「チームが」「繰り返し」「話し合う」というプロセスがACPの大切なポイントです。

患者さんがすでに知っていることを引き出すための「Ask-Tell-Ask」

ASK-Tell

患者さんに「先生があなたに話した病状のことについて話してもらえませんか？」のように尋ね、患者さんの語りに対して返答します。その際、たくさんの情報を提供しようとせず、今大切なことだけを伝えるよう心がけましょう。

-Ask

そして、「今のところでご理解が難しいところはなかったですか？」「ご自身でどうしていけばよいかわかりましたか？」などと医療者の返答に対して患者さんがどう受けとめたかを把握します。

患者さんの感情表出を促し、肯定的に傾聴するための「Tell Me More」

話しているうちに、患者さんは本当の気持ちや問題に行き着いてきてもそのことに気がつかず、周辺の話題を繰り返してしまうことがあります。このようなとき、「何が知りたいと思っているのですか？」のように尋ねると、患者さんは話しを整理しやすくなります。また、患者さんの気がかりが明確になったとき、「それに対してあなたはどう感じましたか？」と尋ねると、患者さんは自身の今の感情に気づくことができます。

基本的なコミュニケーションスキルの例[3, 4]

コミュニケーションの基本	内容	ポイント・例・〈　〉スキル
聴くための準備	・礼儀正しい態度で接する ・環境を整える ・患者の希望に沿う ・タッチング	・まずは自分が落ち着き、穏やかでやわらかな表情であいさつする ・プライバシーを保護した場を整え患者が話しやすい体制を整える ・患者が話したいか話したくないかを尊重する
現状の理解、問題点の把握	患者が現状をどのように理解しているか、患者の言葉として確認する	〈Ask-Tel-Ask〉 ・「今回の入院の目的をお聞きになっていますか。」 ・「あなたがお聞きになっている病気の今の状態をお話しくださいませんか。」
効果的に傾聴するスキル	・患者の語りに批判や解釈を加えることなく傾聴する ・相手の言うことを自分の言葉で反復する	〈Tell me more〉 「それで?」「どうぞ続けて」と促していく
応答と共感のスキル	・理解を示す ・患者の言葉を要約・言い換えて理解したことを伝える ・「わかりやすくゆっくりと穏やかに」を心がける	〈沈黙〉 ・短い沈黙に耐える 〈反映・繰り返し〉 ・「あなたは、今、こんなふうに感じているのですね。」 ・「その状況ならそのような気持ちになって当然です。」

「患者さんの気持ちを引き出す」には、患者さんが何をわかってほしいのか、伝えたいのかを意識する姿勢が大切です。また、「引き出せた」としても、それをそのままでは患者さんにはなんの恩恵もありません。記録し、「自分たちが今すべきことは何か」検討し、多職種とともに「これからどこまでできるか」を話し合い、それから患者さんのもとへ戻るというプロセスを大切にしていくと、より患者さんと信頼関係が深まり希望に沿ったケアが実現できるでしょう。

※1 do not attempt resuscitation:心肺蘇生が成功する見込みがない中で蘇生のための処置を試みないこと
※2 患者に終末期の治療内容をあらかじめ決めてもらうこと:advance directives(AD)

文献

1)日本医師会ホームページ:アドバンス・ケア・プランニング(ACP). https://www.med.or.jp/doctor/rinri/i_rinri/006612.html (2023.4.11, 2023.6.5アクセス)
2)角田ますみ:変わりゆく意思・意向を支援するACP. エンド・オブ・ライフケア 2022;6(4):2-11.
3)關本翌子:がん患者・家族との基本的コミュニケーションのスキル. 日本がん看護学会監修, 国立がん研究センター東病院看護部編, 患者の感情表出を促すNURSEを用いたコミュニケーションスキル, 医学書院, 東京, 2015:27-44.
4)栗原美穂:感情表出を促進させるコミュニケーションスキル:NURSE. 日本がん看護学会監修, 国立がん研究センター東病院看護部編, 患者の感情表出を促すNURSEを用いたコミュニケーションスキル, 医学書院, 東京, 2015:45-60.

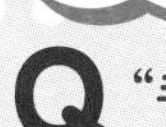

Q “手遅れ”ってどういうこと?

A (西口幸雄)

一般的には手の施しようがない状態であるということでしょう。がんや肝硬変などの末期状態などの場合に使われることがあります。
しかし、患者さんにはまずその言葉を発しません。あまりにも言葉のもつ響きが強く、その後の話が入っていかないからです。患者さんに聞かれた場合には肯定するときもありますが、その後には必ず、痛みをコントロールしたり、苦しまないような治療に切り替え、医師や看護師みんなであなたを支えていきます、という言葉を添えることが大事です。

ステロイド　症状緩和

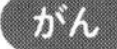

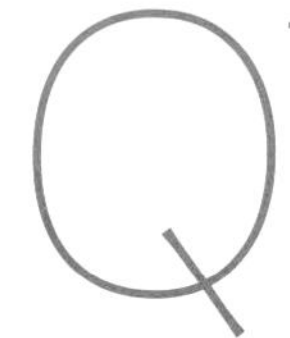

Q138 症状緩和目的にステロイド投与が行われるけれど、開始時期のめやすは? ステロイドの用法用量の決まりはあるの?

答える人　医師（緩和医療科）石井裕子

- がんに関連する倦怠感や食欲不振に対するステロイド投与については、開始時期のめやすに決まりはありませんが、予後が限られた進行がんの患者さんでこれらの症状があるときに使用を検討します。
- 用法用量にも決まりはなく、投与目的によっても異なる場合があります。

ステロイドの効果

コルチコステロイド(以下ステロイド)は、その抗浮腫作用や抗炎症作用などにより、管腔臓器(消化管や尿管)の閉塞による痛みなどの症状、腫瘍の神経圧迫による症状、頭蓋内圧亢進による頭痛・嘔吐、呼吸困難、腫瘍熱、骨転移痛や関節痛などを緩和する効果があるため[1, 2]、これらの症状があるときにしばしば用いられます。特にリンパ腫などのステロイド反応性腫瘍では腫瘍縮小効果が期待できるため有用です[2]。

ステロイド投与のタイミング

予後が限られた進行がんの患者さんにおける食欲不振や倦怠感に対して、ステロイドが有効な場合があります[2, 3]。しかし全身状態が不良な患者さんではせん妄などの有害事象のリスクが高まってしまうため、全身状態と予後を考慮して投与の適否やタイミングを判断します。例えば、病状が進行して予後数か月以内の患者さんが、したいことがあるのに倦怠感のためにできないというときには、患者さんの望みを叶えてあげられるチャンスとして、ステロイド投与を検討する価値があるといえます。

投与期間や副作用に注意

ステロイドの種類、投与量、投与期間についての統一した見解はありません。作用時間が長く電解質作用が少ないベタメタゾンやデキサメタゾンがよく使われます[1, 2] 表 。投与期間は副作用の観点から、また効果も通常2～4週間程度しか持続しないため[3]、一般に数週間以内が望ましいとされています。投与時には、高血糖、感染症、不眠やせん妄・抑うつなどの副作用の出現に注意します[1]。

緩和ケア領域におけるベタメタゾンまたはデキサメタゾンの一般的な投与方法[1, 4]

①漸減法:開始量4～8mg/日(分1朝または分2朝・昼)、維持量0.5～4mg/日
②漸増法:開始量0.5～2mg/日、維持量0.5～4mg/日

※3～7日程度で効果を判定し、無効の場合は中止する。

文献
1)日本医師会監修:新版がん緩和ケアガイドブック. 青海社, 東京, 2017:138-139.
2)日本緩和医療学会編:専門家をめざす人のための緩和医療学 改訂第2版. 南江堂, 東京, 2019:83-84, 93, 100, 286.
3)Bruera E, Higginson IJ, Von Gunten CF, et al. Textbook of Palliative Medicine and Supportive Care. 3rd ed. FL: CRC Press, 2021: 351, 412.
4)日本緩和医療薬学会編:緩和医療薬学. 南江堂, 東京, 2013:65.

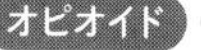

投与経路変更　がん性疼痛

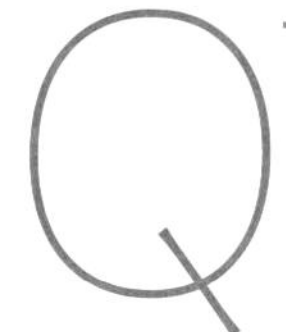
139

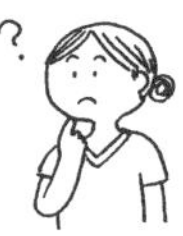

オピオイド（医療用麻薬）を持続皮下注や静注での投与から内服薬や貼付薬に変更する場合、皮下注や静注はいつ止める？

答える人　医師（緩和医療科）石井裕子

- **オピオイドを持続注射から徐放内服製剤へ変更する場合は、新規薬の内服開始と同時に先行薬の持続注射を中止します。**
- **オピオイド持続注射からフェンタニル貼付剤へ変更する場合は、貼付開始６〜12時間後まで持続注射を併用します[1)]。**

オピオイドを変更するタイミング

がん性疼痛に対して投与中のオピオイドを変更するタイミングは、各投与経路や、各製剤の鎮痛効果の発現時間、最大効果の時間、持続時間などの各薬剤の性質、また変更の目的、場合によっては当該患者さんの病状も考慮して決めます。

各薬剤により多少異なりますが、オピオイド注射製剤の血中濃度半減期は２〜４時間程度です[2)]。一方、12時間ごとに服用するタイプのオピオイド徐放製剤の最高血中濃度到達時間は約２〜５時間であり[2)]、基本的には持続注射の中止と同時に徐放薬内服を開始すればよいとされています[1)]。

オピオイドを変更する際の注意点

臨床現場では、経口摂取を開始したばかりの患者さんや、内服薬の剤型・サイズによってはうまく内服できない患者さんもいますので、そのような場合には、まず患者さんにオピオイド徐放製剤を内服してもらい、確実に内服できることを確認してから持続注射を中止するという順序で行えば、より安心して切り替えられます。

また、フェンタニル貼付剤は血中濃度の上昇に時間を要します（最高血中濃度到達時間18～30時間超[2]）。そのため、オピオイド投与量にもよりますが、初回貼付後6～12時間程度までは、鎮痛効果が不足しないよう先行薬の持続注射を継続したほうがよいのです[1,3]。実際には、例えばフェンタニル貼付剤開始から6時間後にオピオイド持続注射の投与量を50％減量（流速を減量）、貼付開始12時間後に持続注射中止、などと段階的に中止することが多いのですが、必ずしも厳密な時間や割合で漸減・中止しなければならないものではなく、各施設の管理のルールや患者さんの状態も考慮して緩徐に中止するとよいでしょう。

そのほかの製剤における投与経路変更時のタイミングについては**表**を参考にしてください[1]。

製剤ごとのオピオイド変更のタイミング

前（先行）オピオイド製剤	変更後（新規）オピオイド製剤	タイミング
1日2回のオピオイド徐放製剤	フェンタニル貼付剤	先行オピオイドの最終投与と同時に貼付
	オピオイド持続注入	先行薬の投与時刻に新規オピオイドを開始（または半分の流速で開始、6～12時間後に換算量とする）
1日1回のオピオイド徐放製剤	フェンタニル貼付剤	最終の前オピオイド投与12時間後に貼付
	オピオイド持続注入	先行薬の投与時刻に新規オピオイドを開始
オピオイド持続注入	オピオイド徐放製剤	先行薬中止と同時に新規オピオイドを開始
	オピオイド持続注入	
	フェンタニル貼付剤	貼付後、6～12時間後まで持続注射を併用
フェンタニル貼付剤	オピオイド徐放製剤	先行オピオイドを中止（剥離）の6～12時間後に新規オピオイド開始
	オピオイド持続注入	先行オピオイドを中止（剥離）の6～12時間後に新規オピオイド開始（または6時間後に半分の流速で開始、8～12時間後に換算量とする）

日本緩和医療薬学会編：緩和医療薬学. 南江堂, 東京, 2013：60. より引用

文献
1）日本緩和医療薬学会編：緩和医療薬学. 南江堂, 東京, 2013：58-61.
2）日本緩和医療学会編：専門家をめざす人のための緩和医療学 改訂第2版. 南江堂, 東京, 2019：72-75.
3）日本医師会監修：新版がん緩和ケアガイドブック. 青海社, 東京, 2017：49-50.

15章

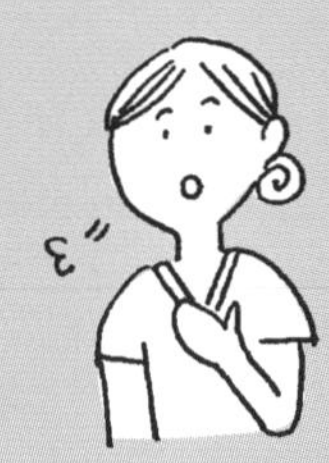

記録のギモン

50年前に起きた医療事故の裁判の判決で「カルテに記載がないことは、かえって診察をしなかったことを推定せしめる」というものがあります。つまり「記録がなければ、その医療行為を行ったことは認められない」ということです。
医療事故で裁判になった場合、記録は重要な資料となるため、看護師は記録についても正しい知識をもっておく必要があります。

（久保健太郎）

看護記録　記録基準　記録様式

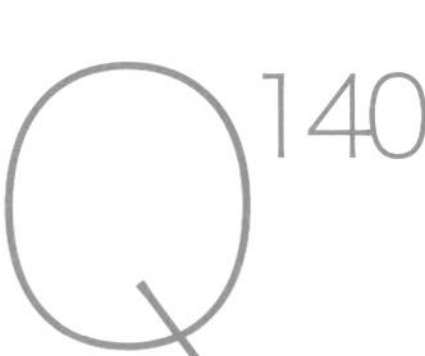

Q140 看護記録でSOAPは毎日必要？　経過表を書いていればいい？

答える人　看護師（HCU、手術看護認定看護師）豊島康仁

- 各施設の記録基準にどのような記載があるか確認しましょう。
- 記載のない看護実践は法的証拠として認められないことがあることを知っておきましょう。

記録にはいろいろな側面がある

日本看護協会「看護記録に関する指針」(2018年)によると、看護記録とは、「あらゆる場で看護実践を行うすべての看護職の看護実践の一連の過程を記録したもの」で、看護記録の目的は、①看護実践を証明すること、②看護実践の継続性と一貫性を担保すること、③看護実践の評価及び質の向上を図ることの３点が挙げられています。看護記録の様式は、「基礎情報」「看護計画」「経過記録」「要約（サマリー）」などがあり、質問にあるSOAPは経過記録の１つの様式という位置づけになります。

そのほかにもフォーカスチャーティングや経時記録などの様式がありますが、これらの様式に含まれる項目やその順序は、各施設の看護記録基準などで施設の実情に合わせて設定されるものなので、自身が所属する施設の基準を確認するとよいでしょう。原則としては、看護実践の一連の過程が、漏れなく、かつ、効率的に記載されるよう、様式を整えることが大切です。

先述した目的以外にも、看護記録には事実証明といった法的証拠としての側面もあります。同指針ではこの点について、「看護記録に記載のない看護実践については、そのような看護実践が行われていたとしても、裁判所において事実があったと認定されないことがある」としています。医療事故等が発生し得ることを想定し、院内や所属部署内においてルールを決めて統一しておくことが重要です。

文献
1）日本看護協会：看護記録に関する指針．2018．
https://www.nurse.or.jp/nursing/home/publication/pdf/guideline/nursing_record.pdf（2023.5.23アクセス）
2）日本看護協会：看護業務基準 2021年改訂版．2021．
https://www.nurse.or.jp/nursing/home/publication/pdf/gyomu/kijyun.pdf（2023.5.23アクセス）

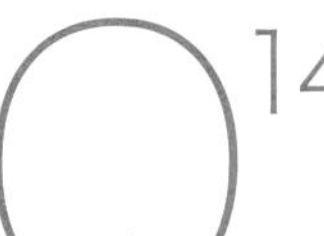

Q141 手術などの同意書は鉛筆や消えるボールペンで書いてはいけない？間違えたときは修正テープを使用してはいけない？訂正印が必要？

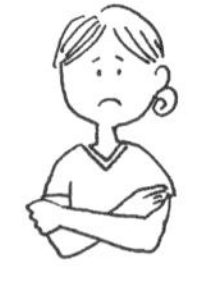

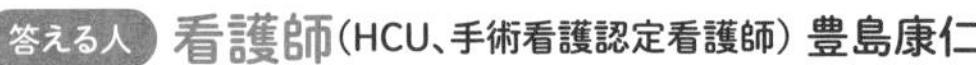

答える人　看護師（HCU、手術看護認定看護師）豊島康仁

- 同意書は鉛筆や消えるボールペンで書いてはいけません。
- 修正テープは使用してはいけません。
- 診療録の訂正は、訂正した者、内容、日時、訂正理由がわかるようにしておくとよいでしょう。

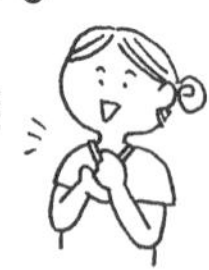

「同意書」に書き換え可能な媒体を使用してはいけない

手術・麻酔や輸血製剤使用に関する同意書は、医療者と患者・家族の双方で説明と合意に基づいて治療を行うための大切な書類です。その点で同意書は、医師の診療契約上の説明義務が履行されたことを証明する証拠となるものといえます。消えるボールペンを販売しているパイロット「フリクションボールペン」の製品情報には「証書類・宛名など消えてはいけないものには使用しないでください」と記載されています。消えるボールペンは、一定温度（約60度）以上の熱によって、無色に変色する特殊なインキを使用しているため、直射日光などの高温環境においても変色するおそれがあります。鉛筆も同様ですが、書き換えることが可能である媒体を用いること自体、その書類の信頼性を低下させる行為であることを認識しておく必要があります。また、修正が必要な場合には、もともと書いてあった文字が判読できるよう二重線で修正することが基本です。修正テープは、記載された文字の上に修正テープを貼り付けているため、実際には修正した訳ではないことから使用してはいけません。

訂正には「変更理由」と「同意の確認」が必要

日本診療情報管理学会の「診療情報の記録指針」（2021年改訂版）によれば、訂正印についての記載はありませんが、変更理由の説明と同意の確認の記録が必要とされています。診療録等の必要事項の不適切な記載については、厚生局による個別指導・監査で指摘されることがあります。実際の令和元年度近畿厚生局の「個別指導（医科）における主な指摘事項」において、紙媒体の記録では、「インク又はボールペンを用いて行うこと」と記載されています。手術などの同意書を含めたさまざまな診療録については、不適切な記載にならないように注意しましょう。

文献
1）株式会社パイロットコーポレーション：フリクションボール製品情報
https://www.pilot.co.jp/support/frixion/1297051945882.html（2023.5.21アクセス）
2）日本診療情報管理学会：診療情報の記録指針．2021：7．
https://jhim-e.com/pdf/data2021/recording_guide2021.pdf（2023.5.23アクセス）
3）近畿厚生局：令和元年度個別指導（医科）における主な指摘事項．令和元年：2．
https://kouseikyoku.mhlw.go.jp/kinki/iryo_shido/000155885.pdf（2023.5.23アクセス）
4）診療情報の提供等に関する指針（平成15年9月12日 医政発第0912001号）（各都道府県知事あて厚生労働省医政局長通知）
https://www.mhlw.go.jp/web/t_doc?dataId=00tb3403&dataType=1&pageNo=1（2023.5.23アクセス）

Q142 病棟で行う事務業務は何のため？

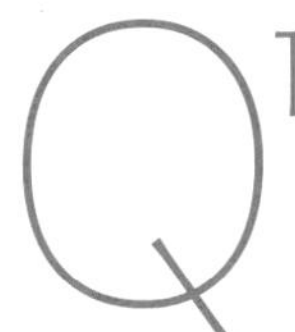

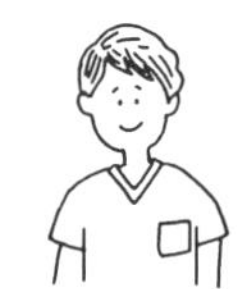

答える人 医療事務 米倉沙也加

● 入院基本料など、診療報酬請求の根拠になっています。

事務業務と診療報酬請求の関係性

入院基本料を請求するためのルールの１つとして、「看護計画に関する記録」があり、「個々の患者について、計画的に適切な看護を行うため、看護の目標、具体的な看護の方法及び評価等を記録する」と定められています。そのため、入院時スクリーニングや看護必要度の「評価」についても記載が必要となっています。その評価の結果から、多職種による医療チームの介入・治療につながり、早期の退院支援につなげることができれば、患者さんへよりよい医療を提供することになります。医療チームの介入・治療により、入院基本料だけでなく、栄養サポート体制充実加算などの「入院基本料等加算」や関連する診療報酬を請求することもできます 表 。そして、請求を行うためには、根拠を残しておかなければなりません。

厚生労働省による「医科診療報酬点数に関する留意事項」[1)]に、

「診療報酬請求の根拠は、診療録にある。」

と記載されています。診療録（カルテ）は、治療経過の記録であると同時に、診療報酬請求の根拠でもあり、不備があれば患者さんへの還付などの可能性が発生することとなります。

業務内容と関連する診療報酬

※各施設の医療体制・施設基準届出状況により異なります。

業務内容	関連する診療報酬	
看護必要度の評価・入力	一般病棟入院基本料	
栄養スクリーニング	入院基本料等加算	栄養サポート体制充実加算
苦痛スクリーニング		緩和ケア診療加算
せん妄スクリーニング		せん妄ハイリスク患者ケア加算
褥瘡の評価・診療計画書の作成		褥瘡ハイリスク患者ケア加算
転倒スクリーニング		入退院支援加算
退院支援計画書の作成		
認知症ケア		認知症ケア加算
排尿ケア		排尿自立支援加算
嚥下スクリーニング	リハビリテーション	摂食機能療法

文献

1）厚生労働省保険局医療課医療指導監査室：保険診療の理解のために（医科）．令和5年度，p.15．https://www.mhlw.go.jp/content/001113678.pdf（2023.7.3アクセス）

継続看護　看護の質保証　治療や看護ケアなどの要約

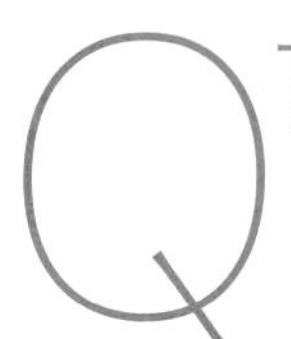

Q143 看護サマリーは何を書けばいい？

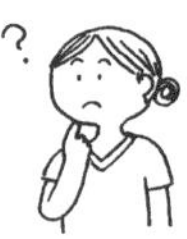

答える人 看護師（教育研修センター）濱中秀人

- 継続が必要な看護ケアについて簡潔に記載しましょう。
- 疾患や治療、看護に対する患者さん・家族の受け止め方や要望も伝えましょう。
- 看護サマリーの送付先の目的を理解し、目的に合った内容を記載しましょう。

看護サマリーは、患者さんの状態や治療や看護ケア等を要約した文書のことです。患者さんが転院などで施設を変わる際や、在宅ケアに移行する際に、ケアの継続を保証することが目的です。

看護サマリーは「看護の質の保証」と「看護の継続のための情報源」を、過不足ないように、簡潔にまとめる必要があります。

「看護の質の保証」「看護の継続のための情報源」に関する主な内容

看護の質の保証	提供してきた看護の内容と評価 残された看護上の問題 今後、継続して行う必要がある看護ケアの内容
看護の継続のための情報源	社会的な背景（氏名、性別、年齢、住所、家族など） 治療上の背景（既往歴、現病歴、内服薬、外来予約日など） 看護上の背景（ADLレベルなど）

治療の経過など、医師や他職種のサマリーと重複する内容については簡潔にまとめ、看護の経過、問題を中心に記載します。治療の経過を中心にまとめがちですが、患者さん、家族が疾患や治療、看護に対してどのように受け止めているのか、今何が問題になっているのか、サマリーに記載することで、継続した看護が提供できます。

病院完結型の医療から地域完結型の医療に移行し、機能別に応じて病院と在宅を行き来する時代になり、看護サービスの継続は不可欠です。急性期から回復期の病院への転院の際は、介助レベルをより具体的に記載するなど、送付先の目的に応

Link Q148, 149

じて要点をまとめ、次の機関につなぐことで、質を維持した看護の継続ができます。情報を整理し、完結明瞭な看護サマリーの作成を心がけてください。

看護サマリーの一例(在宅療養への移行)

<table>
<tr><td>氏名</td><td colspan="2">●●　▲▲</td><td>年齢</td><td>85歳</td><td colspan="2">1938年○月○日生</td></tr>
<tr><td>住所</td><td colspan="4">大阪府大阪市都島区本通····</td><td>連絡先</td><td>06-····-····</td></tr>
<tr><td>主病名</td><td colspan="2">細菌性肺炎</td><td>入院目的</td><td colspan="3">治療</td></tr>
<tr><td>既往歴</td><td colspan="2">小脳梗塞(82歳)COPD(83歳)</td><td>感染症</td><td>なし</td><td>アレルギー</td><td>そば</td></tr>
<tr><td>喫煙</td><td colspan="2">20歳～82歳　20本/日</td><td>飲酒</td><td>なし</td><td colspan="2"></td></tr>
<tr><td>入院期間</td><td colspan="2">2023年12月8日～12月26日</td><td>介護度</td><td>要介護1(再申請中)</td><td>自立度</td><td>B2</td></tr>
<tr><td colspan="7">キーパーソン1:●●　▲▲(妻)同居　連絡先:090-····-····</td></tr>
<tr><td colspan="7">キーパーソン2:●●　▲▲(長男)別居　連絡先:090-····-····</td></tr>
<tr><td rowspan="2">連携先</td><td colspan="6">●●ライフプラン　■■様　06-····-····　訪問看護ステーション★★　06-····-····</td></tr>
<tr><td colspan="6">かかりつけ医:有　▲▲クリニック　連絡先　06-····-····</td></tr>
<tr><td colspan="2">入院までの経過</td><td colspan="5">小脳梗塞で右上下肢の不全麻痺があり、2年前からCOPDでかかりつけ医にて経過診察中でした。12/6より38℃台の発熱と喀痰、呼吸困難感を認め、12/8に当院の救急外来を受診されました。SpO_2 89%に低下あり、胸部CTで両肺に浸潤影を認め、細菌性肺炎と診断され、精査・治療目的で緊急入院となりました。</td></tr>
<tr><td colspan="2">看護要約及び
看護上の問題</td><td colspan="5">#呼吸不全
12/8より抗菌薬の投与、ステロイドの内服、吸入4回/日、酸素マスク8L/分投与が開始となりました。12/10には解熱し、抗菌剤が中止となりました。12/20には安静時酸素2L/分カヌラ、労作時は酸素3L/分マスクとなりましたが、COPDもあるため、退院後も酸素吸入継続の必要があり、酸素流量同量で在宅酸素療法の導入予定です。倦怠感が強く、臥床傾向にあり、ADLの低下を認めているため、リハビリを継続中です。在宅酸素療法の指導については、倦怠感が強いこともあり、本人には実施できていません。同居の妻に対しては、火気厳禁など使用に関する注意事項についてお伝えしましたが、再度ご確認とご説明をお願いいたします。退院後も再増悪の可能性もありますが、今後の方針として気管内挿管も含めた最大限の治療をご本人と妻は希望されています。介護度の区分変更の申請は、入院中に行っており、結果待ちの状態です。内服薬は別紙をご参照ください。次回当院の外来受診は1/18の予定です。よろしくお願いいたします。</td></tr>
<tr><td rowspan="7">ADL状況</td><td>食事</td><td colspan="5">きざみ食1600kcal 。介助不要で5割程度摂取。食欲は徐々に低下。義歯なし。</td></tr>
<tr><td>洗面・更衣</td><td colspan="5">洗面はセッティングのみ介助。更衣は袖を通すなど一部介助。</td></tr>
<tr><td>入浴</td><td colspan="5">補助具を使用し、見守りで2日に1回シャワー浴実施。</td></tr>
<tr><td>移動</td><td colspan="5">車椅子で要介助。車椅子への移動の際も支えが必要。</td></tr>
<tr><td>排泄</td><td colspan="5">排尿は床上で尿器使用で8回/日。排便のみトイレ誘導。
オムツ着用中。最終排便12/25。</td></tr>
<tr><td>睡眠</td><td colspan="5">エスゾピクロン1mg1錠内服し、23時頃から6時頃まで睡眠。排尿のため夜間2～3回覚醒あり。熟睡感なし。</td></tr>
<tr><td>意思疎通</td><td colspan="5">問題なし。</td></tr>
<tr><td colspan="2">診療科</td><td>呼吸器内科</td><td colspan="3">情報提供の本人・家族の了承</td><td>本人の確認済</td></tr>
<tr><td colspan="2">主治医</td><td>●●</td><td>記入者</td><td>■■</td><td>病棟師長</td><td>▲▲</td></tr>
</table>

看護の継続のための情報源を漏れなく記載

入院中の経過、治療だけを書くのではなく、実際の看護について、患者・家族の反応や受け止め方など継続看護の視点で簡潔に記載

介助有の場合、できるだけ具体的に記載

*当院のフォーマットを一部改訂。自施設のフォーマット、基準に準じて作成してください。

文献

1)市村尚子:"見える記録"を書くコツ－記録事例のビフォー・アフター. 日総研出版, 愛知, 2010:160-176.

経時記録　客観的　実践の証拠

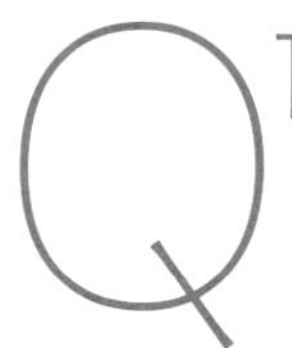

Q144 急変時の記録は何に気をつけたらいい？

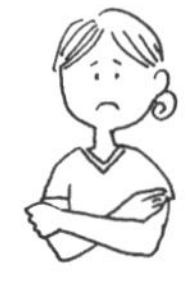

答える人 看護師（医療安全管理部）齋藤由美

- 経時的に記録します。
- 憶測は含まず事実を正確に記載します。
- 診療記録の開示請求対象等になる場合があることを留意しておきましょう。

詳細かつ経時的な記録が重要

急変時の記録はできるだけ詳細に経時的に行う必要があります。1人で対応しているときは記録する時間がないため、応援者が集まってから役割分担し、記録係が記録を開始します。電子カルテが導入されている施設でも、修正や追記を避けるために、まずはメモ書きすることがよいと思います。

記録内容としては、発見時の患者さんの状態、治療・処置を実施した時間とその内容、患者さんの反応を記載します。特に救命にかかわる処置の時間とその反応の記載は重要です。他の医療者との時間の整合性が問題となる場合があります。施設の基準時計（電子カルテの時間など）の時刻と生体監視モニターを含む医療機器の表示時刻の誤差にも注意し確認しておく必要があります。

「主観」ではなく「客観的」に記載する

身体状況の記述は「呼吸状態の悪化」というような観察者の主観ではなく、客観的な指標、数値で記載します。特にバイタルサインは生命維持のはたらきが正常か異常かの証拠となるもので、書証として重要な意味をもっています。「～と思われる」「～のように見える」といった曖昧な表現、感想は記載しないようにします。

急変時の記録に加えて、急変する前の状態を記録することも大切です。最終確認した時間、バイタルサインや生体監視モニターの数値・波形、会話の内容、患者さんの行動、ナースコールの履歴などを具体的に記載しましょう。

記録が証拠となる

看護記録の記載は診療記録の開示対象に含まれていること、紛争時の証拠となる場合があることを認識する必要があります。看護記録を作成しないことに関する罰則等はありませんが、訴訟となった場合に記載のない観察や処置などは行われていないと判断されることがあります。

「記録を訂正する場合は、改ざん(記録の全部または一部を意図的に事実と異なる内容に書き換えること)にならないよう十分に注意することが必要となります。看護記録を改ざんしてしまうと、医療事故訴訟において法的責任を問われるほか、証拠隠滅罪(刑法104)、虚偽公文書作成罪(刑法156)、電磁的記録不正作出罪、不正作出電磁的記録共用罪(刑法161の２)といった刑事罰に問われる可能性もあります」[1)]。電子カルテで記録を訂正した場合、画面上は訂正内容だけが表示されますが、誰がいつ訂正したのか、元の記載も保存されていることを認識して行いましょう。

文献

1)看護法務研究会編:看護業務をめぐる法律相談. 新日本法規出版, 名古屋, 2011:370.

2)診療情報の提供等に関する指針(平成15年9月12日 医政発第0912001号)(各都道府県知事あて厚生労働省医政局長通知) https://www.mhlw.go.jp/web/t_doc?dataId=00tb3403&dataType=1&pageNo=1(2023.5.5アクセス)

16章

清潔ケアのギモン

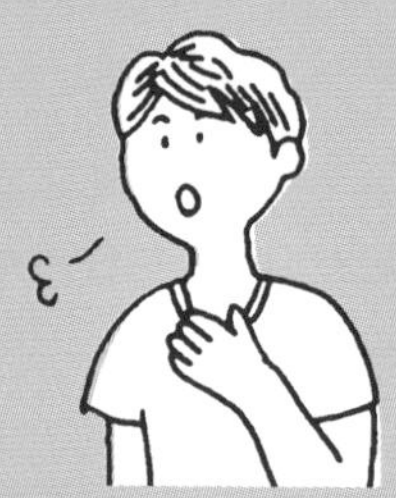

清潔ケアは「療養上の世話」として、看護師の判断で行うことができますが、急性期病院では、手術創やドレーンがあったり、全身状態が悪かったりで、医師の判断が必要になることが少なくありません。
「こんな状態のときのお風呂（シャワー）はどうしたらいいの？」という疑問が多く寄せられました。 （久保健太郎）

ヘパリン持続静注 中断 入浴

Q145 ヘパリン持続静注中、お風呂はどうやって入る? 一時的に止めてもOK?

答える人 看護師(緩和ケア病棟) 朝倉あゆみ

● 一時的に止めてルート挿入部の防水をすれば、お風呂には入ってよいです。

抗血栓薬を内服中の患者さんが手術前や治療前、もしくは手術後にヘパリン置換法による持続静注を行っている場合、一時的に点滴を止めてシャワー浴、入浴をすることは可能です。

閉鎖式コネクタを使用し、入浴は1時間以内で

抗血栓薬のワルファリンは半減期が40時間前後と非常に長く、手術や治療に際して出血の可能性を考慮し、ヘパリン置換法を行うことがあります。静注用未分画ヘパリンは、ワルファリンと比較して血中濃度の半減期はかなり短く、40分程度で半減するといわれており、3時間で消失するとされています。そのため、ヘパリン置換法を行うことにより術前4~6時間に中止すればよいとされています。

ヘパリン静注の半減期などから考えると、入浴などにより一時的に投与を中断するのであれば、1時間以内に入浴を終了し、なるべく早期に投与再開をする必要があるといえます。

通常の末梢ルートのロックでは生理食塩液やヘパリン生食を使用しロックをしますが、ヘパリン持続静注を行っているルート内にはヘパリンが含まれているため、改めてヘパリンロックや生食ロックをする必要はありません。閉鎖式コネクタを使用し、投与を中断します。防水の詳しい方法については**Q146**を参照してください。

文献
1)ヘパリンNa注5千単位/5mL「モチダ」添付文書

Link Q146

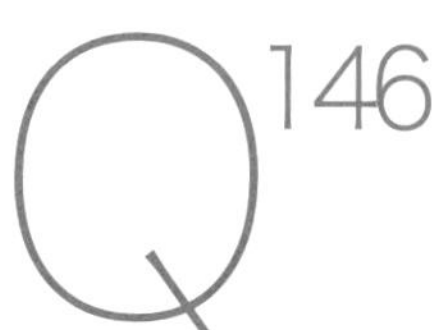

Q146 末梢留置中、CVC・PICC留置中のシャワー浴はどうやって入ったらいい？ドレーン挿入中にシャワー浴は入ってもいい？

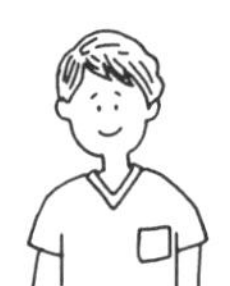

答える人　看護師（緩和ケア病棟）朝倉あゆみ

- 挿入部を防水したうえで行います。
- ドレーンの種類にもよりますが、シャワー浴が可能な場合もあります。

※医師の指示確認が必要です。

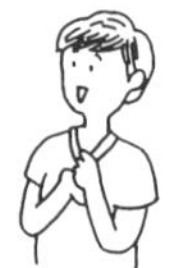

末梢ルート

本来であれば末梢ルートは抜針し入浴するほうが、カテーテル由来血流感染（CRBSI）を防止することができるといわれています。しかし、度重なる末梢ルートの入れ替えには患者さんの負担も大きいと考えられるため、可能な限り防水をしたうえでシャワーをすることは可能とされています。

CVCやPICC

中心静脈カテーテル（CVC）や末梢挿入式中心静脈カテーテル（PICC）は容易に入れ替えをすることはできないため、防水をすればシャワー浴をすることは可能です。ですが、防水をした状態でもシャワー浴後に固定のドレッシング材が湿っていたり、固定がゆるんでいたりする場合は、CRBSIの発生を予防する目的として挿入部を消毒し、ドレッシング材の交換をする必要があります。

Link Q145

末梢ルート、PICC挿入部の防水方法

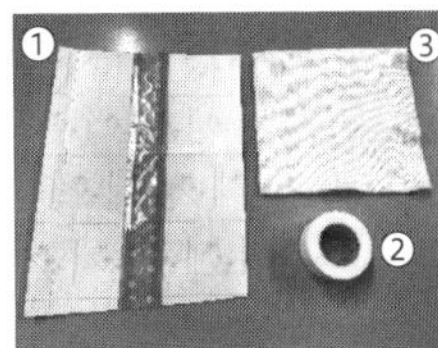

①未滅菌フィルムドレッシング材(不織布を覆えるサイズ)、②サージカルテープ、③不織布

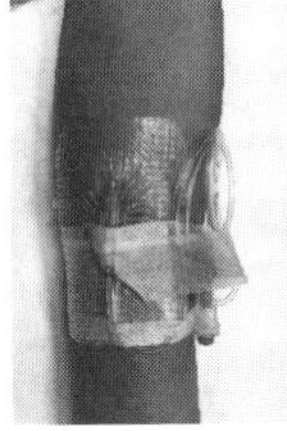

❶サージカルテープを貼布しルートを軽く固定します。

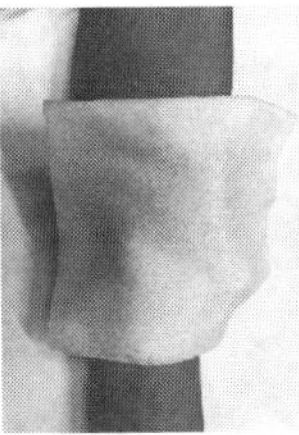

❷ルート固定のフィルムドレッシング材を覆うように不織布を当てます。

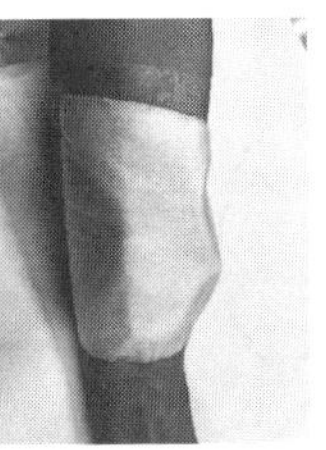

❸不織布が出ないように未滅菌フィルムドレッシング材を貼布し完成です!

ドレーン

創部は術後48〜72時間で上皮化によるバリア機能ができるといわれています。上皮化すれば体外からの汚染によって創感染が発症することはありません。よって、創部の上皮化が完成し、ドレッシング材が除去される術後48時間以降にシャワー浴を許可されることがあります。

また、完全にドレッシング材が除去されていない場合でも、医師の指示があれば防水処置が施されたドレッシング材で創部を完全に被覆し、シャワー浴を行う場合もあります。

一般的に術後のシャワー浴が可能となるめやす

①ドレーンが抜去されている
②手術後48時間以上経過している
③創部の表皮形成がされており創部のドレッシング材が除去されている

ドレーンが挿入されている場合は、フィルムドレッシング材を貼付し挿入部を濡らさないようにします。また、排液バッグをビニール袋に入れるなどして、濡れないように注意する必要があります。シャワー浴後にドレーン固定のテープが濡れたり、はがれたりした場合は適宜交換するようにしましょう[1)]。

さらに、シャワー浴時に注意する点はドレーンの挿入部より上方に排液バッグを上げないようにすることです。これは逆行性感染を起こす要因となるので患者さんにも説明し、理解していただく必要があります。

ドレーン挿入中のシャワー浴は可能ですが、必ず医師の指示を確認しましょう。

文献
1)西口幸雄編著:術前・術後ケアの「これって正しい?」Q&A100. 照林社, 東京, 2014.
2)矢野邦夫:血管内留置カテーテル由来感染の予防のためのCDCガイドライン2011. メディコン, 大阪, 2011.

麻薬 貼付剤 お風呂

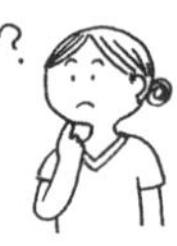

Q147 麻薬の貼付剤は貼ったままお風呂に入っていいの?

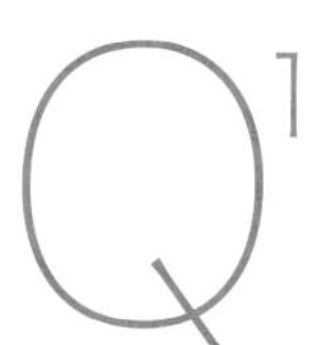

答える人 薬剤師 井口勝弘

● 入っていいですが、直接テープにお湯がかからないようにする必要があります。

麻薬の貼付剤を貼ったまま入浴するときの注意点

例として、フェントス®テープ(フェンタニルクエン酸塩貼付剤)の添付文書によると、「重要な基本的注意」の項目に「本剤貼付中に発熱又は激しい運動により体温が上昇した場合、本剤貼付部位の温度が上昇しフェンタニル吸収量が増加するため、過量投与になり、死に至るおそれがあるので、患者の状態に注意すること。また、本剤貼付後、貼付部位が電気パッド、電気毛布、加温ウォーターベッド、赤外線灯、集中的な日光浴、サウナ、湯たんぽ等の熱源に接しないようにすること。本剤を貼付中に入浴する場合は、熱い温度での入浴は避けさせるようにすること。」と記載があります。

貼付部位の表面温度の上昇によりフェントス®テープの吸収速度が上がり、過量投与の危険性があるため、そのような行動は避ける必要があると考えられます。

入浴に関してのメーカーからの回答は、添付文書にもあるように、温度上昇による吸収速度への影響を避けるためと、お湯がかかることでテープがはがれやすくなるという理由から「直接テープにお湯がかからない」ように推奨しているとのことです。経皮吸収型製剤の構造はそれぞれの薬剤によって違うので、メーカーに確認する必要があります。

入浴時は「はがす」あるいは「お湯がかからないようにする」が基本で、お湯がかからないようにするための具体的な対策はありません。お湯がかからないようにテープなど何かで覆うことは、貼付部位の温度が上昇し、フェンタニル吸収量が増加する可能性があります。

Link Q63

17章

退院支援のギモン

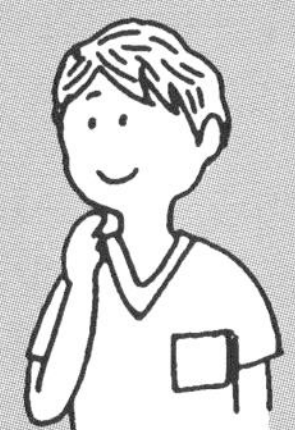

退院支援とは、入院前や入院早期から患者さんの退院後の生活を見据えて、退院後の安心・安全な療養が継続できるように取り組むものです。
退院支援は医療ソーシャルワーカー（MSW）に任せるだけではよい支援はできないため、看護師が自分の役割を知っておくことは非常に大切です。　（久保健太郎）

退院支援　カンファレンス　アドバンスケアプランニング(ACP)

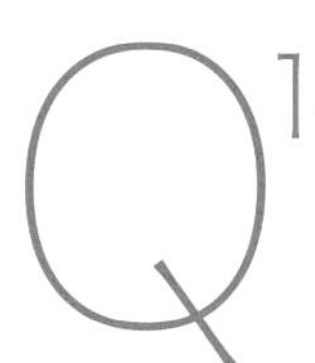

Q148 退院前カンファレンスで、患者さんのどのような情報を伝えたらいいかわからない

答える人 医療ソーシャルワーカー(MSW) 川原田真由

- 看護師→心身の状態、現在のADL、病気の受け止め方や希望、看護上の心配など
- 医師→疾患と治療経過、予後の予測、患者さんへの説明、今後必要と予想される医療や対応
- 専門チーム→症状の評価、治療内容と管理、今後の予想、必要なケア

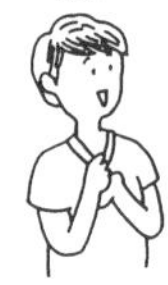

退院前カンファレンスの目的

退院前カンファレンスは退院後も継続して必要な医療・介護サービスを在宅チーム(医師・看護師・ケアマネジャーなど)に同じテーブルで申し送り、患者さんの生活に即したケア内容と体制をつくるために行います。

病気や加齢による変化に伴い、入院したとしても完治せず、退院後も生活しづらさを抱えながら暮らすということも起こります。患者さんが住み慣れた地域で医療や介護サービスなどを受けながら安心して暮らしていけるようカンファレンスが必要となります。

①患者が疾患についてどのように受け止めているか
②これからどこでどのように暮らしたいか
③患者自身が心配事に対してどう対処しようと考えているか

などベッドサイドやさまざまなケアの場面で一緒に考え、主治医や医療ソーシャルワーカーなどの多職種とともに院内で検討し、そのプロセスを大切に退院前カンファレンスで情報提供してください。

 Link Q137, 149

そして病状だけでなく、これからどのように生きていきたいかをACP(アドバンスケアプランニング)として在宅チームにつないでください。

退院前カンファレンスの実際

退院前カンファレンスは必ず開催しなければいけないものではありません。看護サマリーだけでも情報は得られ、退院後に患者さん宅で在宅チームのみで「サービス担当者会議」を行うことも多々あります。ただ、終末期や難病など医療依存度の高い患者さんの場合は退院前カンファレンスが患者さん・家族の安心にもつながり、患者さん・家族の意向の共有がスムーズです。

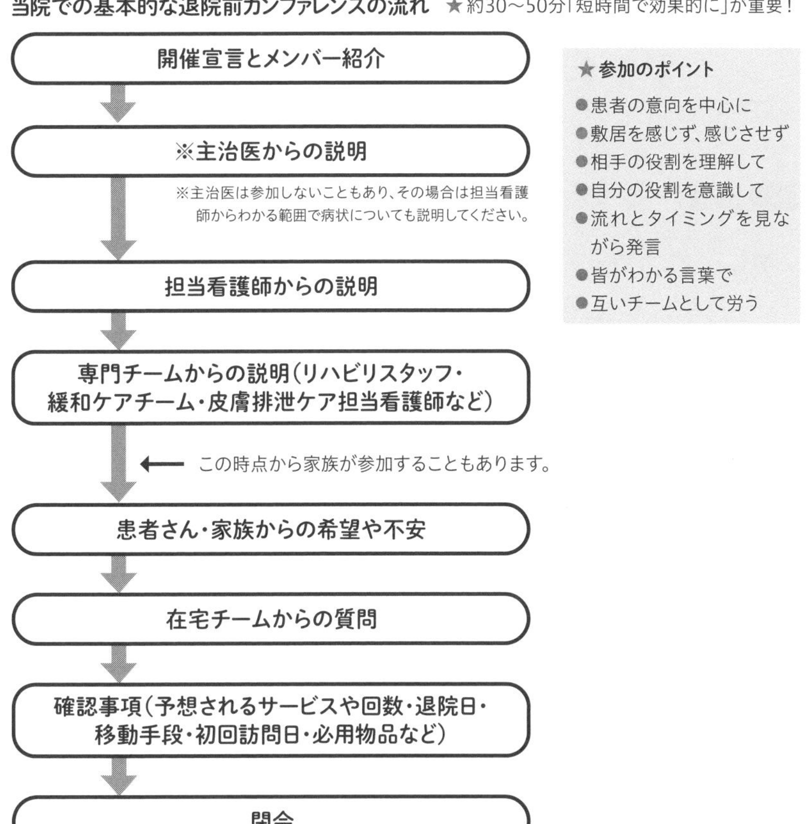

文献

1)吉原律子:退院前カンファレンスをどう企画し運用するか. Nursing Today 2014;29(3):6.

2)宇都宮ひろ子, 三輪恭子編:これからの退院支援・退院調整ージェネラリストナースがつなぐ外来・病棟・地域. 日本看護協会出版会, 東京, 2011.

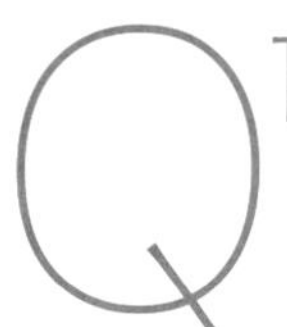

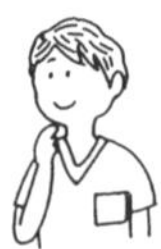

Q149 退院支援における看護師の役割って何？

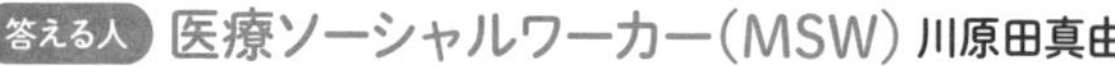

●「これからどこでどのように生きていくか」を一緒に考えることです。

退院支援とは

入院中はすべてが整っているので治療を受けることだけに専念できますが、退院後自宅は生活の場です。病気だけに向き合えない事情がさまざまにあります。患者さん・家族が大切にしていることを知り、患者さんが望んでいる生活を送るために何を整えればよいのかを考えることが退院支援です。

患者さんそれぞれに合った支援が必要

同じ病気であっても患者さんの病状や生活活動能力や理解力、生活環境や家族状況などさまざまです。1人ひとりの状況（家族問題や経済的問題など）や退院後も継続するであろうと予測できる問題を総合的にアセスメントし、在宅以外の選択肢（転院や施設入所など）も含め患者さん・家族が意思決定できるような支援を行うことが大切です。

Link Q148

退院支援が必要かアセスメントする

すべての患者さんに退院支援が必要ではありません。

①医療依存度が高い、②ADL低下、③症状が進行する(がんや難病など)、④入退院を繰り返す、などが退院支援が必要な患者さんです。

入院時に、退院支援に必要な情報①入院前の生活状況、②家族状況・介護体制、③住宅環境、④自宅以外からの入院(施設など)の情報収集と、その後のかかわりで①患者さんの理解力や自立度、②家族の状況や関係性、サポート力も合わせてアセスメントが必要です。

退院後、安心して生活できるように指導する

その他、入院中に患者さんの自立度を高めることも看護師の退院支援の重要な役割の１つです。

退院後安心して自宅で生活できるよう、病状を理解し服薬自己管理ができる指導、ADL低下を防ぐリハビリテーション、医療処置が自己にて行える指導(ストーマ管理・自己導尿・腹膜透析など)を行い、自立度を低下させないことが重要です。そして、「本人家族ができること」と「サポートが必要なこと」を整理しながら、患者さんが安心して暮らせるような療養環境につなげてください。

患者さん・家族からよくある質問

- 自宅に帰りたいけれど、患者・家族で医療処置(インスリン管理やストマ管理など)の対応ができるか不安
- しんどくなったときの相談先は？
- 在宅酸素を導入することになったけれども費用面が心配
- 電動ベッドをレンタルしたいのだけれど？
- 退院後、外来通院できるか不安　など

疾患によって内容は異なりますが、さまざまな質問が寄せられます。入院前よりADLが低下したり、医療的ケアが必要な場合は特に退院への不安が大きくなります。
在宅医療(往診医や訪問看護)や介護サービスなどを組み合わせることによって、退院後患者さん・家族が安心して自宅で過ごせるよう、病棟の看護師からも介護保険の申請を促し、医療・介護サービスの調整の必要性を感じたらMSWにつないでください。

入院中、患者さんの一番そばにいる看護師が「患者さんの生活をイメージ」し、「患者さんが病気と向き合って、どのように生活を継続することが本人にとって幸せにつながるか」患者さん・家族と一緒に考えてみてください。

文献
1)宇都宮ひろ子, 三輪恭子編：これからの退院支援・退院調整－ジェネラリストナースがつなぐ外来・病棟・地域. 日本看護協会出版会, 東京, 2011.
2)大阪府：大阪府入退院支援の手引き. 平成30年3月

18章

その他のギモン

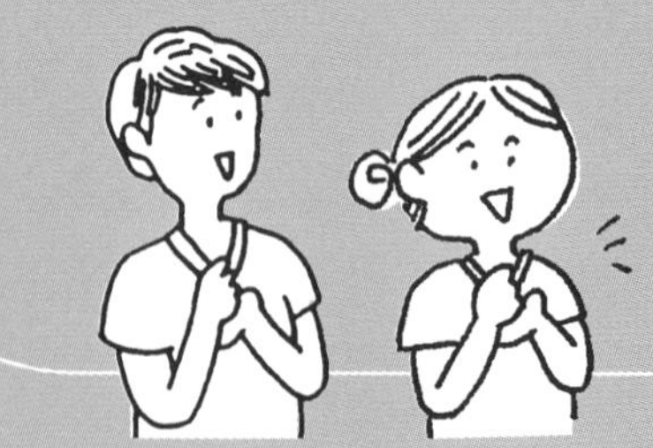

「(仕事が)できる看護師になるには?」「ルートキープが上手になるには?」は1人の意見ではなく、複数の意見を聞きたかったので同じテーマで3名に書いていただきました。三者三様の面白い回答なので、ぜひ読んでみてください。
ほかにも「看護師が患者さんの状況を説明していいのか」「身寄りのない人が亡くなったときの対応」など、興味深い疑問ばかりです。

(久保健太郎)

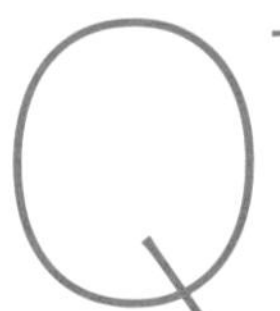

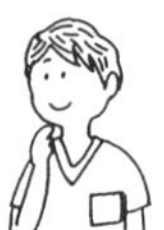

Q150 ルートキープが上手になるには、どうしたらいいの？

答える人① 看護師（血液内科病棟）藤田美賀

●事前準備と血管の固定、そして意識を集中して穿刺をすることです。

上手な先生や先輩の手技を見ることも上達につながります。「百聞は一見にしかず」、機会があれば時間を惜しまずに見るようにしましょう。

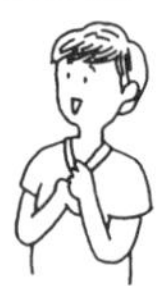

まず血管の選定

基本的には神経損傷の少ない前腕の橈骨側です（手首から８～10cm以内は神経損傷が起こりやすいためです）。

ルートキープに用いられる血管

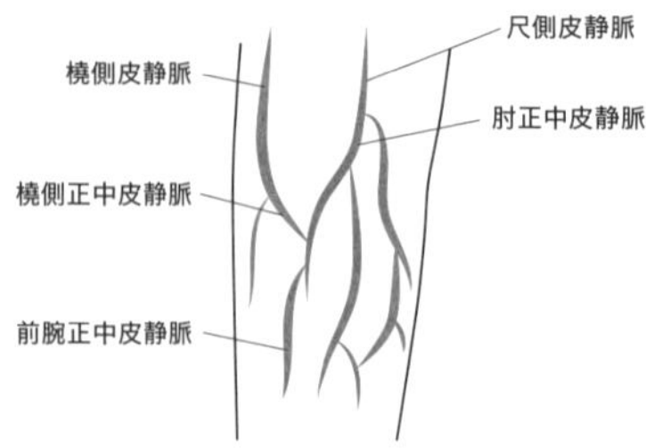

神経損傷が起こりやすい部位

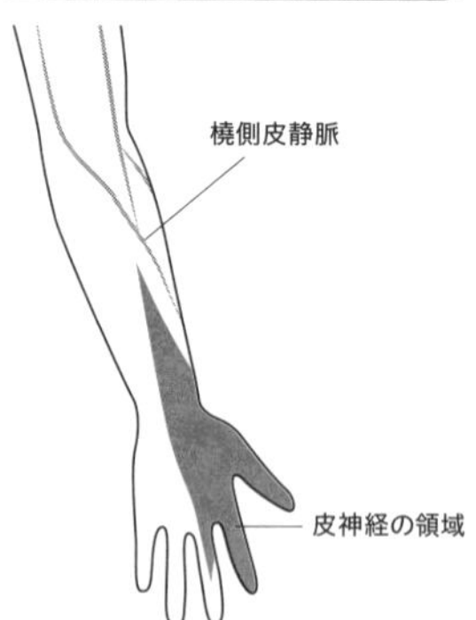

 Link Q11

必ず触って確かめましょう。しっかり見えていても血管が硬くてもろく、内腔がないことも多いためです。穿刺するのによい血管は弾力があってまっすぐな血管です。見えなくてもよい血管はあるので、可能なら手袋をつける前に素手でしっかりと確認しましょう。患者さんに直接聞いてみるのも１つの手です。それから、前腕の裏側によい血管があるときがあります。一度確かめてみてください。

次に怒張

穿刺部位の血流を怒張させ少しでも見やすくしていきます。駆血帯を巻いてから患者さんに親指を中に入れて握ってもらいます（先に握られる患者さんが多いので注意してください）。掌握運動（クレンチング）をしてもらい、血管を温めてみるのもよいでしょう。仰臥位で行うことが多いと思いますが、ギャッジアップして穿刺部位を心臓より下げてもらうことでも怒張しやすくなります。

最後に固定と穿刺

血管を手前や左右に引っ張って固定しますが、強く引っ張りすぎると留置針の位置がずれることもあるので注意してください。逆Y字の血管が見つかれば、その分岐点から狙うと皮膚を引っ張らなくても容易に穿刺できます。穿刺は思い切りよく、かつていねいにしましょう。ゆるゆる穿刺すると血管が逃げてしまい、血管をとらえた後はていねいにしないと突き破ってしまうことがあるからです。皮膚が硬いときは、細い針ではしなってかえって失敗することがあるので、血管に合わせて留置針を選びましょう。

ルートキープ　ポイントをおさえる　血管エコー

答える人②　医師（集中治療部）大場彦明

●ポイントをおさえて、実践あるのみです。

ルートキープには、いくつかポイントがあります。ポイントをおさえたら、なるべく頻繁に（できれば週に２回以上）手技を実践することが何よりの上達の道です。

●ルートキープが上手な人の手技を、自分がすることをイメージしながら間近で見せてもらうのも上達への近道でしょう。

駆血

- 強すぎると血管が虚脱し、弱すぎると血管内に血液が集まらないので、適切な強さで駆血することが大事です。血管が「ぷっくり」するような駆血の強さの感覚を身につけるとよいでしょう。
- 患者さんが痛くないように、できれば衣服の上から駆血するほうがよいです(自分の腕で試してみると、違いがよくわかります)。

血管探し

- 幅が広くみえる血管は、平べったく、穿刺針を挿入するためのスペースが狭く、成功しにくいです。なるべく弾力がある、留置部位が真直ぐな血管を選択しましょう。
- ２本の静脈の合流部は、血管が動きにくく成功しやすいです。
- 末梢循環が悪いときは、温タオルで十分温める、太い血管を穿刺するどの工夫が必要です。
- 血管エコーや赤色LEDライトなど、補助具は使い慣れれば、成功率はあがります。

※注意：神経走行部位の穿刺は避けましょう。

※血管エコー：エコーガイド下にリアルタイムに針先を見ながら進め、ルートを確保する方法が注目されています。装置や多少の慣れが必要ですが、上達は早いことが報告されており、習熟すると通常の方法でルート確保困難な患者さんにおいてもほとんど失敗しません。新生児から年配の方まで有用です。文献では動画を見ることができ、オープンアクセスですので参考にしてください。また、エコーガイド下ルート確保をできる人を認識しておいて、確保困難時に替わってもらうのもいいでしょう。

※患者さんと会話しながら部位を決めると患者さんの満足度が高まると思います。

固定

- 針を持っていない手でちょうどよい強さで皮膚にテンションをかけて血管を固定します。
- 慣れないうちはテンションが弱くて血管が動いてしまうことが多いように思われます。

穿刺

- 穿刺する前に、深さや方向をイメージします。
  深さ：肥満体型の人では深く、高齢者や小児(特に新生児～低月齢児)は皮下が薄いので、深さに合わせて穿刺角度を微調整します。
  方向：穿刺予定の血管の上で、留置針をかざしてみると、針を進めるイメージがもちやすいときがあります。

❶消毒後、留置針を皮膚に穿刺して、イメージした深さの血管まで「スッ」と針を進

めます(あまりゆっくりだと痛いと思います)。

手が震えないように、脇をしめる、留置針を持つ手の小指などを使って手を固定するなどの工夫も有用です。

❷血管に入った瞬間に、少し針を寝かせて、血管内に針を数mm進めます。

逆血など、血管内に入った瞬間を見逃さないことが重要です。

❶～❷の流れをなるべくスムーズに、一連の動作でできるようになると成功率が上がります。慣れると、血管に入った感触や、抵抗なくすっと血管内を針が進む感触がわかるようになります。

❸外筒を挿入し内筒を抜きます。

静脈弁にあたって外筒が進まないとき、諦めずに留置する方法

方法1 とりあえず外筒を挿入できている箇所でルートを接続して、生理食塩液などをフラッシュします(他の人にお願いしてフラッシュしてもらう)。フラッシュすると静脈弁が一時的に開くので、フラッシュと同時に外筒を進めます。

方法2 内筒を外筒内に再挿入し、静脈弁を突き破るようなイメージで血管内に針を進めます。静脈弁を越えたら内筒を抜き、ルートを接続して点滴漏れがないかを確認します。

穿刺イメージ

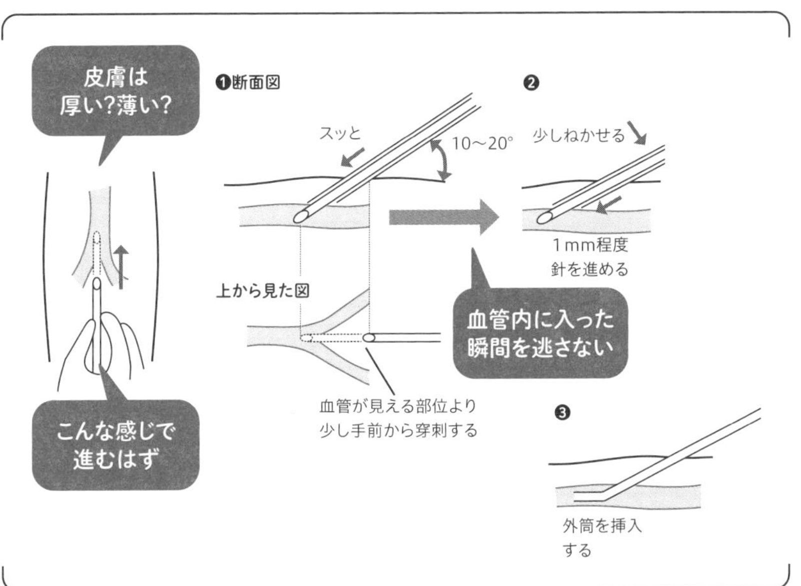

失敗したり、緊張したり、穿刺に集中しにくい環境では誰しも成功率は下がります。繰り返し失敗したときは、こちらの気持ちも乱れますし「相性」もあると考えて、術者を変わってもらうことも大事です。

文献

1) Kamata T, Tomita M, Iehara N. Ultrasound-guided cannulation of hemodialysis access. *Renal Replacement Therapy* 2016; 2: 7.

想像して練習　内筒と外筒の差を意識　困ったらエコー

答える人③ 医師（麻酔科）嵐　大輔

●皮膚の内側の見えない部分を想像して、練習しましょう。

穿刺するとき

皮膚がたわんでしまうと、針を動かしづらくなり、血管も確認しづらくなります。穿刺しないほうの手（右利きなら左手）で、しっかり皮膚を引っ張って、皮膚をたわまないようにします。

皮膚の表面から確認できる静脈は皮膚のすぐ浅いところを走行しているので、いかに皮膚にできるだけ平行に針を寝かせて穿刺できるかが大事です。皮膚を引っ張る側の手（右利きなら左手）が邪魔になって、針が寝かせられないという状況をよく見ます。どのように引っ張れば皮膚のたわみがとれて、穿刺の邪魔にならないかを考えてみてください。

穿刺した後

皮膚を穿刺した後は、針がどうなっているか見ることはできませんが、ある程度想像することはできます。まず針の内筒（かたい部分）が血管の中に入って、逆血がみられます。

この時点では針の外筒（やわらかい部分）は血管の外なので、もう少し針全体を進める必要があるのですが、このときに血管を突き破ってしまって失敗してしまうことが多いです。針を進めるときに血管の下側を突き破ってしまうのです。針を進めるときに針を上に少し持ち上げると、血管の下側を突き破る可能性は低くなります。そんなことをしたら血管の上側を突き破るのではないか、と思われるかもしれませんが、針は下側は切れますが上側は切れないようになっているので大丈夫です。

少し針を進めることができたら、外筒まで血管の中に入っているかを確認するために内筒を少し抜いてみてください。内筒を外筒の中にしまいこむイメージです。

この状態では針の先端が外筒になるので、ここで逆血があれば、外筒も血管内に入っているということになります。

後は、外筒だけを進めれば留置成功になりますが、必ず穿刺した側の手(右利きなら右手)で外筒を進めてください。皮膚を引っ張っている側の手(右利きなら左手)を使って進めると、引っ張りがなくなるので皮膚がたわんでしまい、血管も動く可能性があります。せっかく血管内に外筒が入ったのに外に出てしまうかもしれません。皮膚を引っ張るほうの手は、留置が成功するまで、ずっと引っ張っていないといけません。つまり針を操作するのは、片手のみということです。

とはいっても静脈が細かったりすると、うまくいかないこともよくあります。エコーを使えば、皮膚の内側の見えない部分が見えたり、深くにある太い静脈を穿刺できたりします。

失敗が続くときは何回も穿刺して患者さんに苦痛を与えるよりは、エコーで穿刺できる人に代わってもらうほうがいいかもしれません。

皮膚の内側はこんな状態

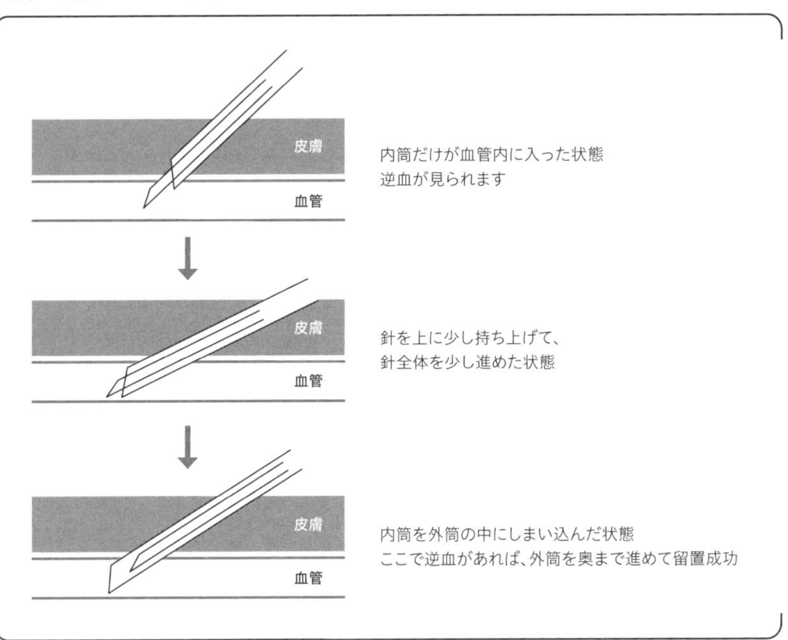

生花 アスペルギルス 感染予防

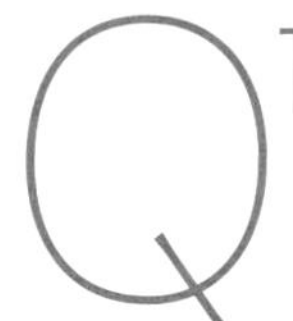

Q151 病室に生花を飾るのはダメ？

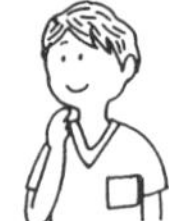

答える人 看護師（医療安全管理部、感染管理認定看護師）南里純代

- 緑膿菌やアスペルギルスなどの感染を予防することを目的として、造血幹細胞移植患者さんや重症エイズ患者さんなど免疫不全患者が入室する病室では、生花を持ち込まないようにしている病院が一般的です。
- 一般病棟などでは、必ずしも禁止とはいえませんが、生花の取り扱いについて施設内でのルール策定を行うことをお勧めします。

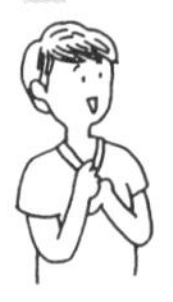

ガイドラインより

2000年に米国疾病管理予防センター（CDC）が公開した造血幹細胞移植のガイドラインにおいて、

「生花や植物が患者に真菌感染症を引き起こしたという報告はないが、専門家は持ち込まないことを強く推奨している」[1)]

と提言しました。これは、アスペルギルスを予防することを目的としていて、骨髄移植患者のように免疫が低下した患者がアスペルギルスを吸い込むと重篤な肺炎を合併する可能性があるためです。

また、2017年に日本造血・免疫細胞療法学会による造血細胞移植ガイドライン「造血細胞移植後の感染管理」においても、

「造血幹細胞移植患者が入室する病室すなわち無菌室（クリーンルーム）では、ドライフラワーおよび生花や鉢植えを持ち込まない」[2)]

と提唱しています。

持ち込みできる場合もある

現在、緑膿菌やアスペルギルスなどの感染予防として、生花の持ち込みを禁止している施設は多くあります。しかし、施設によっては移植患者さんなどの特殊なケースを除けば、生花の持ち込みを禁止としていない施設もあります。

2005年に日本感染症学会はホームページのQ＆Aでの回答として、「移植患者や重症エイズ患者の病棟以外であれば制限は不要」[3)]と回答しています。しかし、以下の5つの注意点の遵守を推奨しています。

①花や植物は患者さんに直接接しないスタッフが取り扱う
②このような対応が困難ならば花を取り扱うスタッフは手袋を装着する
③植物を取り扱った後は手を洗う
④花瓶の水は隔日に交換して、患者周辺の環境から離れた流し台に捨てる
⑤使用後の花瓶は洗浄する

生花の持ち込みを許可する場合は、施設ごとにルールの策定を行ったうえで取り扱うことが重要といえます。

MEMO アスペルギルス

環境中に常在している真菌（カビ）の一種です。土壌、塵埃、植物に生息しています。

MEMO 緑膿菌

水回りなどの環境中に広く常在している細菌の一種です。免疫機能が低下した人に対する日和見感染症の起因菌です。

文献
1）Centers for Disease Control and Prevention; Infectious Disease Society of America; American Society of Blood and Marrow Transplantation. Guidelines for preventing opportunistic infections among hematopoietic stem cell transplant recipients. *MMWR Recomm Rep* 2000; 49 (RR-10): 1-125.
2）日本造血細胞移植学会：造血細胞移植ガイドライン造血細胞移植後の感染管理 第4版. 日本造血・免疫細胞療法学会, 2017：2.
3）Guidelines for Environmental Infection Control in Health-Care Facilities. 2003.

死因等の解明 遺族の承諾 遺族への配慮or礼節

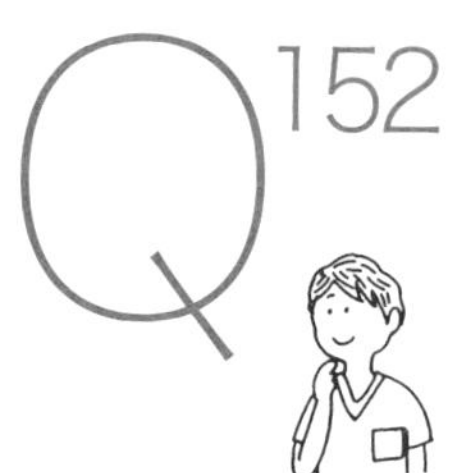

Q152 解剖はどんなときにするの？解剖が決まったらどうしたらいい？

答える人 看護師（医療安全管理部） 齋藤由美

- **医療機関で病死された患者さんの死因をはじめ病態を解明することを目的に行われます。**
- **患者さんが亡くなられた直後の遺族の感情に配慮し、礼節を保ち解剖前後の対応を行うことが大切です。**

解剖の種類

解剖には、
・人体の構造を調べるための医学教育の一環として行う「系統解剖」
・病態を解明するために行われる「病理解剖」
・変死体の死因を究明するための「法医解剖（司法解剖・行政解剖）」
があります。

病理解剖

病理解剖は、遺族の承諾のもと病理医が患者さんの死後すぐに大学病院あるいは基準を満たす病院で行う解剖のことで、「剖検」ともいいます。死因をはじめ病変の本態、治療の効果および影響などを解明するために行います。

解剖を行う症例は、特殊な疾患だけではなく医療機関での病死がすべて対象となります。大学病院や解剖の基準を満たす病院は院内で行われますが、それ以外の病院では大学病院に依頼して行われます。また、医療事故が疑われる場合は医療事故調査制度に則り、死因究明のため、当該医療機関か医療事故調査支援団体の解剖施設で解剖が行われます。

病理解剖は遺族の承諾のもと行われますが、患者さんが死亡した直後に悲嘆している遺族に冷静な判断を求めることは難しいことです。主治医からの説明時には可能な限り同席し、その場では質問できなかったこと、後から生じた疑問がないか確認する時間を設けることが大切です。場合によっては医師に再度説明を依頼するなどの調整を行います。

病理解剖を行うことが決定した場合、看護師は 図 のような流れに沿って対応します。病理解剖を他施設で行う場合や土日祝日には行われない施設もあるため、それぞれの施設のルールに従うようにしてください。

病理解剖の流れ（例）　※各施設のルールに従ってください。

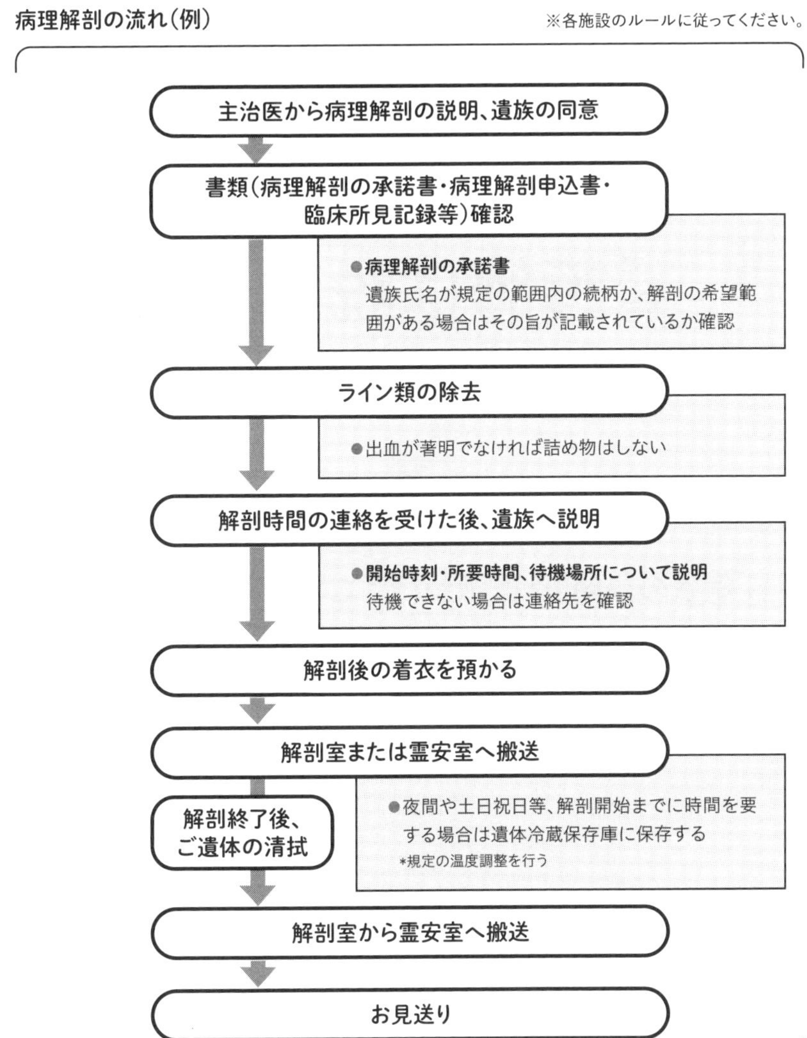

文献
1）日本病理学会ホームページ：病理診断について．
http://pathology.or.jp/ippan/pathdiag.html（2023.5.5アクセス）
2）日本医療安全調査機構 医療事故調査・支援センター：医療事故調査制度関係資料．
https://www.medsafe.or.jp/modules/document/index.php?content_id=1（2023.5.5アクセス）

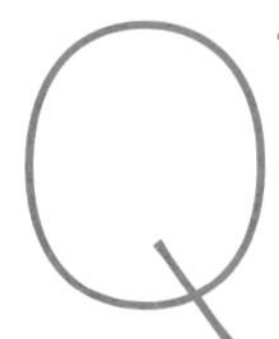

Q153 患者さんの家族に「今の状態を教えてほしい」と言われたら、看護師は説明してもいいの?

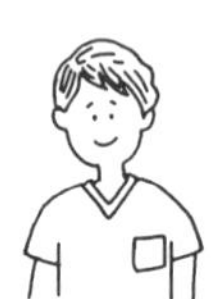

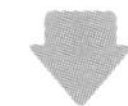

答える人 看護師(医療安全管理部) 齋藤由美

- 「病状の説明」は医師が行うことが基本です。
- 看護師が医師の説明に補足的な説明を加えることや、慢性疾患患者さんに対して、「療養生活の説明」を行うことは可能です。

病状の説明は「診療行為」

24時間患者さんの最も近くに存在する看護師は、面会に来られた家族から説明を求められることが少なくないと思います。しかし、治療方針の説明や病状説明などは、診療行為そのものに含まれるため、当然医師が行うことが法定されています。医療法第1条の4第2項では、「医師、歯科医師、薬剤師、看護師その他の医療の担い手は、医療を提供するに当たり、適切な説明を行い、医療を受ける者の理解を得るように努めなければならない」と示されています。では、看護師はどの部分で、上記の「適切な説明を行い、医療を受ける者の理解を得るように努める」ことができるのでしょうか？

看護師は患者さんと医師をつなぐ調整役

医療における説明義務は、「①患者の自己決定権の行使を保証するもの（インフォームドコンセント）、②診療行為そのものの一部として患者に説明するもの（療養指導、栄養指導、注意あるいは指示など）、③結果などについて報告するもの（顛末報告義務）などが一般的である」[1)]とされています。治療方針の決定や病状の説明などの前後に患者さんとの面談による情報収集や補足的な説明を看護師が行うことは可能です。そのためにもインフォームドコンセント時には可能な限り同席することが望まれます。患者さん・家族などの要望を傾聴し、患者さん、家族と医療者が十分な意思疎通をとれるよう調整し、双方が納得した意思決定になるようにすることも大切な役割です。

また、高血圧性疾患、糖尿病、脳血管疾患、うつ病（気分障害）のような慢性疾患患者においては、看護師による療養生活の説明が必要な場面が想定されます。このような場合に、医師の治療方針に基づき看護師が療養生活の説明を行うことは可能であり、患者さんのニーズに合わせた療養生活の援助に寄与できると考えられます。

これは補足になりますが、電話での問い合わせには注意が必要です。患者さんの家族と名乗られても、本当に家族なのか電話では確認できかねます。どうしても電話で説明しなければならない場合は、あらかじめカルテに登録されている電話番号に掛け直すなどの対策をとり、個人情報の流出を防ぎましょう。

文献

1）看護法務研究会編：看護業務をめぐる法律相談．新日本出版，名古屋，2011：275．
2）日本看護協会：インフォームドコンセントと倫理．
https://www.nurse.or.jp/nursing/rinri/text/basic/problem/informed.html （2023.6.6アクセス）
3）厚生労働省医政局長：医師及び医療関係職と事務職員等の間等での役割分担の推進について．医政発第1228001号，平成19年12月28日

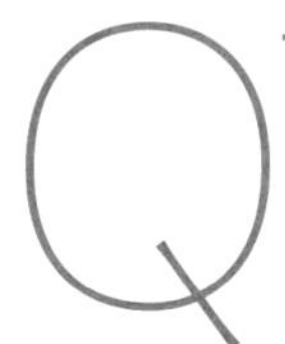

154 身寄りのない人が病院で亡くなったとき、どうしたらいい?

答える人 看護師(教育研修センター) 濱中秀人

- 身寄りのない人が病院で亡くなった場合、市町村が火葬・埋葬を行うため、病院から市町村に連絡が必要になります。
- 成年後見制度を利用されている場合は後見人が、死後事務委任契約等を行っている場合は任せられた人が、一部の死後事務を行うことができます。

法律に基づいて対応を行う

日本では65歳以上の高齢者が3600万人を超え、単身高齢者の増加と親族等との関係の希薄化という社会背景からも、身寄りのない人が病院で亡くなることが、増加していくことが予測されます。

もし身寄りのない人が病院で亡くなられたときは、墓地、埋葬等に関する法律第9条に基づき、市町村が葬祭を執り行うことになるため、病院から市町村に連絡します。死亡届の提出については、戸籍法第87条1項の届出義務者がいない場合、病院長が行うことになります。

身寄りのない人が成年後見制度を利用し、後見人を立てていることがあります。そのときは、家庭裁判所の許可のうえ、成年後見人が一部の死後事務を行うことができるため、成年後見人に相談します。死亡届の提出は成年後見人でも行うことができます。

また、身寄りのない人が亡くなった後の手続き等をしてもらうため、判断能力があるうちに、死後事務委任契約を任せる相手と契約を結んでいることもあります。その場合は、契約を結んでいる人が一部の死後事務を行うことになります。

身寄りがない人が入院された際、万が一の場合のことを確認し、可能であれば市町村の窓口となっている課や部などに手順を確認しておくとよいでしょう。

MEMO **墓地、埋葬等に関する法律(昭和23年5月31日法律第48号)**

第9条　死体の埋葬又は火葬を行う者がいないとき又は判明しないときは、死亡地の市町村長が、これを行わなければならない。

MEMO **戸籍法　第87条**

1項　次の者は、その順序に従って、死亡の届出をしなければならない。ただし、順序にかかわらず届出をすることができる。

第一　同居の親族

第二　その他の同居者

第三　家主、地主又は家屋若しくは土地の管理人

2項　死亡の届出は、同居の親族以外の親族、後見人、保佐人、補助人、任意後見人及び任意後見受任者も、これをすることができる。

MEMO **成年後見制度**

認知症などで判断能力が不十分になった人の財産を保護するための制度です。法定後見制度と任意後見制度があり、法定後見制度は精神上の障害の程度によって、後見、保佐、補助に分類されます。

文献

1)小嶋正:身寄りのいない高齢者への支援の手引き[改定版]. 東京都社会福祉協議会, 東京, 2017:258-262.

2)山縣然太朗(研究代表者):身寄りがない人の入院及び医療に係る意思決定が困難な人への支援に関するガイドライン. 000516181.pdf (mhlw.go.jp) (2023.6.10アクセス)

3)東向勲:安心・安全な老後生活のためのおひとり様おふたり様　成年後見制度活用のススメ. 同友館, 東京, 2017:84-87.

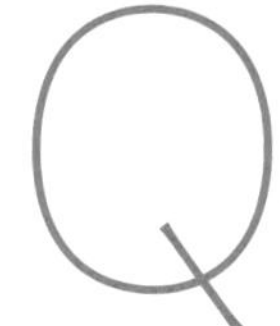

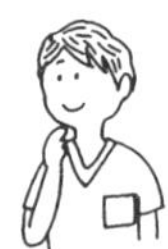

Q155 （仕事が）できる看護師になるにはどうしたらいいの？

答える人① 看護師（NICU、GCU、急性・重症患者看護専門看護師） 植村　桜

- “（仕事が）できる”の意味は多様であり、自分のめざす“（仕事が）できる”の意味を具体的にイメージし、課題に合った解決策を実行しましょう。
- “できる看護師”を観察します。“できる看護師”との対話を通じて思考を知り、“できるPOINT”を吸収しましょう。
- “できる看護師”の共通点は“質の高い看護の実践”であると思います。ケアに込める想いを思いやりとして形にして、患者さんやご家族に届けていきましょう。

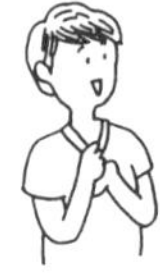

なりたい自分をイメージする

自分がめざす“（仕事が）できる看護師”を、具体的に表現するとどのような言葉になるでしょうか？　①仕事が早い（忙しくても定時に終わる）、②観察力がある、③チームをまとめられる、④コミュニケーションが上手、⑤指導が的確…など、多様な意味合いがあります。

自分のめざす“（仕事が）できる”の意味を具体的にイメージできると、例えば、①であれば、タイムマネジメントの本を読み、自己分析してみる、②であれば、フィジ

カルアセスメントの研修に参加してみる、③であれば、自己のリーダーシップスタイルを分析し、強みを活かす方法を検討するなど、具体的な課題に合った解決策を見出せ、実行することができます。私たちは、看護過程のように問題解決思考に慣れていますので、問題(課題)を明確にすることで、計画・実施・評価へと進めていくことができると思います。

「できる看護師」から学んでみる

あなたの身近に、理想とする“できる看護師(＝役割モデル)”が存在するならば、できる部分を観察し、模倣(マネ)する、“できる看護師(＝役割モデル)”と対話して、思考過程を知り、できるPOINTを吸収することもお勧めします。エキスパートの研ぎ澄まされた勘やコツはマニュアルやテキストには存在しておらず(暗黙知)、経験を共有し(共同化)、対話を通じて学びとる必要があります(形式知への転換)。個人の知識を組織で活用できる知識へ変換するモデル(SECIモデル)[1)]の一部であり、れっきとした伝承スタイルです。

ケアリングが大切

私が思う“できる看護師”とは、当り前のことばかりですが、人として尊敬でき、看護への信念があり、洗練された思考とケアリングを大切にする人です。

日本看護協会の「看護職の倫理綱領[2)]」には、専門職として果たすべき姿勢や行動、責務が示されており、折に触れ、読み返し、自己点検しています。ケアリングには、対象者の尊厳を守り大切にしようとする看護職の理想・理念・倫理的態度や、気づかいや配慮が看護職の援助行動に示され、対象者に伝わり、それが対象者にとって何らかの意味(安らかさ、癒し、内省の促し、成長発達、危険の回避、健康状態の改善等)を持つという意味合いが含まれています。同じ、清拭というケアであっても、安全や尊厳が守られており、安らかさや癒しを感じられる、そこに看護の質が存在すると思います。忙しくても、時間がなくても、目の前の患者さんやご家族への最善の看護が何かを考えリフレクションし、看護実践を提供し続けることが、患者さんやご家族、医療チームの求める“できる看護師”への近道ではないかと思います。

文献

1)野中郁次郎:知識創造経営におけるリーダーシップ. 日本看護医療学会雑誌 2002;4(2):41-42.

2)日本看護協会:看護職の倫理綱領. 2021.
https://www.nurse.or.jp/nursing/assets/statistics_publication/publication/rinri/code_of_ethics.pdf
(2023.7.12アクセス)

答える人② **看護師**(循環器内科、心臓血管外科病棟) **小幡美紀**

●「できる看護師」という定義はなく、「できる」という評価指標も個々によって違います。

私たち看護師は、対人関係の職業であるため、評価の大部分は、他者評価によって成り立っています。私の経験から仕事ができる看護師の特徴と、具体的な行動について述べます。

①あいさつができる

自らあいさつすることを心がけてみましょう。あいさつからコミュニケーションは始まります。

②いつでも笑顔でいる

誰とでも接するとき、接する相手が笑顔で接してきてくれるとそれだけで明るい気持ちになれます。また第一印象は大事であり、言葉遣いや身だしなみにも気をつけましょう。

③さまざまな患者さんとコミュニケーションが図れ、医師、スタッフと協力がとれる

④責任感がある

何事も責任感をもって取り組んでください。患者さんとの約束、医師の指示受け、自分自身の研修課題など、責任感をもつと、ていねいで正確に物事が進められます。

⑤時間管理ができる

時間管理するうえで大切なことは、視野を広げること、優先順位を考えることです。それらを常に考え、行動するようにしてみましょう。

⑥勉強をする姿勢がある

医療は日進月歩で進化しています。薬１つの作用でもよいので調べるなど勉強をする姿勢を持ち続けてください。

上記の１つだけが突出していてもダメですし、看護技術も伴っていないといけません。日々勉強し、技術や接遇を磨き、一緒に「できる看護師」をめざしましょう。

答える人③ **看護師**（教育研修センター） **濱中秀人**

- **理想の“できる看護師”を見つけ、真似ることから始めましょう。**
- **臨床で経験したことに意味づけをしましょう。**
- **人に関心をもちましょう。**

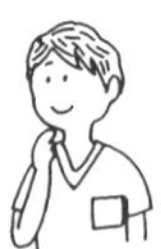

「できる看護師」をお手本にしよう

「できる看護師」になるためには、まず自分がめざす理想の看護師像を描くことが大切です。処置の介助や看護ケアをスピーディーに実践できる看護師、あらゆる患者さん・家族、また多職種とコミュニケーションを上手にとることができる看護師、仕事のストレスをコントロールできる看護師など、人によって「できる看護師」のイメージは異なります。

この理想の看護師像に近づくためには、身近な職場の先輩や上司の行動や考え方を観察し、真似ることからスタートするとよいでしょう。もし理想のお手本がいない環境の場合は、複数の人から良いと思える点を吸収するのもオススメです。「学ぶ」の語源は「真似ぶ」だといわれています。まず、お手本の先輩や上司を見つけ、真似ることから始めてみるのはいかがでしょうか。

「リフレクション」の継続が大事

日々の看護実践では、患者さんや家族とのかかわりや看護技術を通じて、さまざまな経験をしています。これらの経験には意味があり、リフレクションが成長につながります。成功や失敗に対して、起こったことと自分の気持ちを振り返り、次に活かすことが大切です。最初は難しいかもしれませんが、異なる視点から経験したことを見つめ直し、客観的に考えることで成長への第一歩となります。社会や医療の状況が変化している中、今までの知識だけでは対応しきれない場面も増えています。学び続け、新しい価値観を取り入れることが、看護師には必要不可欠です。経験したことを振り返り、成長につなげる努力を怠らないようにしましょう。

人(相手)をよく知ろう

医療の現場で働く看護師には、単に専門的な知識や技術だけでなく、人に関心をもつことも大切です。看護は人に向き合う仕事であるため、患者さんや家族の気持ちを理解し、相手を知ろうとする心が不可欠です。苦手意識を感じることがあるかもしれませんが、患者さんを治療対象ではなく生活者としてとらえ、入院中の患者さんの思いに耳を傾けることが大切です。

また、看護師はさまざまな職種とかかわり、その中心となる環境にあります。医師や他職種との円滑なコミュニケーションは、良好な医療環境を築く鍵になります。医師や他のスタッフにも関心をもち、相手の立場や役割を理解することで関係が深まります。そうすることで仕事の効率性が高まり、働きやすい環境の構築にもつながります。患者さんだけでなく、かかわるすべての人に関心をもつことで、最終的に質の高い医療や看護の提供につながるのではないでしょうか。

文献
1)西田朋子:OJTを活用した人材育成に必要な基盤理論とスキル. 看護管理 2022;32(7):548.

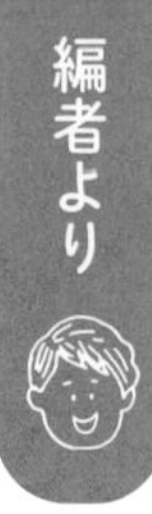

看護師の私が、臨床で疑問に感じたときに行っていること

久保健太郎

❶ まずはネット検索してみる

調べたい事柄にもよりますが、まずはネット検索してみることが多いです。例えば「KCL投与時は輸液ポンプが必要か（Q49参照）」という疑問を調べようと思ったら、「KCL 輸液ポンプ」と検索します。看護掲示板などで「私はこうしている」や「私たちの病院ではこういうルールになっている」などのいろいろな意見を見つけることができます。もちろん参考にはなるのですが、説得力を持って回答するためには、ここで終わらないことが重要です。

❷ 添付文書を確認する

薬剤や医療機器に関することを調べるのであれば、添付文書は必ず見ます。添付文書とは薬剤や医療機器の取扱説明書で、用法用量や効能、副作用、投与方法などが書かれています。

ちなみにKCLの添付文書には、「シリンジポンプを使用しないこと」との記載がありますが、「輸液ポンプで投与する」という文言は見当たりません。

【もう少し補足すると…】

薬剤にはインタビューフォームという添付文書よりもっと詳しい情報が載っている文書もあります。添付文書で欲しい情報が見つからない場合にはインタビューフォームを見てみるとよいでしょう。

❸ 看護手順書を確認する

看護のことであれば一般的に公開されている看護手順書も確認します。

KCLについて、ある看護手順書には、「循環に作用する薬剤（カリウム製剤等）は輸液の流量を厳密に管理する目的で輸液ポンプの適応になる」と記載があります。

❹ 論文を確認する

看護や医学の情報を得るためには論文を調べることも非常に重要です。どこから調べるかというと、ネット上で論文のデータベースがいくつかありますので、そこでネット検索と同じように調べたい事柄に関するワードを入力して検索します。無料のデータベースもありますが、有料で契約が必要なデータベースもあります。

❺ ガイドラインを確認する

その分野のガイドラインがあれば確認します。ガイドラインとは科学的根拠（エビデンス）に基づいて専門家が作成した診療指針です。これもネット検索で「〇〇　ガイドライン」のように検索すると出てきます。無料で読むことができるものも多いですが、有料のものもあります。

❻ 各種専門誌や専門書

調べたい事柄に関する各種専門誌や専門書も調べます。院内図書館を利用したり、書店に探しに行ったりもします。

❼ 医療安全情報

厚生労働省が所管するいくつかの団体が医療安全に関する情報を定期的に発信しています。KCLに関する疑問の話に戻りますが、KCL投与時に輸液ポンプが必要かどうかは、カリウム製剤の急速静注を避けるためという医療安全にかかわる問題であるため、これらの団体のホームページの情報が大変参考になります。

**これは今の私がわからないことに遭遇したら、調べる方法です。
新人のころは、とりあえず書籍と雑誌で調べていました。
たくさん買っていましたし、院内図書館もよく利用していました。
私はわからないことがあると徹底的に調べます。先輩や医師への質問はあまりしないタイプでしたが、それがあったので、調べる方法が身についたのかなとも思います。**

編者より

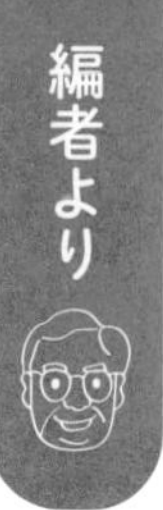

医師の私が、臨床で疑問に感じたときに行ってきたこと

西口幸雄

疑問を感じたとき、私は今までやってきたこと（常識とされていること）が「本当か？」「根拠はあるのか？」と疑うようにしています。約20年前、消化器外科医の私が、実際に疑問を感じてとった行動を2つご紹介します。

ギモン その1

腸閉塞ではイレウス管が挿入されます。そのとき、医師はよく「絶飲食」という指示を行います。本当にそうすべきだろうか？と疑問に感じました。食事はだめなのはわかりますが、飲んだ物はイレウス管から吸引されます。飲水は許可してあげてはどうか？と私は思いました。

❶ いろいろな術後患者管理の本を読んでみた

どの本にも判を押したように、「絶飲食」とありました。だれかの文章を孫引きのように書いているものもありました。

❷ 海外の論文を調べたり、他の医師やMRに聞いてみた

自分で探してもなかなかよい意見が見つからないので、いろいろな医師やMRにも聞いてみました。

そうすると、「ガムをかむと腸管蠕動が回復する」という海外の論文を見つけてくれました。ガムをかむと唾液も増える→胃腸に流れる→腸管を刺激する→腸管機能が回復して腸閉塞が改善する、という機序なのでしょう。またガムをかむこと自体が、自律神経を介して腸管機能を回復させるのかもしれません。

同じく、少しでも何か飲み物を腸管に流したほうが、腸管を刺激して腸閉塞が改善しやすくなるのではないか？と考えました。

❸ 腸閉塞でイレウス管が入っていても、「飲水は可」という指示をすることにした

糖分が腸管を刺激して機能の回復にはたらくのではないか？と考え、ガム、飴玉、お茶だけ

でなく、ジュースなども可、にしました。もちろんイレウス管から吸引されるので安全です。それに、イレウス管は太くて硬いので、のどがかなり荒れて痛いのです。飲水や飴玉、ガムで患者さんが癒されました。いいことをしたな、と思いました。

ギモン その2

直腸がんの吻合は骨盤奥深くで、10%程度の縫合不全が起こってしまいます。どうすれば縫合不全を防げるのだろうか？と私は考えました。

❶ 論文を集めてみた

いろいろな論文がありましたが、その施設のやり方で行うと縫合不全の発生が減少する、というものでした。どの論文もやり方は大差ないなと思いました。

❷ いろいろな施設のビデオを見てみた

どの施設もほとんど同じやり方です。自施設も同じやり方でした。ただ、施設によっては吻合に使う自動吻合器のサイズ（吻合口の大きさ）が違っていました。私はこれかもしれない、と思いました。

❸ 一番大きな吻合器を使うことにした

私の症例は吻合に際して口径が一番大きな自動吻合器を使うことにしました。大きいほうが吻合部にかかる圧が小さくなり、また術後の吻合部狭窄も少ないだろう、と考えたのです。

❹ 最新の研究に合わせて方法を変更した

大きな口径の吻合器を用いて吻合をしていましたが、数年後、他施設で「小さな口径の自動吻合器を使うほうが縫合不全は少ない」という報告が発表されました。小さいほうが、腸壁が伸展されず腸管の血流も保たれることが理由だと思います。なるほど、そうかもしれないなと思い、それ以来、小さな口径の吻合器で行うことにしています。

たくさんの論文を調べるのは、医療者であればみんなやっていて、当たり前のことでしょう。まずは疑ったほうがいいと思っています。

和文

あ

い

え

お

か

き

欧文・略語・数字

急性期病院の看護師1200人の"？"から生まれた看護のギモン

2024年4月2日　第1版第1刷発行

編　著　西口　幸雄、久保　健太郎
発行者　有賀　洋文
発行所　株式会社 照林社
〒112-0002
東京都文京区小石川2丁目3-23
電　話　03-3815-4921（編集）
03-5689-7377（営業）
https://www.shorinsha.co.jp/
印刷所　共同印刷株式会社

●本書に掲載された著作物（記事・写真・イラスト等）の翻訳・複写・転載・データベースへの取り込み、および送信に関する許諾権は、照林社が保有します。

●本書の無断複写は、著作権法上の例外を除き禁じられています。本書を複写される場合は、事前に許諾を受けてください。また、本書をスキャンしてPDF化するなどの電子化は、私的使用に限り著作権法上認められていますが、代行業者等の第三者による電子データ化および書籍化は、いかなる場合も認められていません。

●万一、落丁・乱丁などの不良品がございましたら、「制作部」あてにお送りください。送料小社負担にて良品とお取り替えいたします（制作部 0120-87-1174）。

検印省略（定価はカバーに表示してあります）

ISBN978-4-7965-2612-8

©Yukio Nishiguchi, Kentaro Kubo/2024/Printed in Japan